LA FORCE DU LIEN
FACE AU CANCER

Marie-Frédérique Bacqué
et François Baillet

LA FORCE DU LIEN FACE AU CANCER

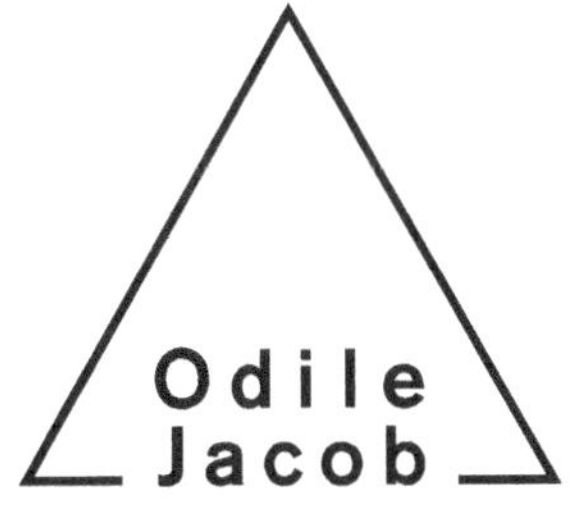

À tous nos patients,

Aux équipes soignantes,
aux médecins,
aux psychologues,
qui nous ont fait confiance…

Introduction

Nous avons choisi d'écrire ce livre à deux voix, pour élargir et humaniser le dialogue autour du cancer. Cancérologue et radiothérapeute d'une part, psychologue et psychanalyste d'autre part, nous sommes tous deux des professionnels de la question. Mais, en tant que cliniciens, universitaires et chercheurs, nous ne nous estimons pas immunisés contre le cancer. C'est en prenant en compte les données les plus récentes, que nous avons pensé que nous pourrions être celle ou celui qui, dans quelques années s'engagerait dans une chimiothérapie ciblée ou une curiethérapie. Tout le monde sait aujourd'hui qu'il peut avoir un cancer – on compte 320 000 nouveaux cas par an depuis 2005 et une famille sur trois touchée en France. Qui n'a pas dans son entourage un malade ou une personne guérie, en rémission de longue durée ? Les chiffres sont troublants, mais ils montrent aussi que, si la population concernée, et donc le nombre de cancers augmente, la mortalité par cancer, elle, diminue. Cela signifie que, de plus en plus, on rencontrera des gens qui auront fait face au cancer.

C'est pourquoi notre ouvrage s'adresse aussi bien au médecin qu'au malade. Le médecin bénéficiera autant de la réflexion sur les aspects psychologiques de la maladie, que le malade des difficultés de la communication médicale.

Mais surtout, l'idée du lien entre l'équipe psychologique et médicale paraît dorénavant incontournable afin d'intégrer, une fois pour toutes, la personne dans sa réalité psychosomatique, culturelle et spirituelle.

L'alliance des psychologues et des cancérologues pour les malades

Les considérations en termes de politique de santé montrent l'intérêt qu'un peuple porte à un problème, et le cancer est passé première cause de mortalité en France. Combien alors de malades et combien de proches atteints par la peur et la peine ?

Les psychologues ont une longue expérience en matière de cancer. Ils observent, sont les témoins, recueillent suffisamment les difficultés des uns et des autres lorsque le cancer entre dans le champ de la conscience, pour pouvoir parler. Présents depuis les années 1970 en cancérologie, ces professionnels ont été frappés par les situations de détresse des parents dont l'enfant avait une leucémie, puis par la solitude des femmes qui erraient dans les grands hôpitaux des années 1980 et, enfin, par l'incroyable bon en avant des thérapeutiques. Les avancées dans le diagnostic et le traitement des cancers sont importantes. En quarante ans, la survie à cinq ans de l'ensemble des malades du cancer est passée d'environ un tiers à plus de la moitié. Et les progrès sont continus.

Parallèlement à ces constats, l'hôpital s'est tour à tour humanisé, il est devenu plus scientifique, il s'est ouvert sur l'extérieur avec les réseaux de santé. Les psychologues et les cancérologues ont uni leurs forces dans un travail commun. Cette alliance entre médecins, soignants et psychologues a ouvert le dialogue avec les malades : elle constitue une part de la force du lien face au cancer.

Les malades avaient déjà des associations pour se faire entendre, mais avec les professionnels du psychisme, ils ont trouvé des interlocuteurs qui ne jugent pas, qui transmettent au corps soignant, non pas leur histoire, mais une réflexion élaborée sur la maladie, la quête de sens qui accompagne son développement et son dénouement parfois dramatique.

Les images ambiguës du cancer

Mais tout n'a pas encore assez changé en matière de cancer. Ce qui a le moins évolué, ce sont sans doute les représentations de la maladie. On peut encore parler d'un mythe du cancer. Les images sont toujours là : le développement à son insu de l'*alien*, version récente du crabe mythique, toujours prêt à envoyer une ramification quelque part. Pourquoi un tel archaïsme des représentations du cancer ? Sans doute parce que ce sont au moins deux mille ans d'impasse thérapeutique qui doivent disparaître de nos mémoires. Malgré les évolutions, les fantasmes sont encore là : le cancer n'est plus confondu avec le chancre, mais la peur de la contamination reste présente, par exemple dans les consultations génétiques (or la transmission génétique ne concerne que 8 % des cancers). Autre représentation qui porte au cauchemar : les cellules cancéreuses seraient immortelles, alors que les autres, les bienveillantes, activeraient, le moment venu, leur programme d'autodestruction. L'imaginaire trompeur du cancer persiste, à tel point qu'il ralentit chez certains la possibilité de chercher un début de cancer en raison d'un certain fatalisme croisé avec une peur paralysante.

La nécessaire cohérence
des comportements individuels
et collectifs contre le cancer

Il est pourtant indéniable que le cancer est d'abord issu d'un processus de mutation du matériel génétique dans les cellules d'un individu. Ces mutations génétiques à l'origine du développement d'une tumeur sont maintenant établies. Un nombre important de produits cancérogènes sont également bien connus. Il relève des États – français et européens en particulier – d'informer et de favoriser la prévention. L'Institut national du cancer français vient de mettre au point un document établissant les derniers résultats sur les liens entre alimentation et cancer, mais est-ce suffisant ?

Chacun de nous aussi doit aussi être conscient de l'impact de ses actions comme de celles des autres. Chaque citoyen est responsable de sa santé. On le voudrait « partenaire de soins » et actif dans le contrôle de la pollution ou des ravages de l'environnement exercés par une agriculture et des industriels obsédés par le profit à court terme, mais peut-on devenir adulte sur le plan de ses revendications environnementales et ne pas modifier son comportement personnel ? Chacun d'entre nous peut essayer de limiter les risques pour sa santé en adoptant une certaine cohérence dans son style de vie.

Psychisme et cancer :
des croyances qui ont la vie dure

La force du lien face au cancer s'appuie sur tout cela : pour le citoyen, être acteur au sein d'une société responsable de la santé et de la qualité de vie collective ; pour le malade, créer une alliance avec une équipe appropriée ; pour les soignants apprendre à travailler avec leurs affects, leurs relations pour le soutien du patient et de sa famille, mais surtout tolérer les représentations du malade pour discuter des causes de la maladie et ne pas laisser le patient s'entraver dans la culpabilité.

Pendant longtemps, à défaut de traitements efficaces, les médecins, puis tout le courant de la psychosomatique, ont cru pouvoir démontrer l'existence de facteurs psychologiques agissant directement en faveur du cancer. On évoquait sans cesse le stress, le deuil, la dépression. Aujourd'hui, nous savons qu'il n'existe pas de lien direct entre personnalité, psychologie et cancer. En revanche, nous n'hésitons pas à parler de facteurs psychologiques qui favorisent le cancer ; ceux-ci sont indirects, mais ils freinent le dépistage, minimisent les symptômes et contribuent à une insuffisance de la prise des thérapeutiques. En outre, l'angoisse chronique, l'insatisfaction qui pousse à la répression des émotions et au déni de la mortalité peuvent limiter le soin de soi. L'affrontement des réalités difficiles de la vie peut devenir impossible sans l'aide d'une cigarette ou d'alcool ou sans se laisser aller (absence d'attention à son alimentation, sédentarité). Pour certains, cet abandon au mouvement de l'existence se traduira par la peur, puis le refus des examens qui auraient pourtant pu leur sauver la vie. Pour autant, les témoignages de malades ne se trompent pas dans leur vision subjective quand ils accusent la société, son individualisme et la solitude qu'elle produit, quand ils évoquent les « larmes rentrées » du cancer, mais ils confondent, ce faisant, les effets psychologiques du cancer sur le psychisme (tristesse, sentiment de perte d'espoir et d'impossibilité à être aidé) avec la cause du cancer.

Contrairement aux affections cardiaques, dont on connaît la part psychologique, au point que la psychocardiologie est une discipline reconnue dans de nombreux pays, les cancers ne comportent pas, dans leur développement, de rôle direct de la psychologie. Si les malades insistent tant pour le trouver, c'est qu'il les aide à donner un sens à ce qui leur arrive. Mais n'y a-t-il pas d'autre moyen de trouver du sens à son cancer ?

Comment limiter le traumatisme de l'annonce ?

Lorsqu'on est convaincu d'avoir limité les risques de développer un cancer, la rencontre avec la médecine hospitalière est souvent un choc frontal ! Si les médecins généralistes sont nombreux à faire le diagnostic, la consultation en cancérologie reste une épreuve de force. L'arrivée à l'hôpital pose d'immenses problèmes. Qu'en est-il des malades les plus fragiles ?

Le nombre des cancérologues est faible en France. Peu formés sur le plan psychologique, ils doivent à la fois préserver la relation humaine avec leur patient et mener des recherches, avec des contraintes techniques, c'est-à-dire des essais cliniques en proposant aux malades d'y participer ou pas. La tentation est parfois grande, du côté du patient, de céder à l'appel du paternalisme ou de l'expert mais ceci reste ambivalent, car il s'agit au fond de remettre avec confiance sa vie dans les mains de celui qui sait.

Des médecins et des malades qui se tendent la main

Du côté du médecin se pose clairement la question : comment développer une relation authentique, comment être à l'écoute de l'autre, disponible, tout en prenant les décisions qui s'imposent pour un malade unique ? Or cette relation est appelée à durer de plus en plus, car les cancers deviennent des maladies chroniques. Doit-on pour autant « dérouter » la relation médecin-malade vers les infirmières, les psychologues ? Les états généraux du cancer publiés en 1999 concluaient sur cette revendication des associations de malades : « Nous voulons plus de psychologie, pas tant des psychologues, mais des médecins qui nous parlent avec psychologie... » Les médecins ont encore souvent à améliorer l'installation de cette nouvelle relation, celle qui combine le respect de l'autre, le partage de la responsabilité face à l'incertitude et l'ouverture des décisions dans la plus grande confiance.

Groupes de malades, dialogues sur Internet

Ici aussi, la révolution est en marche. Si les Anglo-Saxons ont développé les groupes de malades du cancer dans de nombreux services hospitaliers et dans les quartiers des petites villes, cette pratique a vu le jour plus timidement en France. Pourtant, au regard des améliorations de la qualité de vie des malades, au regard de leur mieux-être, de leur plus grande aptitude à résister et surtout de leur soutien mutuel, il n'y a plus à hésiter ! Il faut aussi que des financements soient délivrés aux réseaux de santé pour multiplier les interventions psychologiques au domicile des malades et faciliter leur soutien au long cours. Et si les malades ne viennent pas à nous, nous pouvons désormais aller vers eux par l'intermédiaire de blogs et de forums sur Internet. Cette nouvelle voie de communication est incroyablement créative. Non seulement en paroles, mais aussi en expressions personnelles, en happenings de toutes sortes – ce qui prouve bien que le cancer ne détruit pas tout. Nombre de patients témoignent, écrivent des romans et des autobiographies, pour survivre mais aussi pour transmettre généreusement leur expérience. Tout cela aussi, c'est la force du lien !

La force du lien

Dans ce livre, nous avons voulu montrer les aspects psychologiques, et, plus largement, psychosociaux du cancer. Le lecteur y trouvera une histoire des représentations de la maladie ; il y verra les tentatives de dépassement des femmes et des hommes qui en sont atteints, mais aussi les nouvelles alliances thérapeutiques qui sont désormais possibles. Nous souhaitons dédramatiser la vision archaïque et fataliste du cancer pour celui qui l'affronte comme pour celui qui s'inquiète : les proches aussi doivent conserver l'espoir.

Nous insistons sur la nécessité d'informer le plus grand nombre et l'action possible sur le savoir-faire médical. Ce dernier a pu être caricaturé pour son paternalisme, mais s'il a prévalu si longtemps, c'est aussi parce que le patient était totalement paralysé par le cancer. Or, aujourd'hui, chacun de nous peut agir comme citoyen en amont, mais aussi en aval, lorsqu'il est touché par la maladie. Par ses connaissances, son désir de rester en relation, sa force à se lier avec son équipe médicale, ses proches et les autres malades, une personne atteinte de cancer peut aujourd'hui mettre toutes les chances de son côté, pour s'en sortir et même gagner en expérience, en bien-être spirituel et en maturité psychique.

CHAPITRE PREMIER

Pourquoi moi, pourquoi lui ?

À la recherche de la cause des maladies

Les maladies n'ont acquis un statut scientifique que depuis très peu de temps. Il faut les avancées du XIXe siècle, pour que la méthode de classement et d'analyse développée au XVIIIe dirige dorénavant l'exploration de la physiologie du corps humain et de ses avatars. Les pathologies humaines et animales ont été essentiellement interprétées, jusqu'à Hippocrate, comme des phénomènes magico-religieux, extérieurs à l'homme. Mais cette interprétation à laquelle l'humanité a longtemps souscrit faute de preuves, relevait en fait déjà de la période historique. Pour la période de la préhistoire, paléontologues et historiens de la médecine n'ont pas d'autres hypothèses, pour comprendre le vécu de la maladie, que celles portant sur la mort par l'intermédiaire des restes aléatoires trouvés de nos ancêtres. Or, nous constatons que les meilleures conservations des corps morts procèdent d'arrangements funèbres qui avaient pour objectif de protéger les survivants du désarroi de la perte, mais aussi de l'angoisse de la mort. Avant que les ancêtres d'*Homo sapiens* n'aient accès à des représentations mentales élaborées des causes de la mort, ils devaient sans doute subir la maladie, exactement comme les animaux la subissent aujourd'hui. Ils se mettaient en quête d'un refuge pour échapper aux prédateurs, adoptaient une attitude de prostration, devenaient apathiques, recherchaient une position antalgique, n'avaient plus d'appétit, arrêtaient leurs activités habituelles. Ces comportements se retrouvent à notre époque lors d'un accès de fièvre aigu : la personne se couche, arrête de se nourrir, dort longuement et limite ses activités. La part instinctive de ce comportement est encore très puissante aujourd'hui et permet à l'humain de retrouver avec confiance les limites de ses capacités. Ce lien avec nos ancêtres et les animaux nous rattache à une dimension écologique au sein de notre milieu de vie. La simplicité avec laquelle nous pouvons réagir à une diminution de nos facultés, nous permet de situer la maladie parmi les causes normales et habituelles d'affaiblissement et de ne pas nous effondrer moralement lorsqu'il nous arrive d'être moins performants. Nous verrons plus loin que l'aptitude à se laisser aller, lors d'une baisse de tonus, est un élément essentiel qui limite l'aspect traumatisant de la révélation d'une maladie et qui permet à l'être humain de s'adapter petit à petit à un changement majeur de son état. Grâce à ses extraordinaires capacités mentales, *Homo sapiens* a pu se représenter le temps, se forger une expérience du passé et bâtir des capacités d'anticipation lui permettant de différencier le malaise ou la gêne physique, de l'angoisse et de la peur.

Les premières traces de cancers

Les cancers sont sans doute des maladies peu connues dans la préhistoire. Mais, naturellement, ces maladies existent déjà. Ainsi, des squelettes préhistoriques en portent les stigmates :

ostéosarcome chez un guerrier de l'âge du fer trouvé à Müsingen en Suisse, myélome multiple sur un crâne pyrénéen du paléolithique. On n'observe pas de traitement particulier de ces restes, du moins dans l'état actuel des connaissances. Très précocement, civilisations chinoise, hindoue et péruvienne vont montrer une forme de prescience du repérage de certaines tumeurs (entre 2 000 et 500 ans avant J.-C.). Mais ce sont surtout les papyrus provenant de l'Égypte ancienne qui vont décrire et proposer des thérapeutiques pour ce qu'ils dénomment des « tumeurs de vaisseaux » dures comme de la pierre et des « tumeurs de chair » qui seront cautérisées (Cabanne, Gérard-Marchant *et al.*, 1990). Leurs momies présentent quelques exemples de cancers, mais pas de séquelles particulièrement explicites de guérison.

Esculape et *karkinos*

Les prêtres d'Esculape classent les cancers à part parmi les maladies et les désignent déjà par le terme de *karkinos* qui veut dire crabe ou écrevisse. Ce même mot grec signifie également chancre ou ulcère. Est-ce aussi en référence avec la forme de la tumeur qui souvent entoure de ses « bras » l'organe envahi ?

En Grèce, la constellation du Cancer, s'appelle Karkinos (également carcinome en français) parce que les anciens reliaient les étoiles en formant une figure qui, ici, ressemble au crabe. Mais il ne s'agit pas d'un crabe quelconque, dans la cosmogonie grecque, le crabe est celui qui, sur l'ordre d'Héra, mordit le talon d'Héraclès lors de son combat contre l'Hydre. Il fut écrasé par le demi-dieu puis transporté au ciel. Cette image du minuscule animal s'attaquant à Hercule évoque celle du cancer, entité à peine visible, qui empêche l'humain de se livrer à des combats hors du commun, dignes des dieux.

On peut, en revanche, affirmer que les cancers sont des maladies relativement bien connues cliniquement depuis l'Antiquité. Bien que concernant majoritairement des personnes âgées, les cancers apparus chez des personnes plus jeunes sont également repérés.

Malgré ces références aux grands mythes déployés pour les cancers, Hippocrate souhaite séparer définitivement la médecine de la religion. Mais si sa médecine rationnelle identifie certaines tumeurs comme résultant d'un dysfonctionnement organique, la cause des cancers demeure floue. Certes, elle n'est plus la punition divine d'un individu ou d'une collectivité, mais Hippocrate lui-même reconnaît ses liens avec les humeurs, en particulier la mélancolie qui suit un deuil (ce thème sera repris par Galien).

➤ *Magie et mythe à la recherche du cancer*

Au même titre que d'autres maladies, les cancers font rapidement l'objet d'interprétations par les malades qui en sont porteurs, aussi bien que par les médecins qui tentent de les soigner. Cependant, pendant bien longtemps en Occident, et aujourd'hui encore dans les sociétés traditionnelles peu industrialisées, qui conservent leurs pratiques et savoirs ancestraux, les pathologies mortelles vont être interprétées comme relevant d'une malédiction, d'un mauvais sort jeté, ou résultant d'un envoûtement. Commune à toutes ces idées se trouve l'exogénéité, c'est-à-dire le fait que la maladie grave provient essentiellement d'ailleurs, de l'extérieur du sujet, voire d'une autre personne plus puissante, ayant la capacité d'influencer la santé et le corps en passant par les astres. Hippocrate et sa fameuse théorie des humeurs en correspondance avec le mouvement planétaire n'est, en fait pendant longtemps, que le seul personnage émergeant des croyances irrationnelles et déïques (Debru, 1999) dans le monde occidental. De fait, la médecine occidentale, qui veut déjà suivre une méthode d'investigation (la méthode clinique) dans la lignée hippocratique, dépend encore principalement de la référence aux dieux et à leurs intercesseurs (les saints prendront sans difficulté la relève des dieux mineurs gallo-romains). En termes thérapeutiques, hélas, le bilan est encore maigre. L'absence déchirante de moyens amène globalement à demander au patient de suivre un régime et de se reposer, en palliant si possible les conséquences douloureuses de pathologies rapidement terminales et mortelles. Ainsi, si les Égyptiens utilisent de nombreuses plantes aux prétendues vertus thérapeutiques, dès le troisième millénaire avant J.-C., les remèdes majeurs restent encore, bien après Hippocrate, l'opium et la belladone, tandis que les amulettes et les exorcismes sont toujours prônés (Meyer, Triadou, 1996) par l'ensemble de la population, même éclairée. Ceci montre bien que, malgré une compréhension préscientifique de la maladie, sa conception reste largement philosophico-religieuse, voire essentiellement magique.

➤ *Les prêtres magiciens, premiers médecins*

Les prémices de la médecine se développent donc dans l'antre du chaman dès le néolithique où les premiers soins se font incantations, consultations des esprits, mystères et rituels. Puis, ces prêtres magiciens qui pratiquent aussi bien la transe, la divination que les soins médicaux, s'organisent en transmettant leurs pratiques à un groupe restreint. Ainsi, en Grèce, Asclépios, fils d'Apollon et de Coronis, fille (humaine) du roi des Lapithes, était considéré comme sauvé du feu ou de la lumière (Apollon l'extrait du cadavre à moitié consumé de sa mère sur un bûcher). De ce fait, il rendait aux malades leur chaleur perdue. Les Asclépiades, ses fils et surtout ses filles (parmi lesquelles les fameuses Panacée et surtout Hygie) donnèrent lieu à un culte qui était à la fois une religion et une thérapeutique. Les prêtres qui se tenaient dans les Asclepeia détenaient le monopole de la science médicale et mettaient au point des rites spéciaux qui permettaient aux malades de recevoir, en songe, les conseils d'Asclépios. Les prêtres aidaient alors les malades à déchiffrer ces messages et à suivre les conseils du demi-dieu (Guirand, Schmidt, 1996, p. 217).

➤ *Une maladie en quête de sens*

Dans l'époque moderne, la culture scientifique, malgré ses avancées, ne s'affranchit (du moins le croit-elle) que très lentement du système magico-religieux. On observe pendant longtemps une absence d'autonomie de la maladie et de son traitement. Elle n'est qu'une modalité particulière de la pensée religieuse. Et d'ailleurs, l'ensemble des travaux ethnographiques le démontre, toute maladie ou tout événement malheureux sont considérés comme un trouble des relations sociales du groupe. Ainsi, « tout système magico-religieux, y compris le christianisme, se préoccupe de la maladie et du malheur » (De Heusch, 1974, p. 231) ; si la médecine se réfère aux croyances lorsqu'elle est débordée, les religions utilisent les maladies comme « tremplin » pour se présenter, le cas échéant, en ultime recours. Dans les systèmes traditionnels, le malade est souvent exonéré de la responsabilité du mal. La causalité est extérieure au sujet, mais tout incident entraîne la recherche d'un sens permettant de l'insérer dans une chaîne de causes et d'effets. Deux systèmes d'interprétations de la maladie sont retrouvés systématiquement :

– la maladie résulte de la prise de possession du patient par un esprit ;
– la maladie résulte de la dépossession du patient.

Chaque fois, c'est le principe spirituel du sujet qui est possédé ou perdu. Cet invariant culturel qu'est l'âme (retrouvée dans toutes les cultures), donne à l'homme sa fragilité lorsqu'il est victime de sorcellerie ou sa supériorité lorsqu'il quitte son enveloppe corporelle pour voyager avec les dieux (il se fait alors guérisseur des âmes perdues, chaman, sorcier).

➤ *À chaque causalité présumée d'une maladie, un système thérapeutique*

Les systèmes thérapeutiques fonctionnent à l'opposé de ceux des maladies. Par une inversion, le guérisseur se fait exorciste en cas de possession, il procède à l'adorcisme lorsqu'il s'agit d'une dépossession. La maladie adorcistique (terme créé par Luc de Heusch) permet au sujet de retrouver son âme ou même de se dépasser. C'est ce que nous appelons aujourd'hui « la maladie comme transcendance » : l'individu malade trouve un degré de spiritualité supérieur à celui qu'il avait lorsqu'il était en bonne santé (mais nous en reparlerons un peu plus loin, p. 306 au sujet des « héros » du cancer). Ces représentations primitives de la maladie n'ont jamais été totalement évincées par la médecine rationaliste occidentale. Malgré les immenses avancées sur la causalité de la maladie, malgré les progrès techniques, le fait d'être frappé par une maladie grave conduit souvent à un retour à des interprétations anciennes, liées à notre histoire et surtout à un degré de conscience parallèle à l'historique de la médecine mais aussi au développement de la psyché enfantine. Ainsi, ce retour à l'histoire de la maladie, pas seulement le cancer, permet de comprendre pourquoi, de nos jours, le fait de se sentir « frappé » par la maladie (toujours cette idée du choc venant de l'extérieur), provoque une régression vers des représentations anciennes, celles qui sont personnelles au sujet malade, mais aussi celles, collectives, du groupe humain malade.

Des interprétations diverses
des causes des maladies

On pourrait mettre en évidence, aujourd'hui, deux plans de réactions interprétatives chez le sujet atteint de cancer :
- d'un côté, la maladie se présente comme le résultat logique d'un certain nombre de comportements pathogènes, d'un environnement délétère, d'un héritage familial ou de dégradations individuelles. Elle s'avère l'interface relationnelle du sujet et de l'environnement ;
- de l'autre, la maladie entité externe, isolée, quasiment individualisée, se développant pour son propre compte, dans un contexte magico-religieux (maladie événement extraordinaire, hors du commun), demeure incompréhensible pour l'individu.

L'évolution historique mise en évidence précédemment montre finalement que, malgré la naissance de la pensée scientifique, le facteur humain (représentations de la maladie croisées, individuelles et collectives) reste encore très puissant dans l'interprétation de l'étiologie des maladies et en particulier des maladies graves et mortelles. Dans le cas des cancers, on est frappé immédiatement par la quête insidieuse, mais parfois directement explicite, d'une cause, d'une raison, d'une explication à la maladie. Cette recherche apparaît tel un *leitmotiv*, et contribue à une remise en cause du sujet, mais surtout de son passé et de celui de sa famille.

➤ *La quête de sens d'une maladie qui confine à l'absurde*

La révélation d'un diagnostic de cancer déclenche toujours un angoissant questionnement : pourquoi ? Pourquoi moi ? Pourquoi maintenant ? Pourquoi un enfant ? Qu'ai-je fait (au bon Dieu) ? Pourquoi un innocent ? Il s'est toujours bien nourri, bien comporté, etc. À travers ces interrogations, ce sont toutes les représentations précédentes qui défilent : individualisation de l'humain, apparition de la maladie dans le temps (imméritée dans la jeunesse, elle semble plus acceptable chez le sujet âgé), faute ou absence de culpabilité, châtiment des dieux. La maladie apparaît comme une sanction injuste, un coup du sort et aujourd'hui un choc, voire un traumatisme.

➤ *Le cancer ou le surgissement de la mort en soi*

Si la révélation d'un diagnostic de cancer engendre un choc, c'est aussi en raison de l'éloignement de la mort grâce aux progrès médicaux. La montée de l'individualisme, en Occident, rend précieux ce moi qui s'apparente désormais, beaucoup plus que le groupe humain, à l'identité du sujet (Morin, 1971). La mort, à la différence de la maladie que l'on expérimente toujours *a minima*, est une représentation. Si, comme Épicure, nous insistons sur notre absence au moment même de notre rencontre avec elle, son anticipation nous glace à l'avance. Aussi, cette représentation est consciente et totalement étrangère à l'inconscient. Notre fantasme de toute-puissance perdure depuis la petite enfance et c'est lui qui se trouve gravement, voire définitivement, endommagé lors de la révélation du diagnostic. Toute-puissance face au sort commun des organismes vivants, certes, mais aussi cruauté d'être le seul de ces êtres à connaître sa destinée. L'idée de mort a été pourtant patiemment attaquée par les religions qui promettent une autre issue, mais aussi par les sciences médicales dont l'objectif clair est de faire régresser les taux de mortalité et d'allonger la durée de vie. Las, à défaut d'éliminer la mort, reste l'espoir de mourir en une seconde, dans son sommeil (rêve couramment exprimé par la majorité qui préfère à une longue agonie, le passage de vie à trépas radical de l'infarctus du myocarde). La mort étant donc largement déniée par des sociétés occidentales fondées sur la productivité et le progrès en marche, l'angoisse de mort s'est progressivement déplacée sur l'angoisse de la maladie et du vieillissement. Pour le vieillissement, le déni collectif très opérant permet, soit de cacher les personnes âgées dans des ghettos (dans lesquels, comme aux États-Unis, elles s'enferment parfois d'eux-mêmes), soit de masquer le vieillissement en travestissant les aînés et en les faisant voyager et consommer, de façon à leur redonner une forme de pouvoir, celui de l'argent. Reste la maladie, difficile à cacher et qui subrepticement s'attaque à tous, touchant de façon plus ou moins aléatoire toutes les couches de la société. La maladie fait peur, mais tous ont, près d'eux, un membre de la famille, un voisin qui a eu un cancer. Or, le cancer évoque directement la mort et d'autant plus que cela n'est jamais dit, mais persiste sous forme d'une angoisse diffuse et planante.

➤ *Le crabe et l'écrevisse,*
  des images tenaces du cancer

Très tôt dans l'Antiquité, le cancer est comparé à un singulier animal : le crabe (cancer, cancre puis chancre). Les raisons tiennent sans doute, nous l'avons vu, dans la comparaison externe de la tumeur avec la façon dont l'animal enserre un objet. Ainsi, Ambroise Paré explique dans ses œuvres

(1579, cité par Villaume, 1837) : « Cette tumeur a pris le nom de chancre parce qu'elle lui ressemble beaucoup. Les veines qui l'environnent sont en manière de jambes et de pieds. Davantage cet animal, quand il est attaché de ses pieds contre quelque chose, adhère à elle si fort qu'on ne peut l'arracher, principalement de ses deux pieds de devant qui sont en manière de pincettes. » Cette comparaison clinique est, en fait, encore empreinte des conceptions antiques. En effet, si Paré propose d'extraire « par l'œuvre manuelle du chirurgien » les tumeurs lorsqu'elles sont petites, il souscrit aux pratiques magico-religieuses de l'époque lorsqu'elles sont devenues inopérables : emplâtres d'animaux nouveau-nés et autres pratiques destinés à détourner le crabe de sa proie initiale, dépôt de viande crue sur la plaie, qui seront perpétués dans les campagnes françaises jusqu'au début du XXe siècle (Darmezin, 1904, cité par Darmon, 2000). L'écrevisse semble également une comparaison justifiée, par exemple, par Pierre Dionis, chirurgien du roi en 1693 (p. 381), décrivant le cancer du sein : « Les vaisseaux qu'on y aperçoit ressemblent à des extensions de pattes d'écrevisses. En cet état la tumeur est tellement enracinée dans les glandes de la mamelle qu'on ne peut pas plus l'en arracher qu'un chancre qui a empoigné la mamelle avec ses pieds faits en tenailles qui déchirent la partie en poussant ses racines de dehors en dedans, en quoi il paraît aller à reculons comme les écrevisses ont coutume de faire. » Il est vrai que le cancer du sein d'Anne d'Autriche, mère de Louis XIV, avait fortement marqué les esprits et que les thérapeutiques étaient centrées, dorénavant, sur l'idée d'extirper le cancer dès ses débuts (De Houppeville, 1693). Le fantasme d'éradication de la « bête » est bien présent à tous les esprits. Toutes les solutions sont bonnes : l'asphyxier en la comprimant, l'affamer (quitte à faire mourir d'inanition son hôte), la réfrigérer avec de la glace pilée posée sur la plaie. L'ablation du « malin » semble souvent insuffisante et ses récidives font percevoir la maladie comme une entité sournoise qui engendre la méfiance. C'est ainsi que les malades sont exclus des habituels hospices. Jean Godinot sera le premier à reconnaître les « cancérés » en créant le premier hôpital qui leur soit entièrement consacré (1740).

➤ *Le cancer sort du domaine de l'irrationnel*

C'est cependant à cette époque qu'est émise pour la première fois une hypothèse d'ordre scientifique : Bernard Peyrilhe, dans un mémoire primé expose l'idée que le cancer est d'abord un phénomène localisé qui s'étend le long des voies lymphatiques ; il décrit et tente même de reproduire le processus de la carcinogenèse. Percival Pott, à la même époque, établit un lien entre l'exposition à un risque professionnel et le développement d'un cancer chez les ramoneurs qui meurent d'une tumeur de la région génitale après quinze à vingt années de frottement et de contact prolongé avec des vêtements imprégnés par la suie des cheminées. Avec Xavier Bichat, la description du tissu cancéreux montre qu'il ne s'agit pas du résultat d'une modification des humeurs, mais bien d'un processus tout à fait anormal au niveau cellulaire. Rudolf Virchow, en 1853, validera cette théorie cellulaire du cancer. Dorénavant, les expérimentations vont se développer, à la recherche d'une causalité. Des cancers vont être greffés sur des souris et des rats, mais également chez des hommes qui, selon leur système immunitaire, vont développer à leur tour un cancer. Finalement, dans les années 1950, de nombreux facteurs provoquant un cancer sont analysés : facteurs chimiques (goudron, charbon), facteurs physiques comme les radiations ionisantes et ultraviolettes, facteurs biologiques comme les virus et certains parasites. Les cancers des animaux sont également étudiés et même les tumeurs végétales se développant sur le mode des cancers. Cette découverte de cancers chez les animaux et les plantes fait encore perdre au cancer son statut de maladie maudite, punissant l'homme d'une sanction divine. Si plantes et animaux développent les mêmes travers, alors l'homme n'est plus cet être unique, essentiel objet de l'intérêt des dieux et coupable de vouloir atteindre leur puissance. Le cancer est banalisé par sa présence au sein de nombreuses espèces. Des thérapeutiques nouvelles voient le jour : d'abord une chirurgie partielle de la tumeur, puis étendue aux ganglions lymphatiques. Mais, dès le début du XXe siècle, la compétition s'ouvre avec les irradiations et en 1921, le département d'applications médicales de l'Institut du radium (future Fondation Curie) devient un centre moderne de lutte contre le cancer.

➤ *Les multiples causes des cancers*

La recherche se poursuit du côté des facteurs carcinogènes, mais si les facteurs exogènes sont de mieux en mieux identifiés, les facteurs endogènes restent obscurs. L'idée d'hérédité semble dépassée, sauf pour le rétinoblastome. En fait, ce sont plutôt des maladies héréditaires qui, de façon indirecte, font le lit du cancer. Cependant, dans certains types de cancers mammaires, ovariens ou coliques, les observations statistiques parlent en faveur d'une certaine prédisposition familiale. Les marqueurs biologiques des cancers sont des hormones, des enzymes ou des glycoprotéines fœtales décelées chez des personnes atteintes d'un cancer typique (la phosphatase acide pour le cancer de la prostate, l'α1-fœtoprotéine pour les cancers du foie, du testicule ou de l'ovaire). De nombreuses autres découvertes émaillent le long parcours de la cancérologie. Mais ce qui est sûr désormais, c'est la multifactorialité du déclenchement des cancers et, d'autre part, la diversité des cancers. En termes de traitement, plus que de compétition, on assiste à la collaboration des équipes qui désormais associent chirurgie et thérapeutiques médicales. Enfin et surtout, on commence à parler de guérison, de réinsertion sociale et familiale ! Le dépistage et la prévention font partie de programmes mondiaux, les associations de malades demandent des aménagements du quotidien des malades qui transforment les tragédies de jadis en amélioration de la qualité de vie et, pourquoi pas, en élaboration d'expériences facilitatrices pour les nouveaux malades.

➤ *La connaissance scientifique du cancer appauvrit ses représentations*

Le fléau du XIXe siècle, la tuberculose, d'ailleurs largement connu des populations de l'Antiquité, a donné lieu à d'innombrables tentatives de compréhension. La contamination latente, les multiples localisations, l'amaigrissement, la lente dégradation du corps et pour finir la mort « par consomption » sont autant d'images qui ont brutalement disparu avec l'avènement des antibiotiques comme l'isoniazide, la streptomycine et la rifampicine. Les mesures prophylactiques associant répression et assistance vont rapidement limiter les fantasmes autour de la maladie de la langueur, et surtout l'image romantique développée par Thomas Mann dans *La Montagne magique* et bien sûr Alexandre Dumas fils avec *La Dame aux camélias*. Cet effondrement des représentations n'opérera aucun retour en arrière en Occident, avec l'augmentation de la tuberculose liée au déficit immunitaire du sida ou avec l'arrivée de nombreux tuberculeux en provenance des pays en voie de développement. La science a définitivement mis fin aux constructions imaginatives qui avaient tant nourri les esprits des populations depuis l'Antiquité. On peut se demander ce qu'il adviendrait des représentations du cancer si un traitement aussi efficace que celui des antibiotiques venait à être mis au point…

Au regard des études sociologiques les plus récentes, nous parvenons à une phase où l'assèchement des représentations, par l'approche de plus en plus scientifique et technique des cancers, laisse la place à l'insupportable verdict des mots à résonance mortelle : prononcez les mots métastases ou chimiothérapie dans une assemblée et aussitôt les visages pâlissent, les discours se font chuchotants, l'effroi détourne les regards… Comme si la mort « en personne » venait de pénétrer les lieux, le mot cancer est encore lourd d'anticipation glacée. Pourtant, de timides changements se profilent.

➤ *Changez les mots !*

L'historique du cancer nous a appris que face à l'insondable, l'humain sait toujours développer des représentations qui le confrontent certes à l'horreur, mais qui lui permettent d'échapper à l'angoisse du néant. Aujourd'hui, les grandes enquêtes sur ces maladies montrent une volonté de se débarrasser des images nocives paralysantes pour entrer dans une phase d'action. Les patients actuels, mais aussi toute la population, se sentent concernés par des attitudes qui permettraient de faire face au cancer. En redressant la tête, l'humanité découvre qu'elle peut agir contre ce mal venu à la fois de l'intérieur, dépendant de ses conditions d'existence mais aussi de ses choix de vie. Les remèdes que d'aucuns qualifiaient de lutte contre une nature nocive qui induisait la carcinogenèse, sont maintenant dirigés contre les modifications de cette même nature, en particulier le matériel génétique des cellules. Le ciblage sur l'infiniment petit au sein même de l'organisme a détaché peu à peu le clinicien de son objet, le sujet malade. C'est ainsi que progressivement, le suivi d'un patient atteint de cancer s'est réduit à des consultations de bilans et de contrôles, ce qui est loin de rassurer les patients. Le retour à une approche globale suit la démarche entamée au Royaume-Uni dans les années 1960. Les soins palliatifs ont été créés vraisemblablement au carrefour de plusieurs conflits. D'une part, une véritable prise en compte des patients en fin de vie était développée avec Dame Cicely Saunders, ses travaux sur les antalgiques et sa création de la première unité de soins palliatifs dans la banlieue londonienne, d'autre part, la diminution des financements publics de la santé pour les maladies mortelles chroniques conduisait les Anglais à limiter fortement toute tentative curative à faible escompte de résultat. Pourtant, les cancers passent du statut de maladie incurable au statut de maladie potentiellement guérissable, mais les rechutes s'avèrent fréquentes et la fin de vie particulièrement difficile. Aussi, sont-ils associés avec les soins palliatifs et renvoient-ils encore systématiquement à la mort. De même, par généralisation, les mots chimiothérapie, métastases et rayons expriment directement l'idée de mort alors qu'ils devraient, logiquement, évoquer la possibilité de guérison. Qu'en est-il réellement ?

➤ *Les images du cancer peuvent-elles changer ?*

Aujourd'hui, le mot cancer conserve les représentations anciennes de crabe imbriqué dans les chairs, de parasite inextricablement inséré dans les tissus sains, de rejetons grouillants qui évoquent les insectes ou les arachnides, petits mais quasi invincibles par leur nombre. Les patients utilisent soit ces images concrètes, soit des abstractions tirées de ces mêmes représentations : le mal est caché, il agit en sourdine, il détruit progressivement de l'intérieur, il se déplace, il essaime. Les qualificatifs sont du même acabit : sournois voire pervers, rampant, multiple, retors, le cancer reste tapi, attendant son heure. Il semble surtout difficile à combattre, puisque retournant aisément à l'état minuscule pour mieux ressurgir

Parler des cancers au XXIe siècle

Le compte rendu d'une recherche intitulée « Ensemble parlons autrement des cancers » (EPAC, 2002) permet de comprendre l'évolution actuelle de la sémantique du cancer. À partir d'une enquête sur 700 personnes, parmi lesquelles 250 soignants (50 oncologues ou cancérologues, 50 internistes, 50 généralistes, 50 psychiatres et psychologues et 50 infirmières), 150 patients et 100 proches de patients et enfin 200 personnes du grand public, sont établies les représentations immédiates du cancer. « Si je vous dis le mot "cancer", qu'est-ce qui vous vient à l'esprit ? » est la première question posée à l'interviewé. Le mot cancer est irrémédiablement associé aux mots (par ordre de fréquence dans la population) chimiothérapie (260 fois), mort, douleur/souffrance, métastase, radiothérapie/rayon, traitement, peur, grave, incurable, maladie chronique et… guérison (24 fois). Ce qui est étonnant, c'est que l'image mortifère du cancer est avant tout présente chez les proches des malades, les infirmières et, parmi le grand public, les étudiants (entre 50 et 46 % des personnes font ce lien). Les patients ne citent la mort que pour 35 %, les oncologues et les généralistes n'établissent ce lien entre mort et cancer qu'entre 28 et 20 %. Le mot cancer semble provoquer un choc, mais pour les non-soignants, c'est surtout le mot chimiothérapie qui fait peur, alors que pour les soignants il reste le symbole d'une guérison possible. On pense au regard visionnaire de l'humoriste Pierre Desproges qui, dans les années 1980, écrivait : « Parmi ces mots, cherchez l'intrus : "métastase", "Schwartzenberg", "chimiothérapie", "avenir"… »

des années plus tard. L'impression des métamorphoses fréquentes du cancer, l'idée que cela n'est jamais terminé, qu'il faut s'attendre à tout, que tout peut basculer et qu'à aucun moment, finalement, on a l'assurance de s'en être débarrassé, cette indétermination face à un mal multiforme, et finalement immortel, si ce n'est la mortalité de son hôte, provoque la panique lorsqu'on l'évoque.

À chaque culture, ses représentations…

En Algérie, les instituts du cancer se développent dès les années 1960. « Cancer » se dit encore, à l'époque et de façon familière, « Khenzir ». Le mot, certes proche phonétiquement du mot cancer, signifie aussi… « cochon », ce qui permet de le rejeter hors des pratiques religieuses musulmanes dont l'animal, réputé à tort impur, est exclu. L'assimilation du cancer à l'animal honni, transforme malheureusement chaque malade en déviant et surtout en coupable, puisque le voilà porteur d'une marque infamante, traître à sa religion. Porter la marque du cochon, c'est aussi prouver la contamination par l'étranger, le colonisateur. Les femmes algériennes présentant un cancer ont dès lors encore plus de raisons de s'en cacher… Les hommes ne vivent pas mieux le cancer, surtout si celui-ci siège dans des endroits tabous pour la religion des ablutions, l'anus et le rectum. D'où une tentative d'« exportation » de ces cancers, éliminés symboliquement comme réellement avec eux par les malades qui en ont les moyens, pour être soignés à l'étranger. Ces images particulièrement négatives du cancer colorectal nuisent singulièrement au dépistage proposé par la médecine. S'y raccrochent alors les tentatives thérapeutiques qui relèvent du même système anthropologique : les religieux, considérés comme « savants » par la population (savants… en théologie), se pressent de donner leurs avis, voire leur méthode afin d'extirper le mal. Selon Mustapha Maaoui (2009), chirurgien et historien des pratiques cliniques, une évolution remarquée vers la fin de cette période, apporte une nouvelle dimension au mal…

À l'évacuation de la « bête » avide et habile à se multiplier, succède l'idée du combat. Combat interne, dont le champ est l'organisme tout entier, lutte contre la multiplication des cellules, qui pour Pierre Darmon (2000, p. 24), témoigne encore de la conjonction politique du XIXe siècle. La peur de l'anarchie sociale est utilisée métaphoriquement pour l'anarchie cellulaire.

➤ *La cellule cancéreuse, une cellule immortelle ?*

Cette idée est d'ailleurs reprise dans la théorie actuelle de l'apoptose qui ne donnerait plus aux cellules cancéreuses la possibilité de se « suicider » ou plutôt de s'autodétruire. Mais pour Jean-Claude Ameisen (1999), l'autodestruction cellulaire est un phénomène banal, commandité par toute une série de protéines (exécuteur, activateur, protecteur, antagoniste...), qui préside aussi bien à l'embryogenèse qu'au renouvellement de toutes nos cellules. Chez les cellules cancéreuses, le déclenchement de l'autodestruction est anormalement réprimé, ce n'est donc pas seulement leur multiplication qui est à craindre, mais un excès de longévité. Les thérapies actuellement en cours d'élaboration répondent directement à cette idée : il s'agirait de provoquer l'autodestruction des cellules saines qui entourent les cellules anormales afin de limiter la survie des composantes de la tumeur. Ces thérapies « antiangiogenèse » éliminent principalement les vaisseaux suscités par le cancer qui contribuent, malgré eux, à son développement. Ici, l'infiniment petit est porteur de valeurs autonomes par rapport à l'ensemble qui en est composé. En termes de représentations sociales, ce discours scientifique est porteur de plusieurs tabous comme le suicide, la maîtrise du corps et le vieillissement. Nous sommes loin de l'*alien*, monstre extérieur à notre organisme, mais qui s'y insinue subrepticement et attend patiemment le stade de son développement où plus rien ne pourra être tenté d'efficace pour l'éradiquer. Le fantasme du cancer parasite, être symbiotique dans un premier temps, puis autonome et se retournant contre celui qui l'avait accueilli en son propre sein, n'est pas nouveau. Il ressemble même étrangement à l'idée que nourrir ses enfants est une bonne chose, mais que ces derniers vous laissent exsangue, après avoir largement profité de vous.

Une spéculation linguistique étonnante sur les racines du cancer

Georg Groddeck, médecin bien connu de l'époque freudienne, qui a rédigé de nombreuses conférences sur la psychanalyse et en faisait profiter ses patients tous les soirs alors qu'il exerçait dans un sanatorium, s'était lancé dans une interprétation similaire de la détermination psychique du cancer (1934).

Dans cet article, Groddeck évoque la culpabilité des patients atteints de cancer et trouve, dans les explications rétrospectives des patients, des tentatives de compréhension qui passent souvent par une implication dans la genèse de la maladie. Ce raisonnement *a posteriori* est retrouvé dans les cas où le comportement semble à l'origine de la maladie. Mais il ne s'agit pas seulement des cancers dont on connaît bien maintenant les liens avec l'alcool ou le tabac, mais au contraire de pathologies touchant des organes sensibles symboliquement. Ainsi, la femme ayant eu une chirurgie du sein s'exclame : « Ne cherchez pas la cause de mon cancer, j'ai trompé mon mari… »

Groddeck insiste sur le fait que le cancer est aussi une atteinte de la sexualité. Tout le questionnement sur l'hérédité du cancer en découle. Ainsi, Groddeck n'hésite pas à proposer une analogie entre la néoformation du cancer et l'embryon, qui développent le même type de rapport vis-à-vis du corps maternel. Il reprend les termes anglais et allemands qui désignent le cancer ou sont proches phonétiquement. *Krebs*, en allemand, est proche du mot *Krebe* et *Korb*, qui veulent dire panier, le mot *Kerbe*, quant à lui, signifie encoche, entaille. De ces mots dérive le mot *Krippe* (mangeoire, crèche) et en anglais *crib*, qui par métonymie désigne aussi l'étable. Ces mots *Krippe* et *crib* sont employés pour décrire la scène de la nativité dans le mythe chrétien. Le mot *Kanker*, qui ne vient pas du latin, dérive de la racine *gong* (tumeur, caillot) et *gendh* (tresser). Et, en effet, la tumeur cancéreuse est étroitement tressée avec les tissus sains. On retrouve l'idée du panier tressé (*Korb*). Le mot latin *cancer* est à l'origine d'une autre dérivation en italien qui est proche également de tressage, il s'agit de *cancelli* : les barrières, les barreaux. Le tressage est effectivement une caractéristique de la néoplasie cancéreuse comme il en est une du bébé dans le sein maternel, par l'intermédiaire du cordon ombilical.

Le rapprochement du cancer avec la grossesse est encore fait par Groddeck. Dans la région des montagnes de Suisse, de Bavière et d'Autriche, les tableaux votifs cherchant à apaiser les souffrances des femmes représentent un crapaud, symbole de l'utérus et de l'enfant. Parfois, c'est une écrevisse qui remplace le crapaud, car comme lui, elle vit cachée dans les rivières.

On observe donc dans les langues anglo-saxonnes une très forte proximité entre le cancer et l'histoire de la constellation mythique qui avait donné à Galien l'occasion de comparer l'angiectasie autour du sein cancéreux à celle opérée par les pattes d'un crabe tourteau. Ce troisième terme introduit par Groddeck : cancer-crabe-grossesse donne une représentation supplémentaire à la maladie : la maladie est générée par le patient dont elle se différencie peu à peu pour le réduire à néant.

L'incroyable richesse des représentations du cancer est sans doute à la hauteur de la peur et de l'impuissance inspirées par la maladie. Nous pourrions aussi comparer l'imaginaire du cancer aux extraordinaires peintures du paradis et de l'enfer par Hieronymus Bosch. La fascination y entre véritablement en concurrence avec la répulsion. Ces représentations sont en perpétuel remaniement. Malgré leurs deux mille années de stigmatisation, nous pouvons émettre l'hypothèse que, face à l'inexpugnable tumeur, il valait mieux des fantasmagories que le vide sidéral de la mort. Les découvertes scientifiques ont peu à peu amoindri le mystère, le malade est resté seul avec sa culpabilité...

Notre époque postmoderne a alors progressivement chassé les caricatures pour centrer les thérapeutiques sur le combat. Qu'à cela ne tienne, dans les années 1980, un mouvement prétendument thérapeutique proposait aux patients la « visualisation » de leurs cellules cancéreuses attaquées par les molécules chimiques ou par leurs globules blancs. Nouvelles thérapeutiques, nouvelles images, comme si nous avions besoin du concret à défaut de certitude. Avec l'évolution intellectuelle de la population et les nouveaux traitements, on observe un certain appauvrissement des images au profit de l'intégration plus abstraite de l'événement cancer au cœur de la narration de l'histoire du sujet. Nous pouvons certes nous en féliciter, car si le crabe s'éloigne, la quête de sens ne disparaît pas pour autant. Elle passe seulement de l'extérieur vers l'intérieur.

Les patients ont gagné en connaissances et ceci est juste, éthiquement. En revanche, les savants d'aujourd'hui ne doivent pas se retrancher dans leur tour d'ivoire. Si la maladie révèle ses mystères, si ses causes sont cernées jour après jour, elle ne relève pas seulement de gestes techniques et de décisions probabilistes. La relation médecin-malade doit, au contraire, bénéficier de cette énergie dégagée de certains fantasmes nuisibles, afin que le lien entre le patient et ses soignants gagne en force et en qualité. C'est à ce prix que l'on pourra, plus tard, se rire de l'habitant des rivières et des marais...

CHAPITRE 2

Qu'est-ce que le cancer ?

Quelques notions pour comprendre le mécanisme du cancer

Le cancer est dû au développement dans l'organisme de cellules anormales appelées *cellules cancéreuses*, lesquelles, en l'absence de traitement, entraînent la mort du malade qui en est porteur, sauf s'il meurt auparavant d'une autre cause.

Les cellules cancéreuses sont des cellules de l'organisme devenues anormales dans leur comportement et dans leur aspect. Elles ont schématiquement quatre anomalies de comportement :

– la perte d'inhibition de contact ;
– la multiplication illimitée ;
– le développement indépendant ;
– le pouvoir métastatique.

➤ *Deux anomalies fondamentales :*
la perte d'inhibition de contact
et la multiplication illimitée

Observées *in vitro*, les cellules normales qui ont pris appui sur le fond du tube, se multiplient. Elles vont cesser de se multiplier lorsqu'elles seront entrées au contact les unes avec les autres, formant au fond du tube une nappe continue avec une couche unicellulaire.

Au contraire, si les cellules sont cancéreuses, elles ne cesseront pas de se multiplier après être entrées en contact : c'est la perte d'inhibition de contact. La conséquence en est un entassement de cellules cancéreuses dans le fond du tube sur plusieurs épaisseurs.

In vitro toujours, des cellules normales ne peuvent se diviser qu'un nombre de fois limité, programmé à l'avance. Ce nombre est sous la dépendance de télomères placés à l'extrémité des chromosomes. Ces télomères correspondent au nombre de divisions possibles. Les cellules cancéreuses, quant à elles, n'ont pas cette limitation, le système normal de régulation est devenu inopérant, les télomères se reconstituent sous l'effet d'une enzyme, une télomérase. La multiplication est illimitée. On dit que ces cellules sont « immortalisées ».

Dans l'organisme, on observe les conséquences de ces deux caractéristiques. La perte de l'inhibition de contact et la multiplication illimitée expliquent l'envahissement des tissus autour de la tumeur avec toutes ses conséquences : gêne des circulations lymphatique et sanguine, douleurs par compression nerveuse, ulcération des muqueuses et des vaisseaux, source d'hémorragies. Ce même développement s'observe au niveau de foyers tumoraux secondaires.

➤ *Les troisième et quatrième anomalies*
de comportement des cellules cancéreuses

La troisième anomalie est la non-réponse, ou la réponse insuffisante, des cellules cancéreuses aux messages de l'organisme, faisant d'elles des cellules au comportement devenu indépendant. La quatrième anomalie de comportement, très importante, est la capacité à former des métastases. La plupart des cancers ont en effet la capacité d'envoyer dans la circulation sanguine des cellules cancéreuses qui se fixent à distance et forment, en se multipliant, un cancer « secondaire », encore appelé métastase. Ces foyers « secondaires » envahissent à leur tour les tissus avoisinants.

En l'absence de traitement, ou en cas de traitement insuffisamment efficace, l'extension locale de la tumeur finit par entraîner le décès du malade. L'extension à distance, quant à elle, bénéficie plus rarement de traitements efficaces. Elle est la deuxième cause de décès par cancer. Évolution locale et évolution à distance sont souvent associées au stade terminal du cancer.

➤ *Les cellules cancéreuses sont anormales
dans leur aspect et dans leur regroupement*

Elles acquièrent des caractères de cellules jeunes avec des noyaux de grande taille et une dédifférenciation : elles perdent tout ou partie de leurs caractéristiques de cellules spécialisées. Elles présentent des anomalies fréquentes : noyaux multiples, chromosomes en nombre supérieur à la normale (hyperploïdie). Ces cellules sont de taille inégale. Beaucoup montrent des images de mitose, c'est-à-dire des images de division cellulaire (aboutissant à une cellule chromatique à 2 n chromosomes). Ces mitoses sont souvent anormales. Toutes ces anomalies permettent un diagnostic cytologique de cancer. Mais en pratique, le diagnostic microscopique de cancer ne s'appuie pas que sur l'aspect cytologique des cellules, il s'appuie également sur les anomalies de la vascularisation devenue anarchique dans la tumeur et sur le caractère envahissant de ces cellules anormales à l'égard du tissu normal alentour : c'est le diagnostic histologique (du préfixe grec *histo* qui signifie « tissu »). On parle, pour dire la même chose, de diagnostic anatomopathologique. Cet examen microscopique est indispensable pour porter le diagnostic de cancer. Il sert également à préciser la variété particulière de cancer. En effet, la gravité du cancer dépend en partie de ses caractéristiques cyto-histologiques. Dans l'ensemble, plus les cellules sont dédifférenciées (retournent vers un statut antérieur à leur spécialisation), plus il y a de mitoses, plus les risques de croissance rapide et de diffusion métastatique sont élevés.

➤ *Les leucémies, tumeurs « liquides »*

Dans le cadre de la maladie cancéreuse, il y a également ce qu'on appelle les leucémies ou maladies malignes du sang. On les oppose aux autres cancers appelés tumeurs solides. Le sang est en effet, si on peut s'exprimer ainsi, un « tissu liquide ». La transformation des lignées sanguines, essentiellement les globules blancs, en cellules malignes entraîne une dédifférenciation des cellules qui peut être importante (leucémies lymphoblastiques ou myéloblastiques) et des anomalies morphologiques diverses (leucémies aiguës et chroniques). Les fonctions de ces globules sont altérées, la moelle osseuse productrice de ces cellules est envahie et étouffée par ces cellules anormales de sorte que les globules blancs normaux, les globules rouges et les plaquettes diminuent rapidement, entraînant, en l'absence de traitement, la mort du malade. Dans les cellules de la moelle osseuse, existe normalement une activité télomérase car ces cellules sont en perpétuelle multiplication, les cellules sanguines, globules blancs et plaquettes, devant être en permanence renouvelées à cause de leur très courte durée de vie. Ici, la modification essentielle est une accélération considérable de la production de cellules sanguines comme les globules blancs, par ailleurs plus ou moins anormaux.

Quelles sont les causes du cancer ?

Ces causes sont multiples. L'expérimentation chez l'animal et l'observation chez l'homme montrent que, le plus souvent, l'origine du cancer est multifactorielle : l'association de plusieurs facteurs provoque son apparition. En pratique, il y a des facteurs liés à la structure génétique de l'individu et des facteurs liés à son environnement. L'importance des uns et des autres est plus ou moins grande selon les cas. Bien des choses restent à découvrir dans ces domaines, en particulier sur le plan génétique.

Expérimentalement, on connaît les causes chimiques du cancer avec des corps cancérogènes dont certains, particulièrement actifs, sont retrouvés dans la fumée de tabac et certains rejets industriels. C'est dans cette dernière catégorie que se trouvent les cancers professionnels. On connaît également les causes virales. On produit par exemple constamment des leucémies chez certains animaux avec des virus, par ailleurs dénués de toute action pathogène chez l'homme. Les élevages industriels de poulets sont de temps en temps décimés par ces virus. On peut obtenir des souches de virus qui provoquent constamment des sarcomes. On peut par ailleurs, à l'aide de croisements successifs, sélectionner des lignées d'animaux qui développeront systématiquement tel ou tel cancer. On peut enfin provoquer des cancers en entraînant des désordres chroniques dans l'organisme, en particulier hormonaux, en utilisant certains parasites, en déprimant les défenses immunitaires. En pratique, on constate le plus souvent que le cancer est bien multifactoriel. On peut enfin essayer de reproduire expérimentalement ce qui se passe chez l'homme, mais malheureusement on y arrive difficilement et incomplètement, de sorte que, pour l'homme, le mieux est d'observer attentivement ce qui se passe chez lui (par exemple on n'obtient pas de cancer en faisant fumer des chiens ou des rats). Mais chez l'homme les causes ne peuvent se reconnaître que par la fréquence de l'association de la cause et du cancer, alors qu'expérimentalement la cause est démontrée par la provocation volontaire du cancer.

Chez l'homme, c'est donc l'épidémiologie analytique qui est utile. Cette méthode cherche à mettre en relation la fréquence de tel cancer avec telle pathologie ou conditions de vie.

> ➤ *Le cancer, une maladie du vieillissement*
> *causée principalement par le tabac et l'alcool*

L'augmentation de la fréquence des cancers avec l'âge fait de cette maladie essentiellement une maladie du vieillissement. En effet, rares avant 35 ans, la fréquence des cancers augmente ensuite avec l'âge. Avec le vieillissement de la population dans les pays développés, on observe de plus en plus de cancers. Le cancer est donc non seulement, actuellement, une maladie fréquente, mais c'est de plus une « maladie d'avenir ».

• Avant 35 ans, les cancers sont soit en rapport avec des anomalies embryonnaires (les cancers dont le nom se termine par « blastomes » : néphroblastomes, sympathoblastomes, etc.) qui sont liées à des anomalies génétiques et du développement embryonnaire, soit ce sont des cancers qui ressemblent à ceux que l'on observe expérimentalement avec les virus (sarcomes osseux ou des tissus mous, lymphomes malins, leucémies aiguës).

• Au-delà de 35 ans, la majorité des cancers semble en rapport avec une irritation locale chronique donnant à l'histologie (nature des cellules formant un tissu) un aspect d'inflammation chronique avec désorganisation cellulaire plus ou moins prononcée (réactions fibreuses dysplasiques), la cause pouvant être toxique (alcool, tabac, amiante), virale, mécanique ou autre.

L'autre constatation importante est que la cause la plus importante à l'origine de cancers chez l'homme est l'intoxication alcoolo-tabagique. On l'estime responsable d'environ 30 % des cancers et d'environ 40 % des décès par cancer. Il est évident que ces cancers sont évitables.

En dehors de l'alcool et des composés de la fumée de tabac, des corps chimiques peuvent provoquer des cancers parce qu'ils interfèrent dans le métabolisme cellulaire (benzène, hydrocarbures et amines cancérogènes) ou parce qu'ils provoquent une irritation locale chronique qui fait le lit de la dégénérescence cancéreuse des cellules localement concernées (amiante).

➤ *Des causes virales, des facteurs génétiques*

Il y a chez l'homme également des causes virales : le virus d'Epstein-Barr dans le cancer du cavum (arrière-fond des fosses nasales), les virus des hépatites B et C lorsque la maladie hépatique a entraîné la constitution d'une cirrhose pour les carcinomes hépatiques, certaines variétés d'herpès virus pour les cancers du col utérin (contre 75 % desquels on dispose maintenant d'un vaccin qui empêche l'infection chronique et donc l'apparition du cancer).

Chez l'homme, existent également des facteurs génétiques et on estime actuellement que les cancers d'origine génétique représentent 5 à 8 % du total. Cette origine se rencontre principalement dans les cancers du côlon, dans le cadre de la polypose adénomateuse familiale ou du syndrome de Lynch (ou cancer colique héréditaire sans polypose), et dans le cancer du sein chez les femmes porteuses des gènes BRCA1 ou 2.

> ## La fréquence des cancers dans une famille ne signifie pas forcément une transmission génétique
>
> Les cancers étant malheureusement fréquents, ils peuvent être nombreux dans une même famille sans qu'il y ait de facteur génétique en cause. C'est même très habituellement ce qui se passe. Lorsqu'il y a un doute, il vaut mieux demander une consultation génétique. Lorsque le risque de survenue d'un cancer pour des motifs génétiques est connu, une conduite appropriée peut être adoptée avec dépistage systématique par des examens suffisamment précoces et rapprochés pour traiter la tumeur à un stade où il est facile de la traiter efficacement, ou avec traitement préventif, c'est-à-dire avec ablation de l'organe menacé si le risque est très élevé, proche de 100 %, et l'extraction possible. Les enquêtes génétiques, les informations données au malade et aux personnes de sa parenté non malades concernant leur possession de gènes favorisant le cancer soulèvent des problèmes psychologiques que nous aborderons plus loin.

Certains cancers sont chez l'homme en rapport avec une baisse de l'immunité, soit en rapport avec le virus du sida, soit en rapport avec des traitements immunosuppresseurs réalisés pour faire tolérer une greffe d'organe provenant d'un donneur compatible (allogreffes).

Certains cancers, très rares, sont radio-induits comme les cancers de la thyroïde survenant après irradiation dans l'enfance même à de très faibles doses au niveau de la thyroïde. Ailleurs, ce sont des sarcomes conjonctifs survenant tardivement après une irradiation locorégionale pour cancer. Enfin, il peut s'agir de leucoses aiguës après irradiation corporelle totale (survivants d'Hiroshima et de Nagasaki).

➤ *Le rôle de l'environnement et du mode de vie dans la genèse du cancer*

Ceci est confirmé par la fréquence des différents cancers qui varie selon les pays et dans le temps. On attribue par exemple la chute des cancers de l'estomac en Occident à la diminution des aliments conservés par le sel grâce aux réfrigérateurs, et sa persistance à un taux élevé au Japon, aux habitudes alimentaires japonaises qui donnent une grande place au sel. Autre exemple : les décès par cancer bronchique chez les femmes aux États-Unis, de peu fréquents il y a quelques années, sont devenus très fréquents, dépassant ceux dus au cancer du sein, cette triste évolution étant en rapport avec une cause évitable, le tabagisme.

Enfin, contrairement à ce que certains croient parfois, le cancer n'est absolument pas contagieux. Une personne malade du cancer ne peut en aucun cas le transmettre à une autre.

Quant à l'origine psychologique du cancer, il s'agit également d'une idée inexacte : une épreuve, un stress, un choc psychologique, une action jugée mauvaise, etc., ne provoquent pas un cancer. On peut seulement noter que certains stress peuvent accélérer l'évolution de certains cancers et que les dispositions psychologiques qui favorisent les intoxications tabagiques et alcooliques favorisent, mais indirectement, de façon secondaire, par l'intermédiaire de ces intoxications, l'apparition des cancers qui y sont liés.

Quels sont les signes du cancer ?

Les signes fonctionnels (la gêne ressentie) révélateurs du cancer sont plus ou moins précoces dans l'histoire de la maladie. Ils sont de siège et de type différents selon le lieu d'apparition du cancer. C'est ainsi, par exemple, que le cancer typique de la corde vocale est découvert alors qu'il est encore petit car, même petit, il gêne les vibrations de la corde vocale de sorte qu'on « entend » sa présence. La voix a changé et cela ne s'arrange toujours pas au bout de quinze jours… De même, un grain de beauté qui devient sensible, irrégulier, qui change de couleur, donne rapidement l'alerte chez une personne tant soit peu avertie. À l'inverse, les tumeurs profondes peuvent dans un premier temps évoluer à bas bruit et atteindre un volume important au moment de l'apparition des premiers signes fonctionnels (certaines tumeurs rénales, pancréatiques, pelviennes, médiastinales). En pratique, **toute gêne nouvelle, apparaissant après 35 ans, persistant plus de quinze jours mérite attention et devrait faire consulter**. Il en est de même lorsqu'il y a une modification récente d'une gêne chronique (toux de bronchite chronique ou dysphonie chronique chez un grand fumeur).

La survenue d'une hémorragie est un signe révélateur évocateur surtout si l'hémorragie se répète. Une altération de l'état général (fatigue, perte de poids, baisse de l'appétit) peut accompagner les signes précédents. Elle est rarement révélatrice à elle seule. En tout cas ce n'est pas l'absence d'altération de l'état général qui doit rassurer en cas de signe suspect.

Ainsi est porté avec certitude le diagnostic de cancer. À partir de ce moment, on recherchera le meilleur traitement à faire en fonction de l'extension de la maladie et de l'état général du malade (altération récente, âge, antécédents pathologiques…).

➤ *Lorsque la tumeur est située profondément*

Dans ce cas le plus fréquent, les signes objectifs de tumeurs sont recherchés par l'imagerie (examens radiologiques classiques, scanner, IRM) ou par endoscopie, examen permettant de visualiser les organes creux ou cavités du corps grâce à une

Les signes objectifs permettant de faire le diagnostic de cancer

Ils sont recherchés médicalement en utilisant des moyens adaptés à l'exploration de la région suspectée. Lorsque le cancer est accessible à l'examen clinique (la vue, le toucher), il associe dans sa forme typique : un **bourgeonnement** qui saigne au contact, une **infiltration** locale des tissus rendant la région **immobile, dure** à la palpation, et enfin une **ulcération** au centre de l'infiltration. Ces trois caractéristiques traduisent l'évolution cancéreuse locale : le bourgeonnement vers l'extérieur et l'infiltration traduisent la croissance illimitée et la perte de l'inhibition de contact, et l'ulcération l'anarchie vasculaire intratumorale qui débouche sur la nécrose tumorale centrale par insuffisance d'oxygénation. En pratique l'ulcération est inconstante. Elle s'observe plus volontiers lorsque la tumeur a déjà une certaine taille. Le bourgeonnement est également inconstant. Par contre, l'infiltration est constante ou presque. C'est la caractéristique recherchée la plus importante. C'est le signe majeur. Parfois une ulcération traumatique, une infection localisée peuvent donner le change. Une courte surveillance, au besoin aidée par un traitement anti-infectieux, permet de faire le partage : dans les cas incriminés tout s'arrange en quelques jours, alors qu'en cas de cancer, les anomalies persistent sans vraiment diminuer de taille, voire en augmentant.

Un autre signe clinique évocateur de la malignité est la découverte d'un ou plusieurs **ganglions** palpables dans le territoire lymphatique de la zone où se trouvent les anomalies suspectées.

In fine, c'est un prélèvement réalisé au niveau de la zone incriminée qui permettra le diagnostic grâce à l'examen microscopique.

petite caméra) lorsque le siège s'y prête. Les endoscopies peuvent ainsi être ORL, œsophagiennes, gastroduodénales, rectocoliques ou vésicales. L'endoscopie a l'avantage de permettre de voir la tumeur. Elle permet de faire le prélèvement pour l'examen anatomopathologique. L'imagerie donne des images évocatrices sous forme d'une opacité tumorale à contours plus ou moins irréguliers et à centre éventuellement nécrosé. Au niveau des conduits (œsophage, intestin, uretères...), la tumeur peut se traduire par un obstacle lié à l'infiltration avec perte de la mobilité et rétrécissement, entraînant une dilatation sous-jacente. Pour établir le diagnostic dans tous ces cas, on réalise un prélèvement pour examen microscopique par voie endoscopique ou chirurgicale, ou par ponction-biopsie ou ponction cytologique si cela est possible.

➤ *Évolution et surveillance*

Avec le traitement, les signes fonctionnels et objectifs du cancer doivent disparaître, ce qui est habituellement le cas. La surveillance ultérieure guette leur réapparition en cas de rechute locale, ou leur apparition ailleurs en cas de diffusion à distance. Les examens systématiques, cliniques, d'imagerie, endoscopiques, biologiques recherchent une éventuelle rechute avant l'apparition de signes fonctionnels liés à cette rechute, c'est-à-dire *a priori* à un stade où les chances de succès du traitement sont plus grandes.

Si l'évolution est défavorable, le ou les différents foyers tumoraux peuvent donner des signes variés, fonctionnels et objectifs, qui s'amendent plus ou moins selon les effets des traitements. Les traitements eux-mêmes s'accompagnent souvent de troubles divers qui viennent s'ajouter à ceux du cancer. La perte d'appétit, la fatigue, l'anémie sont parfois plus le fait du traitement que de la maladie elle-même. Ces situations pénibles font souvent craindre à l'entourage un acharnement thérapeutique et donnent de la maladie et de ses traitements[1] une image très négative qui reste majoritaire dans le public. Les malades qui vont mal, les malades qui meurent ont hélas plus de poids dans l'opinion publique que tous les malades qui guérissent.

Les comportements à risque à l'origine du cancer

Le cancer est un problème majeur de santé publique : il est en effet responsable de 150 000 décès par an. Il est devenu la première cause de décès avant les maladies cardio-vasculaires. Et ceci malgré des progrès dans le diagnostic et le traitement du cancer tels que, en cinquante ans, **la survie à cinq ans, tous cancers confondus, est globalement passée d'environ 40 % à 55 %.** Pour diminuer le nombre de ces décès, l'amélioration des moyens de diagnostic et de traite-ment n'est pas la seule voie de progrès. Il y a aussi l'amélio-ration des comportements concernant le tabac, l'alcool, la nutrition, l'hygiène de vie, les actions médicales de préven-tion et de dépistage et la bonne adhésion au plan de traite-ment lorsque le cancer est survenu. Les comportements qui ne tiennent pas compte de ces améliorations possibles sont des comportements à risque.

---

1. Pour en savoir plus sur les traitements du cancer, nous vous invitons à consul-ter les questions-réponses à la fin de l'ouvrage, page 345.

➤ *Le tabac, première cause de décès chez l'homme*

Dans l'étude des causes du cancer, l'intoxication alcoolo-tabagique est responsable d'environ 30 % des cancers et 40 % des décès. En fait, l'homme est trois fois plus concerné que la femme par cette étiologie (origine de la maladie).

Le tabac est à l'origine des cancers bronchiques épidermoïdes et « à petites cellules », cancers particulièrement fréquents et meurtriers puisque la survie à cinq ans de l'ensemble des cas est inférieure à 10 %. C'est la première cause de décès par cancer chez l'homme avec cependant une diminution depuis une dizaine d'années en rapport avec une diminution du nombre des fumeurs. Compte tenu des mesures prises contre le tabagisme, les anciens fumeurs sont en effet devenus plus nombreux que les fumeurs. Par contre, le tabagisme s'est malheureusement développé chez les jeunes filles de sorte que ce cancer, qui n'existait pratiquement pas chez la femme, se développe maintenant de façon inquiétante, devenant la deuxième cause de décès par cancer chez la femme après le cancer du sein.

Le tabac est également responsable à lui seul de la majorité des cancers de l'endolarynx, heureusement moins grave que le cancer bronchique mais pouvant nécessiter une laryngectomie totale. Il favorise aussi l'apparition des cancers de la vessie dont il existe une grande variété de formes, certaines au pronostic sévère. Une cystectomie totale (ablation de la vessie) est par ailleurs souvent nécessaire.

Alcool-tabac : le double risque

Ajouté à l'alcool, le tabac en augmente de façon très importante le pouvoir cancérogène. Et ceci au niveau des muqueuses ORL qui entrent en contact avec l'alcool, à savoir celles de la cavité buccale, de l'oro- et de l'hypopharynx. Les études statistiques montrent qu'il a également un rôle favorisant dans le cancer du sein et dans la plupart des cancers digestifs.

Étant donné le rôle majeur du tabac dans la genèse des maladies cardio-vasculaires et dans l'insuffisance respiratoire, la lutte contre le tabagisme paraît tout à fait justifiée. Nous avons tous, en pratique, un rôle à jouer en la matière. À l'égard des enfants, parents et enseignants doivent expliquer pourquoi il est important de ne pas commencer de fumer, en particulier lorsqu'ils auront le mauvais exemple devant les yeux. Si ces adultes « responsables » fument eux-mêmes, ils auront beaucoup de peine à être persuasifs. Leur responsabilité à l'égard des jeunes est un motif de plus pour s'arrêter eux-mêmes. Les fumeurs, en effet, doivent être profondément conscients des intérêts qu'ils ont à arrêter de fumer. Leur principale responsabilité est la menace bien réelle concernant leur santé, la seconde est de recouvrir leur liberté face à la dépendance au tabac, les autres étant de ne pas donner le mauvais exemple, de ne pas intoxiquer les autres, de faire des économies, etc.

Les anciens fumeurs ont une responsabilité particulière à l'égard de ceux qui fument encore apparemment sans pouvoir s'arrêter. Ils sont en effet, pour les fumeurs, des exemples vivants de réussite et, le plus souvent, ils manifestent une compréhension, une sympathie à leur égard qui les encouragent vraiment à s'arrêter.

Y a-t-il des liens entre personnalité et tabagisme ?

La dépendance biologique à la nicotine et aux autres éléments entrant dans la composition des 4 000 substances présentes dans le tabac n'empêche évidemment pas les facteurs psychologiques de jouer un rôle parfois majoritaire dans cette toxicomanie. On retrouve des facteurs principaux et des facteurs secondaires décrits ci-dessous :

Les facteurs affectifs fondamentaux déclenchant les comportements de dépendance

Ils sont retrouvés dans toutes les addictions, qu'elles soient à l'alcool, à l'héroïne, à certains aliments ou aux jeux. C'est un constat clinique, les personnes présentant une assuétude psychique montrent des carences affectives précoces ou, au contraire, une absence de manque, comblé en permanence par un apport extérieur. Un comportement ou un produit apporté par la mère vont prendre la place d'une relation affective amenant à penser l'absence (le bébé appelle sa mère, celle-ci, plutôt que de s'interroger sur son désir, lui procure immédiatement un biberon et ne peut donner que ce type de réponse). Le produit se substitue ainsi rapidement à une difficulté à penser, à « mentaliser » le manque. La mentalisation est cette possibilité de l'être humain de joindre le travail de la pensée, très précoce chez le bébé mais longtemps constitué d'images ou de mots rudimentaires, à des affects, c'est-à-dire des émotions et des sentiments traduisant ce qu'il ressent. Ce travail de la pensée sera plus tard facilement utilisé dans les relations et surtout les situations de stress ou de frustration. L'habitude très précoce d'un produit extérieur vient, au contraire, faciliter l'utilisation d'un produit substitutif (par exemple la cigarette) plutôt que d'une élaboration psychique de la difficulté.

Les facteurs événementiels secondaires

Une difficulté importante ou simplement la nécessité de devoir travailler avec assiduité ou de passer une épreuve intellectuelle ou à fort retentissement, peuvent entraîner le déclenchement du tabagisme. Passer son bac ou des examens à la faculté, nécessite des veillées tardives, des moments aigus de concentration et conduit aussi à accepter bien des identifications ou imitations séduisantes. Les jeunes se mettent à fumer au collège. Les étudiants utilisent la nicotine pour supporter le stress des examens. Autant de tentations auxquelles il est d'autant plus difficile de résister que l'enjeu est fondamental, à court terme, et empêche de penser aux conséquences du tabagisme.

La personnalité dépendante

Les carences précoces de la petite enfance vont faire le lit d'une déviance de la construction de la personnalité. Habitués très tôt à utiliser des subterfuges pour ne pas pâtir du manque affectif, l'enfant puis l'adulte trouvent leur équilibre dans le maintien de ces béquilles de la vie que forment les produits procurant un plaisir immédiat. Ces personnes supportent mal le principe de réalité qui consiste à reconnaître la solitude, l'impuissance, la fragilité. Elles ont systématiquement recours à des faux-semblants qui les confortent temporairement dans l'idée de contrôle de leur vie.

Les composantes psychiques particulières comme l'anxiété et la dépression

L'anxiété peut être une composante de base de la personnalité dans le cadre d'une névrose qui la rend timide, fragile, insatisfaite. L'anxiété est aussi un état qui survient dans des conditions particulières événementielles (divorce, deuil, perte de ses facultés habituelles). La personne peut donc se mettre à fumer ou renforcer sa consommation à ces occasions. Ces moments de fragilité ne sont donc pas indiqués pour cesser de fumer. En revanche, ils peuvent être pointés pour entraîner une prise de conscience qui permette de ne pas se laisser prendre dans la spirale de la dépendance au tabac. La dépression est aussi un moment de dérégulation de la vie : le sujet perd ses objectifs de vue pour se consacrer à pleurer un objet perdu. Ce temps n'est pas perdu puisqu'il est destiné à intégrer la perte. La tristesse, la plainte mais aussi le pessimisme et la culpabilité trouvent dans la cigarette une compagne fictive et parfois une forme de socialisation dans le groupe des fumeurs.

Ajoutons, au sujet du tabac, que celui-ci est toujours toxique même à faible dose. Fumer moins c'est bien, mais c'est insuffisant (les cigarettes « légères » sont même plus toxiques parce que le consommateur en fume plus pour obtenir le même effet, de même que diminuer le nombre de cigarettes fumées consiste à inspirer plus profondément afin d'obtenir la même dose de nicotine). Et **il n'y a pas de tabac moins toxique qu'un autre**. Quoi de plus triste que ces grands fumeurs qui, ayant diminué leur consommation à 5 ou 6 cigarettes par jour, sont obligés de lutter toute la journée contre leur envie de fumer. Ils s'empoisonnent la vie au propre et au figuré en manifestant une volonté très réelle qui serait tellement mieux utilisée à arrêter de fumer pour de bon.

Enfin, même le tabagisme passif s'est révélé dangereux pour ceux qui y sont exposés, comme l'ont révélé les études épidémiologiques. C'est la raison principale pour laquelle le tabac a été interdit dans les lieux de travail et dans les espaces publics clos.

En pratique, *la prévention du tabagisme* a d'autant plus de chances d'être efficace qu'elle est entreprise tôt, avant 12 ans ; qu'elle est persuasive, expliquant bien ce qu'est la dépendance et les conséquences pour la santé ; qu'elle incite à la fermeté. Non c'est non, même si un entourage sympathique voire amical incite à commencer. La même remarque est évidemment valable pour les autres drogues.

➤ *Pour le fumeur : plusieurs moyens de s'arrêter*

Il y a d'abord, comme préalable, l'intime conviction qu'il faut arrêter, ce qui est pratiquement synonyme de vouloir arrêter. Le moyen le plus répandu et le plus simple consiste à s'arrêter de fumer tout seul. On décide à l'avance de s'arrêter tel jour à telle heure. On peut le faire savoir à l'entourage pour employer utilement son amour-propre. On prévoit une organisation adaptée de son emploi du temps pour éviter les situations dangereuses (par exemple le café après le déjeuner). On sait que le premier jour sera désagréable mais que le second le sera déjà moins, etc. Une autre solution, qui peut être complémentaire de la première, consiste à utiliser des produits « pour s'arrêter de fumer » en vente dans les pharmacies. Ils aident à se désaccoutumer de la nicotine. Ils sont presque tous à base de nicotine mais sous une forme qui ne donne pas d'accoutumance.

Enfin on peut demander une aide auprès d'un professionnel, en particulier dans une consultation antitabac. Cette dernière solution est intéressante pour ceux qui n'arrivent pas à se décider ou dont les tentatives d'arrêt ont été infructueuses.

Les malades porteurs d'un cancer en rapport avec le tabac, ou ayant eu un tel cancer, ont deux raisons supplémentaires de s'arrêter : premièrement parce que le tabac favorise les récidives et les deuxièmes cancers en rapport avec le tabac ailleurs, et deuxièmement parce qu'il favorise ou aggrave certaines complications des traitements pendant et après leur réalisation.

Les risques de rechute

Un point essentiel doit être connu de celui qui a décidé d'arrêter de fumer ou qui s'est déjà arrêté : il restera « un fumeur qui ne fume pas ». Il faut qu'il le sache pour ne pas rechuter. En effet, avec le temps, et souvent rapidement, l'accoutumance disparaît et la personne le perçoit. Elle se sent non dépendante, et comme elle garde le souvenir du plaisir donné par le tabac, elle peut, à l'occasion d'un événement favorable, décider de refumer une cigarette pour le plaisir, à titre exceptionnel, sans risque pense-t-elle. Malheureusement, trop souvent, cette cigarette réveille la dépendance de sorte que, assez vite, une deuxième cigarette est prise suivie d'une rechute de l'intoxication. Cette rechute survient le plus souvent après un ou deux ans d'abstinence. Elle est très fréquente chez les personnes initialement non prévenues du risque. Et il faut alors tout recommencer ! Il est donc essentiel de prévenir précisément de ce risque la personne qui veut s'arrêter. Comme s'arrêter n'est pas vraiment une partie de plaisir, elle s'en souviendra, ce qui l'empêchera de rechuter.

Il n'y a pas des façons de fumer moins toxiques. Et, contrairement à des idées plus ou moins répandues, fumer la pipe, rouler les cigarettes, ne pas « avaler » la fumée n'est en rien meilleur pour la santé…

Où en est-on avec les propositions thérapeutiques de sevrage tabagique ?

Les connaissances sont maintenant bien avancées sur la pratique du sevrage. On sait que la nicotine est responsable de la dépendance au tabac et que la dépendance au tabac doit être traitée comme une toxicomanie. Lorsqu'on fume, le cerveau envoie un véritable cocktail de neurotransmetteurs qui stimule l'attention, la concentration, la mémoire. Ce mélange calme et, en même temps, apporte du plaisir tout en luttant ponctuellement contre la dépression. Un produit « idéal » en effet et véritablement enviable… s'il n'entraînait très vite des phénomènes de dépendance pharmacologique et comportementale. Ces conséquences se traduisent elles-mêmes en changements psychologiques dont souvent on ne sait s'ils ont été révélés par le tabagisme (ou la dépendance) ou s'ils sont vraiment induits par le fait de fumer. Ainsi la dépression entraîne la dépendance tabagique, mais le tabagisme provoque la dépression. De même les sujets anxieux trouvent dans la cigarette le produit qui va les calmer, mais le fait d'avoir besoin de fumer les rend anxieux… L'idée du cancer (lorsque le sujet n'est pas encore malade) ou, pire, lorsque le sujet développe un cancer du poumon, est une contrainte qui est vécue comme insupportable dans un contexte où la personne s'est véritablement « aménagée psychologiquement » avec la cigarette. D'un point de vue psychologique, en effet, **le fumeur régule les plaisirs et les déplaisirs de la vie grâce au tabac.**

En voici deux exemples :
- plaisir, le café d'après déjeuner est associé systématiquement avec une cigarette ;
- déplaisir, attendre le train à la gare ou encore parler au téléphone avec des clients stressés est supporté grâce au sentiment de maîtrise donné par la cigarette.

Cette association devient très vite un automatisme qui va être amplifié et entretenu par la dépendance pharmacologique. Ainsi, la baisse du taux de nicotine dans le sang pousse à fumer, mais progressivement, la cigarette fumée par plaisir se raréfie (elle persiste juste pour certains, avec la tasse de café du déjeuner) alors que nombreuses sont les cigarettes fumées pour éviter le déplaisir lié au manque de nicotine.

Un long travail de maturation semble alors nécessaire pour arrêter le processus global, sauf dans le cas où pour des raisons émotionnelles (mariage, grossesse, catastrophe) le sujet s'arrête en une seule fois. Pour tous les autres cas, les dépendances pharmacologique, comportementale et psychologique nécessitent une **prise en charge globale** qui doit absolument tenir compte du stade de décision auquel est parvenue la personne. On compte, dans cette prise en charge, une approche du comportement, mais aussi de l'histoire du patient et de son environnement. D'autre part, si des difficultés psychiques apparaissent, il sera peut-être nécessaire d'utiliser des médicaments comme certains psychotropes qui limitent les effets du manque (en particulier certains antidépresseurs). Les substituts nicotiniques sont également aidants car ils n'entraînent pas l'effet « shoot » de la cigarette (qui, fumée, atteint très rapidement le cerveau). Si les taux d'abstinence sont importants à court terme avec les patchs et autres gommes à mâcher, les rechutes sont de l'ordre de 50 % entre trois et six mois et de 70 % à deux ans. Cependant, **plus le fumeur aura essayé d'arrêter de fumer, plus il aura de chances d'y parvenir...**

Avant de quitter le sujet du tabac, évoquons la situation psychologique des malades porteurs de cancers en rapport avec le tabac au moment où ils découvrent le diagnostic, ou au moment où ils comprennent qu'ils ne guériront pas. Une forte culpabilité s'ajoute à leur détresse car ils se sentent à juste titre responsables de leur malheur, lequel est également celui de leurs proches... Vraiment il ne faut pas fumer !

➤ *L'alcool et les cancers*

Avec l'alcool, la situation est différente dans la mesure où une consommation modérée n'est pas mauvaise pour la santé (un verre de vin rouge occasionnellement, selon les épidémiologues, mais attention, certaines études concluent que toute consommation d'alcool a des effets délétères sur l'organisme), alors que le tabac est toxique même à faible dose. L'alcoolisme est lié à une consommation d'alcool excessive et habituelle. Cet alcoolisme a de nombreux effets négatifs possibles. Outre qu'il favorise l'émergence de certains cancers, il est à l'origine d'effets toxiques sur de nombreux organes, particulièrement le foie avec le développement d'une insuffisance hépatique et la constitution d'une cirrhose, mais également le pancréas et le système nerveux (cerveau et nerfs périphériques). Ces effets toxiques peuvent rendre les traitements anticancéreux très difficiles à tolérer.

Les alcools blancs sont à l'origine de la plupart des cancers de l'œsophage, ce qui explique la grande fréquence de ces cancers dans certaines régions comme la Normandie ou la Bretagne. Ces cancers, malgré des progrès récents, gardent un pronostic sévère avec, pour toutes les formes confondues, des survies à cinq ans d'environ 10 %.

Toutes les catégories d'alcool peuvent provoquer des cancers ORL, tout particulièrement au niveau de la cavité buccale et du pharynx. Pour la plupart de ces cancers ORL l'intoxication alcoolique s'accompagne d'une intoxication tabagique. Il existe en effet un chiffre particulièrement banal dans nos sociétés : entre 80 et 90 % des alcooliques fument. La synergie entre tabac et alcool joue particulièrement sur le système de récompense cérébral. Nous l'avons vu avec le tabac, l'alcool est aussi une substance psychoactive : elle agit comme euphorisant, excitant. C'est un désinhibiteur antistress qui permet une sédation des douleurs et souffrances et se comporte comme un hypnotique. **Les deux intoxications, tabac et alcool, potentialisent de façon importante leurs effets cancérogènes**. De plus, leurs effets toxiques combinés sur l'organisme peuvent altérer sévèrement l'état général et gêner la réalisation des traitements.

Chez les grands consommateurs d'alcool, il y a même un risque de delirium tremens (hallucinations, angoisse extrême), si la prise en charge médicale s'accompagne d'un arrêt brutal de l'intoxication en l'absence d'un traitement préventif. De toute façon, pour mener à bien le traitement, la consommation d'alcool doit être très diminuée et, si possible, arrêtée.

Ultérieurement, le cap du traitement ayant été franchi avec succès, il faut tout faire pour obtenir un arrêt de l'intoxication. Sa persistance en effet augmente le risque de récidive locale, d'apparition d'un deuxième cancer, de survenue d'une complication locale, ou de survenue d'une défaillance viscérale liée directement à l'intoxication alcoolique. Pour certains, ce sera le retour à une consommation normale, mais pour la plupart ce sera l'arrêt complet de toute consommation alcoolique pour cause d'impossibilité de s'en tenir à une consommation « normale ».

L'arrêt de l'intoxication éthylo-tabagique

Il n'est pas facile à obtenir. D'abord pour des motifs psychologiques (ne serait-ce qu'à cause du conditionnement : un verre d'alcool-une cigarette), mais souvent également à cause d'un contexte socio-économique qui s'y oppose. L'alcool, comme le tabac, est dans les sociétés occidentales une drogue légale. Il est associé à des activités hédoniques, à la détente, mais est aussi reconnu comme étant à l'origine de marchés commerciaux importants pour le pays. Le croisement du tabac et de l'alcool donne une mortalité explosive par cancer, outre la dépendance qui est plus forte et de longue durée. Cause ou conséquence des troubles neuropsychologiques graves de l'alcoolisme, les alcoolo-tabagiques s'isolent progressivement et voient leur situation économique devenir médiocre voire précaire. Le sevrage doit donc envisager les deux assuétudes ensemble. Or, trop souvent les médecins diffèrent l'arrêt du tabac, parce qu'ils préfèrent se centrer sur l'alcool. Le suivi de ces patients montre que **l'abstinence est meilleure si la cessation de la consommation d'alcool s'accompagne dans le même temps de celle du tabac.**

L'intérêt qui peut être porté au sujet dépendant de l'alcool par une équipe travaillant de concert (non seulement les médecins mais également les autres membres de l'équipe soignante, les assistantes sociales, la diététicienne, et éventuellement le psychologue et/ou le psychiatre) le valorise à ses propres yeux et le rend plus apte a se prendre en charge pour réussir son sevrage. Il va de soi qu'un soutien amical et familial est également précieux lorsqu'il est possible. Dans les cas difficiles, les mouvements d'anciens buveurs peuvent être très utiles. Pour ceux qui sont dominés par une appétence incontrôlable pour l'alcool, l'exemple et la compréhension manifestés par d'anciens alcooliques sont particulièrement encourageants. Au total, s'il est vrai qu'il y a beaucoup d'échecs du sevrage, il n'est pas moins vrai qu'il y a aussi beaucoup de succès qui justifient l'effort pour y arriver. Le proverbe « qui a bu boira » est particulièrement inacceptable en la matière parce qu'il décourage le malade, son entourage, voire certains membres de l'équipe soignante qui voient trop les échecs là où ils espéraient le succès.

Les risques de l'alcool pour les jeunes

À titre préventif, il faut informer les jeunes sur *les risques de l'alcoolisme*. Ils doivent savoir que certains, parmi eux, ont des prédispositions particulières qui les exposent à devenir dépendants de l'alcool, et que pour eux il n'y aura qu'une solution : l'abstinence. Et cela sans jugement moral à leur égard : ils ont une maladie à traiter. Pour les autres, de loin les plus nombreux, *il dépend d'eux* de ne pas se laisser entraîner dans des consommations excessives, à la fois de façon aiguë, épisodique, avec les risques comportementaux que cela entraîne (dont les accidents sur la voie publique), mais de façon chronique avec toutes les conséquences pathologiques que cela entraîne à la longue et en particulier le risque de cancer, en sachant que les consommations excessives peuvent malheureusement être à la fois aiguës et chroniques. Il faut donc avoir un comportement conscient des risques, responsable, non seulement au quotidien, mais également dans les moments festifs entre jeunes où l'alcool sert à se « décoincer ».

L'*Al-kohl* ou « le menteur »

L'étymologie arabe du mot alcool souligne surtout la difficulté à reconnaître sa dépendance à l'alcool par la personne à qui est imposée la nécessité d'arrêter de boire (ou de fumer), en cas de cancer par exemple. Comme pour les autres toxicomanies, l'alcoolisme est un processus global qui dépend à la fois du contexte historique, environnemental et de la personnalité (développée, nous l'avons vu, incomplètement pour certains). La cessation de l'habitude nocive doit d'abord passer par la prise de conscience. Prochaska, Norcross et Di Clemente (2002) ont une vue certes un peu caricaturale, mais qui est assez juste pour envisager l'arrêt d'une dépendance (à l'alcool, au tabac ou à une autre drogue). L'idée relativement simpliste mais efficace est de faire passer la personne de la consonance (« je suis un fumeur (buveur) heureux ») à la dissonance (« quelque chose ne va pas dans mon mode de vie »). La description cognitivo-comportementaliste de Prochaska est intéressante, même si elle reste assez théorique. Dans une première étape, la personne n'est pas prête à changer, elle entend parler de son comportement comme étant nocif, mais elle minimise le danger, elle l'évite. C'est une phase d'indétermination ou de « précontemplation ». Dans un deuxième temps, celui de la « contemplation » ou « intention », la personne devient consciente du problème, mais n'envisage pas de changer tout de suite. Elle dit vouloir être certaine des causes et des résultats, elle attend encore une résolution magique. La troisième étape est celle de la préparation ; la personne élabore des stratégies, elle commence à faire des essais. Dans la quatrième étape, celle de l'action, la personne adopte de nouveaux comportements durables, qu'elle sera censée maintenir à l'avenir. Elle peut cependant reprendre ses mauvaises habitudes et revenir au tout début du cycle. Toutefois, un fumeur ou buveur ou tout autre toxicomane ne revient jamais vraiment au stade initial de la tentative de sevrage, il a acquis une expérience qui va l'aider à franchir définitivement le cap de la toxicomanie. Malheureusement pour les toxicomanes de toutes sortes, les pressions sociales sont fortes car elles viennent des anciens compagnons, qui eux continuent à prendre le toxique, mais aussi des dealers qui sont de véritables pervers machiavéliques. Les défis intérieurs provoqués par des attentes trop élevées du sujet lui-même (dont la vie sans le produit devient terriblement banale) et les situations spéciales qui provoquent de trop grandes tentations, contribuent aussi à entraver le processus. De nombreuses mesures d'accompagnement sont alors nécessaires. Elles sont d'obédience psychosociale et peuvent constituer des ponts entre le milieu médical et le milieu relationnel ou professionnel du sujet.

Les encouragements peuvent venir du milieu lorsque existent des groupes de soutien qui s'appuient sur des lois et discours publics qui renforcent l'idée d'arrêter les toxicomanies (ainsi l'arrêt du tabac dans les lieux publics en Europe a permis à de nombreux fumeurs de s'arrêter). D'autre part, l'arrêt des toxicomanies engage le fumeur ou le buveur à un certain travail sur lui-même : il doit prendre conscience de ce qui est masqué par le toxique (timidité, angoisse, sentiment d'impuissance). Il doit également reconnaître les conflits à l'origine de son comportement. Il peut dorénavant définir ses valeurs personnelles, s'engager publiquement dans sa résolution (annoncer aux autres sa décision), il peut éviter les situations où il est provoqué dans son ancienne toxicomanie, il peut également s'autogratifier, se récompenser de son abstinence. Enfin, accepter de se faire aider par des spécialistes, tabacologues, psychologues, adhérer à des groupes de parole pour s'accompagner réciproquement… Au total, l'approche de l'arrêt d'une toxicomanie doit être à la fois globale, polyvalente, maintenir la socialisation, mais elle doit aussi être centrée sur la personne qui, même si elle rencontre un produit qui reste addictogène pour tous, voit son histoire et sa personnalité jouer un rôle majeur dans le maintien de son comportement et dans la prise de conscience nécessaire pour en changer.

➤ *Les habitudes alimentaires*

Des études systématiques portant sur les habitudes nutritionnelles de malades porteurs de cancer, comparées à celles de personnes sans cancer, ont montré que ces derniers consommaient plus de fruits et légumes. Cette différence est particulièrement importante pour les cancers digestifs, pour lesquels une consommation importante de fibres s'accompagne d'une réduction du risque de cancer. Ces études rétrospectives ont été confirmées par des études prospectives, c'est-à-dire en suivant des cohortes de personnes regroupées selon leurs habitudes alimentaires. On a découvert parallèlement que les heureux consommateurs de fruits et légumes avaient aussi moins de maladies cardio-vasculaires et de diabète ! Tout ceci est maintenant bien connu, sans que les bonnes habitudes soient pour autant bien entrées dans les mœurs : d'où l'intérêt des campagnes d'information organisées par le ministère de la Santé, l'Institut national du cancer, la Ligue nationale contre le cancer, etc. En pratique, ces conseils peuvent se résumer de la sorte : éviter une prise de poids excessive en surveillant le niveau calorique de son alimentation, tout en la gardant aussi variée que possible avec les fameux « 5 fruits et légumes par jour ». La question n'est donc pas tellement de supprimer tel ou tel aliment trop nutritif, encore moins de supprimer quasiment certains repas, mais de prendre de tout, modérément, en forçant sur les fruits et légumes. Cela doit devenir comme une habitude. On y gagne sur tous les tableaux : on se sent bien, sans se priver, et on agit sur l'avenir en réduisant les risques de maladie cardio-vasculaire, de cancer et de diabète.

À l'inverse, une alimentation hypercalorique avec un déséquilibre alimentaire au profit des protéines animales et au détriment des fruits et légumes avec un poids excessif favorise l'apparition des trois pathologies indiquées. Et comme les mauvaises habitudes vont malheureusement souvent ensemble, l'association tabac + alcool + mauvaise nutrition constitue un trio infernal… à éviter à tout prix.

L'hygiène de vie, un enjeu national

À nouveau cependant, nous ne voulons pas être naïfs en prônant des mesures qui dépendent principalement des capacités économiques de la personne. Les fruits et les légumes sont très onéreux en comparaison des pâtes industrielles et, pis, des pommes de terre frites surgelées (les moins chères) précuites dans l'huile de palme. L'éducation à l'école publique peut informer les enfants, les médecins généralistes peuvent expliquer aux parents, si le niveau des finances d'une famille ne le permet pas, comment trouver les moyens de se nourrir correctement. Pour certains, la boutade qui consiste à dire que la Sécurité sociale devrait rembourser les fruits et les légumes plutôt que les traitements et hospitalisations consécutifs à la malnutrition cancérogène, n'appartient pas tout à fait au domaine de la science-fiction. Les cancers et les autres maladies cardio-vasculaires ou endocrines prennent des années à se développer, ils s'appuient sur des limitations économiques de la consommation beaucoup plus que sur une culture alimentaire en voie de délitement dans toutes les régions. L'information doit, en revanche, utiliser tous les canaux possibles : la cantine scolaire, les journaux féminins, les institutionnels (caisses de Sécurité sociale, médecins libéraux). Enfin, des efforts peuvent être accomplis au niveau législatif pour augmenter sans cesse la qualité de vie de nos concitoyens.

La lutte contre la sédentarité

L'hygiène de vie comprend également la lutte contre la sédentarité. Une activité physique quotidienne d'au moins une demi-heure de marche rapide, ou d'une activité équivalente, réduit aussi le risque de cancer et de diabète, et encore plus le risque de pathologie cardio-vasculaire.

Au total, l'absence d'intoxication tabagique, une consommation modérée d'alcool privilégiant le vin rouge, une alimentation sans excès calorique, variée, privilégiant les fruits et légumes, et un exercice physique quotidien raisonnable, constituent un ensemble gagnant pour la santé, sans besoin de prouesses personnelles extraordinaires, et au moindre coût pour la société.

CHAPITRE 3

Du traitement des cancers à leur prévention

L'histoire de la médecine s'est caractérisée à partir du XIXe siècle par la lutte au jour le jour contre les maladies. Les nations européennes passent alors d'un certain fatalisme à une forme d'action, si possible collective, envers les atteintes morbides de la population. Après avoir tenté de contenir des épidémies comme le choléra, les États vont dorénavant s'appuyer sur l'identification pastorienne des agents microbiens. La santé publique est définie comme une protection globale de la population. Les précautions d'hygiène ont pour but de protéger les nouveau-nés d'une mortalité très élevée dans la première année de vie, la limitation de l'alcool permet d'améliorer la productivité du travail, empêche les conflits familiaux, prévient la transmission de « tares » (Pinell, 1992). Avec les vaccins, une nouvelle étape est franchie : même en cas de contact avec l'agent pathogène, la maladie est repoussée. L'idée est donc lancée : il est possible de lutter bien avant l'installation du mal. Il faut ainsi une certaine évolution de la prise en charge des maladies, qui passe de l'attente passive au dépistage puis à l'anticipation de leur survenue. C'est exactement ce qui se produit pour les cancers : longtemps centrée sur les traitements et sur le dépistage de lésions précancéreuses ou de cancers encore peu développés, la cancérologie

moderne envisage de prévenir les comportements cancérogènes bien connus comme l'alcoolo-tabagisme, puis de proposer
des attitudes et des connaissances pour éviter le développement de tumeurs, enfin, une prévention au sens large qui
limiterait les effets pathogènes du vieillissement et par là
même les nombreux cancers de cette période de la vie.

États des lieux : où en sommes-nous de la lutte contre les cancers ?

➤ *La mortalité par cancer diminue,*
le nombre de cas de cancers augmente

L'histoire de la lutte contre les cancers et des difficultés à
cerner le processus cancérogène a conduit, dans les années
1950, la prévention anticancéreuse à se centrer d'abord sur la
surveillance médicale de l'apparition d'éventuels symptômes.
Avec l'augmentation des connaissances, l'information sur les
cancers s'est développée, puis, à bien plus grande échelle, les
campagnes de prévention ont tenté d'agir directement sur le
tabac et l'alcool, et aujourd'hui de façon diversifiée sur l'alimentation et l'autosurveillance. Hélas, face aux réels résultats
de la prévention de comportements potentiellement cancérogènes et à la diminution de la mortalité par cancer, l'augmentation de la longévité s'est traduite par une véritable explosion du nombre de malades du cancer, constatée depuis
trente ans. Ainsi, entre 1980 et 2005, l'incidence des cancers
en France (le nombre de nouveaux cas) augmente de 80 %.
Les 320 000 nouveaux cas de cancers se répartissent entre
35 % d'augmentation chez les hommes et 43 % chez les femmes, selon l'étude publiée par l'Inserm en 2008 sous le titre
« Cancers-environnement ». Cette étude majore considérablement les effets environnementaux présentés par les rap-

ports réalisés par l'Académie nationale de médecine, l'Académie des sciences, le Centre international de recherche sur le cancer et la Fédération nationale des centres de lutte contre le cancer qui y sont associés. Ces derniers concluaient en effet, en 2007, à un impact extrêmement faible de l'environnement, *au regard d'autres facteurs comme le tabagisme*. Il était relativement étonnant de constater l'exception française qui, selon les académies, n'attribuait à l'environnement que 1 % de risque supplémentaire de cancer alors que l'Organisation mondiale de la santé estimait à 20 % la part de la cancérogenèse attribuable à l'environnement. Ici, on peut se demander si nos officiels ne pratiquent pas une forme de désinformation ou si, persuadés de ne pouvoir agir que sur un seul facteur de risque à la fois (le tabagisme), certes majoritaire, ils n'auraient pas tendance à négliger les autres facteurs, moins bien connus, plus complexes à analyser, et peut-être aussi, politiquement et économiquement difficiles à remettre en cause. Bien que le vieillissement soit un facteur explicatif de cette élévation, les épidémiologistes et les toxicologues ont reconnu et prouvé que d'autres facteurs en étaient aussi responsables. Le constat d'un environnement devenu néfaste pour les organismes vivants ne porte d'ailleurs ni seulement sur l'espèce humaine, ni uniquement sur les cancers. Les animaux et les plantes sont aussi les victimes de l'industrialisation. Enfin, d'autres pathologies humaines connaissent aussi une augmentation : les affections neurodégénératives, pour n'en citer qu'une catégorie. Dans un autre registre, l'incroyable baisse de la fertilité masculine a été également récemment mise en lien avec l'évolution écologique de notre univers. L'augmentation des cancers n'est donc pas seulement liée à l'augmentation de la longévité et à l'amélioration du dépistage. Bien d'autres causes suspectées, outre celles qui découlent des modifications industrielles de notre environnement, méritent d'être étudiées de toute urgence d'un point de vue toxicologique et d'un point de vue épidémiologique.

➤ *Un environnement néfaste*
pour la santé humaine

La polémique sur les facteurs environnementaux a donc été relancée puisque non seulement la population âgée s'est avérée porteuse de plus de cancers, mais aussi la population des enfants et des jeunes adultes. Les neuf cancers en augmentation en France sont ceux du poumon, de la plèvre, du sein, des ovaires, du testicule, de la prostate, de la thyroïde, les leucémies et les tumeurs cérébrales. Concomitamment, l'incidence des cancers a augmenté de façon homogène dans la plupart des pays occidentaux. Cela signifie que l'on observe une augmentation générale de la déclaration des cancers, mais pas seulement de ceux qui dépendraient de notre mode de vie (lien connu entre alcool-tabac, sédentarité et cancers), mais aussi de ceux pour lesquels un lien entre comportements et maladie n'est pas démontré : mélanomes, lymphomes, leucémies, tumeurs cérébrales, cancers du testicule, cancers de l'enfant. Les partisans, comme le professeur Belpomme depuis 2003, de la thèse environnementaliste pensent qu'à part le facteur tabac, il n'a pas été prouvé que les modes de vie sédentaires, ou basés sur de faibles consommations de légumes avaient des conséquences mutagènes. Les disparités les plus frappantes entre les populations proviennent surtout des lieux où elles vivent. La mortalité par cancer est la plus élevée dans les régions les plus industrialisées (Belgique, Pays-Bas, Luxembourg, Danemark, Grande-Bretagne). Le sud de la France, l'Espagne, l'Italie et surtout la Grèce sont des régions à plus faible mortalité, de même que la Finlande et la Suède. Bien sûr, il existe des disparités régionales de l'incidence des cancers (en France, par exemple, cette disparité est grande entre le Nord et le Sud), mais globalement, il se pourrait qu'au-delà de l'alcoolo-tabagisme et même de la pollution, l'industrialisation et sa production de bouleversements physique, chimique et biologique seraient à l'origine de la première cause de mortalité désormais en France.

Les changements dans l'incidence des cancers entre les années 1980 et 2000

Si le tabagisme et l'alcoolisme sont en régression depuis trente ans en France, le nombre des cancers bronchiques, de la sphère ORL, de l'estomac et de la vessie, reste relativement stable. De même, les cancers du sein pour lesquels de multiples facteurs de risque sont invoqués (âge tardif de la première grossesse, premières règles précoces, prise de pilule ou de traitements substitutifs de la ménopause, absence d'allaitement), ont doublé ces vingt dernières années. Les cancers de la prostate ont triplé. On arguera que les dépistages, collectifs et organisés du côté du sein, et individuel, mais répandu, pour celui de la prostate, pourraient expliquer ces augmentations massives. Cependant pour le sein, à peine plus de 50 % des femmes concernées entrent dans le dépistage et acceptent d'y procéder, ce qui ne rend pas le dépistage responsable de tous les nouveaux diagnostics. L'augmentation des cancers pourrait donc trouver des causes complexes et surtout difficiles à prouver. En particulier pour l'environnement, le principe de précaution semble provoquer une grande réticence du côté des politiques parce qu'il entraîne des craintes en termes de diminution des échanges commerciaux. Les conséquences économiques d'une plus grande protection environnementale, si elles augmentaient les coûts de production, joueraient en effet en défaveur de la prévention des cancers. En revanche, le coût de la prévention par rapport au coût du soin est considérablement inférieur ; cette motivation devrait, à elle seule, conduire les autorités sanitaires à insister pour ces contrôles en amont. Un changement de modèle de l'organisation de la santé publique semble plus que jamais nécessaire. Il a pendant longtemps été jugé plus facile d'intervenir une fois la pathologie déclarée, en se centrant sur l'élaboration de nouveaux traitements plutôt que sur la prévention, de manière expectative. Il était, de même, plus simple autrefois de s'adresser à une seule personne, le médecin, pour prendre en charge la santé. Aujourd'hui, chacun est responsable de sa santé, mais surtout la société, à travers ses lois et ses actions, peut limiter la multitude de facteurs qui contribuent à la dégradation de sa santé. Comme le souligne Geneviève Barbier, médecin généraliste en 2007 : « Ce que je souhaite à mes enfants, ce n'est pas de recevoir des traitements modernes. C'est de vivre sans le cancer. »

La santé est globalement meilleure depuis trente ans, cependant, en termes d'inégalité sociale, les classes les plus défavorisées sont toujours les premières à payer un lourd tribut au cancer. Ce sont aussi elles qui ont une moins bonne santé physique et psychique, elles qui boivent et fument le plus, elles qui mangent le moins de fruits et de légumes et pratiquent le moins de sport. Ne sont-ce pas elles aussi qui, du côté des ouvriers, sont les plus exposées aux produits cancérogènes (amiante, pesticides, chimie lourde) ?

➤ *La prévention commence-t-elle au cœur de la cellule ?*

La prévention a transformé le phénomène de lutte contre les facteurs de risque individuels en un objectif collectif qui empêcherait, « à la racine », les cancers de se développer. Cependant, avant d'agir sur les comportements collectifs qui seraient à l'origine des cancers, les possibilités individuelles de développer un cancer doivent être connues. Tout organisme vivant possède des défenses contre la désorganisation intracellulaire. Ces défenses agissent à plusieurs niveaux. Le premier niveau est celui de la réparation de l'ADN cellulaire. Le deuxième est celui de l'élimination des cellules mutées génétiquement, le troisième est une défense spécifique à chaque tissu qui réagit globalement contre un envahisseur quel qu'il soit. En théorie, une cellule cancéreuse devrait donc rencontrer trois niveaux possibles de destruction et le système immunitaire devrait logiquement protéger l'individu de la progression d'une tumeur cancéreuse. Or il semble que, dans certaines conditions, les cellules de l'immunosurveillance soient relativement peu efficaces pour ralentir la progression tumorale. Les cellules cancéreuses semblent alors échapper à la surveillance du système immunitaire grâce à leur sécrétion d'autoantigènes qui expriment l'identité des tissus dont elles sont l'origine. Les mutations dont elles sont l'objet empêchent leur reconnaissance comme agent étranger au système ; par ailleurs, leur vitesse de multiplication ne permet plus à l'habituel dispositif reconnaissance-destruction-élimination de fonctionner. La complexité du système est enfin soumise à différents facteurs qui n'agissent pas de façon binaire, en termes de présence ou d'absence, mais sur un continuum. Ainsi, l'effet du stress varie en fonction de sa nature : stress aigu ou stress chronique. Le stress est un phénomène qui chez l'homme accompagne un danger de mort immédiat. L'organisme se met instinctivement en posture d'attaque ou de fuite. Le système immunitaire va être activé, mais pour un temps relativement court car il mobilise une énorme quantité d'énergie. Dans le cas d'un stress prolongé au contraire (situation d'attente anxieuse, détention), il existe un système complexe de suppression de la réponse immunitaire qui pourrait conduire à une augmentation du risque de production tumorale. Toutes ces hypothèses doivent cependant être largement pondérées par la diversité d'origine des tumeurs, par la nature des stresseurs impliqués, enfin par les expériences elles-mêmes effectuées *in vitro*, chez l'animal et issues également de la clinique humaine.

Il nous faut donc revenir sur les hypothèses de la carcinogenèse. **Le cancer est bien une maladie génétique.** C'est la multiplication des anomalies de certains gènes composant les chromosomes, qui est responsable du passage de l'état normal à l'état tumoral. Les mutations génétiques sont de deux types, soit spontanées du fait d'erreurs dans la réplication de l'ADN lors de la division cellulaire, soit provoquées par un agent mutagène. La théorie mutationnelle des cancers est aujourd'hui celle qui permet de comprendre le mieux le processus de la cancérisation. La mutation d'une cellule est une modification stable et souvent définitive de la structure de certains gènes dans ses chromosomes.

➤ *Domination de la cellule cancéreuse sur les autres*

De nombreux travaux depuis le début du XXe siècle ont montré que, non seulement la cellule cancéreuse mute, mais que cette mutation doit permettre la division cellulaire et la transmission de son programme génétique altéré. Si l'on applique par analogie la théorie darwinienne, théorie de l'évolution des espèces animales, aux cellules cancéreuses qui colonisent l'organisme, ces dernières doivent être particulièrement adaptées pour le dominer, au point de le faire mourir. Ici s'arrêterait la « victoire » du cancer, puisqu'en tuant leur hôte, les cellules cancéreuses signeraient aussi leur propre fin. On ne peut donc trouver de sens à la carcinogenèse que si l'on considère la domination d'une « espèce » cellulaire sur une autre. Il y aurait donc concurrence entre la loi darwinienne régissant l'évolution des espèces et la loi darwinienne à l'origine d'une compétition microcellulaire, au sein même des individus de l'espèce. À l'échelle de l'individu, en effet, ce « concours » entre différents types cellulaires n'a aucun sens. La complexité de la carcinogenèse est telle qu'elle renvoie la personne atteinte de cancer à quelque chose qui la dépasse et dont pourtant son propre corps est le théâtre. Ainsi, les cellules cancéreuses subissent de très nombreuses mutations, la quasi-totalité de leur programme génétique est modifiée, aussi bien lors de leur naissance, de leur vie que de leur mort. Leur génome est instable, ce qui explique leur incroyable capacité d'adaptation. Contrairement aux cellules normales, qui vont vers une spécialisation croissante depuis l'embryogenèse, les cellules cancéreuses, au contraire, se dédifférencient de plus en plus, c'est-à-dire qu'elles reviennent progressivement vers un stade d'immaturité. Elles deviennent ainsi autonomes par rapport aux tissus sains qui les abritent.

Les cellules normales ont cependant des défenses face aux modifications de leur ADN. Elles peuvent réparer leur ADN, mais elles peuvent aussi, en cas de multiplication de ces potentielles altérations, se « donner la mort », mort normalement programmée chez toutes, et dénommée apoptose cellulaire. Dans le cas des cancers, il est singulier de remarquer que les cellules tumorales ne connaissent pas toutes l'apoptose et que leur « suicide » programmé (selon l'expression de Jean-Claude Ameisen, 1999) ne se produit pas.

Quatre propriétés des cellules cancéreuses leur donnent d'incroyables possibilités dans l'organisme. Elles sont capables de se multiplier à l'infini, elles peuvent se déplacer librement dans tout le corps car elles ne connaissent pas l'inhibition de contact avec les autres cellules, elles sont dominantes et captent à elles tous les nutriments et l'énergie destinés aussi aux autres cellules, enfin elles résistent à de nombreuses agressions, contrairement aux cellules normales qui connaissent souvent la destruction après avoir tenté de s'autoréparer. Toutefois, les cellules cancéreuses ont un métabolisme particulier.

Leur regroupement en tumeur entraîne une forte vascularisation afin de subvenir aux besoins de chacune. Les cellules cancéreuses se déplacent au sein des organes et changent alors d'hôte grâce à leur potentiel de déspécialisation, elles forment ainsi des métastases dans des organes parfois très éloignés de la tumeur primitive.

L'origine du développement tumoral est compréhensible à deux niveaux : d'une part au niveau cellulaire, d'autre part en amont, au niveau génétique. Or la prévention est située, elle, bien plus en aval, c'est-à-dire au niveau de l'individu, puis du collectif. Le programme, auquel le sujet qui souhaite limiter ses risques de cancer peut adhérer, est faisable en général sur un plan macroscopique : « Que puis-je faire, comment manger, boire, mener ma vie de façon à ne pas augmenter mes risques d'avoir un cancer ? », alors que dans les faits, **la véritable action anticancer se situe à l'origine des mutations cancérogènes**. Il s'agirait alors de prévenir les mutations potentiellement néfastes, avant même leur traduction clinique. La prévention change donc d'objet. De limitée à l'apparition de symptômes cliniques sensibles ou visibles, elle passe à la prédiction de mutations pressenties à partir de données biologiques connues pour déclencher statistiquement des pathologies (étude de la « carte génétique » du sujet).

Deux possibilités se présentent actuellement et vont vraisemblablement être de plus en plus fréquemment invoquées pour éviter le cancer :

• limiter la consommation de substances mutagènes (le tabac l'est fortement et à l'origine de 30 % des cancers en Occident), améliorer la façon de se nourrir et diminuer la sédentarité, comprendre les effets de la pollution industrielle afin de la diminuer en conséquence ; nous sommes ici dans la prévention « macroscopique », visible et faisable à l'échelle d'un individu ;

• connaître mieux les facteurs génétiques des cancers pour prévenir les effets mutagènes, limiter la transmission héréditaire des oncogènes constitutionnels (par la reproduction humaine) ; il s'agit ici d'une prévention plus complexe, qui entraîne des explorations microscopiques le plus souvent (étude du génome), des investigations médicales approfondies ou pénibles. Cette prévention pose des questions éthiques par ses effets directs sur la vie des sujets qui en sont porteurs. Elle passe en effet par l'établissement du « portrait génétique » des individus et par l'annonce préalable de différents risques morbides. L'extinction des risques de développer une maladie génétique découlerait ensuite de l'absence de reproduction des personnes à risque...

➤ *Les cancers à prédisposition génétique*

Début du XXIe siècle : nous savons que 5 % à 8 % des cancers sont liés à une transmission héréditaire d'oncogènes. Les descriptions de familles porteuses de cancers sont bien connues. Elles portent essentiellement sur les cancers du sein, de l'ovaire et du côlon (mais aussi le mélanome, la sclérose tubéreuse de Bourneville, une forme familiale de cancer de l'estomac et certaines néoplasies endocrines multiples).

Certaines transmissions de ces cancers sont héréditaires selon un mode dominant. Ce qui signifie qu'il n'est pas nécessaire que les deux parents transmettent le gène pour que leur enfant développe le cancer correspondant. En revanche, comme chaque cellule de l'enfant comporte un gène d'origine maternelle et un gène d'origine paternelle pour chaque caractère, si un seul parent présente la mutation, l'enfant a 50 % de risques de posséder un seul oncogène à l'origine de la maladie et 50 % de n'en avoir aucun.

En 2007, une trentaine de cancers repose sur des prédispositions génétiques et sont susceptibles d'être transmis génétiquement. Parmi eux, il faut bien reconnaître que l'ensemble de la variété des cancers d'organes n'est pas touché, mais que, par exemple, pour le cancer du sein, sont maintenant bien connus les cancers dont les gènes de prédisposition s'appellent pour l'un BRCA1 et pour l'autre BRCA2. Ceci ne veut pas dire, bien sûr, que tous les cancers du sein sont héréditaires (bien au contraire, seuls 5 % des cancers du sein seraient liés à la mutation de ces deux gènes, mais d'autres mutations d'oncogènes sont aujourd'hui à l'étude). Cependant, toutes les femmes porteuses de la mutation n'auront pas de cancer du sein (proportion estimée à 35 ou 40 %). Cette transmission héréditaire est donc très variable selon les cancers.

Autre exemple, dans le syndrome HNPCC (Hereditary Non Polyposis Colorectal Cancer) ou syndrome de Lynch, le gène APC conduit à une polypose adénomateuse familiale qui se traduit par un risque de cancer du côlon de 100 %. Mais pour la même maladie, la mutation d'autres gènes impliqués, comme le gène MMR, va produire un risque de cancer du côlon bien moindre et très différent chez les hommes et les femmes (75 % de risque de développer un cancer du côlon à 70 ans chez les hommes et 30 % chez les femmes). Nous voilà transportés dans la médecine prédictive.

Ainsi, avant de trouver les facteurs héréditaires de certains cancers, encore faut-il que leur transmission soit simple et que, d'autre part, ces gènes aient pu s'exprimer et être relevés dans la généalogie des personnes. Or ceci est loin d'être le cas, car dans les familles pour lesquelles certaines générations sont constituées de garçons plutôt que de filles, il est évident que les gènes à l'origine des cancers du sein et de l'ovaire vont rester masqués, ces cancers ne se développant pas chez les hommes.

Le patient face à la médecine prédictive

La médecine prédictive a émergé dans les années 1990. Elle est issue principalement des recherches en biologie moléculaire et plus précisément dans le domaine de la génomique. Les travaux de Mendel ont initialement permis d'établir les lois de l'hérédité et ont rapidement inclus l'utilisation des probabilités puis des statistiques pour évaluer les risques de tomber malade. Une toute nouvelle forme de médecine en découle : jusqu'à présent, l'examen médical clinique permettait, dans le cadre d'une relation médecin-malade, une discussion autour des conséquences d'une maladie physiquement identifiée. Avec la médecine prédictive, la relation repose sur des investigations biologiques dans lesquelles la relation est limitée pour se confiner à une discussion statistique sur des pourcentages de risque en rapport avec une décision irréversible en termes particulièrement drastiques dans le cancer du sein avec l'amputation ou la mastectomie. La chirurgie prophylactique qui consiste à supprimer à l'avance l'organe cible du potentiel cancer, est en effet proposée à une personne en bonne santé (macroscopiquement, elle ne présente ni symptôme ni souffrance), cependant, elle risque de développer une maladie. L'exemple le plus paradoxal consisterait, pour une jeune femme de 30 ans, à l'ablation de ses seins et de ses ovaires afin d'éviter une maladie (non assurée) dont le traitement ne consisterait pas forcément en ce type d'opération. La discussion statistique, sous des dehors chiffrés, n'est par ailleurs pas si objective. Que représente par exemple pour deux personnes le fait d'avoir 50 % de risque de développer un cancer dans cinq ans ? Pour l'une, la perspective du cancer sera très angoissante et elle préférera remédier au risque en évitant la probabilité d'apparition de la maladie, en choisissant de vivre sans poitrine et de congeler ses ovules. Pour l'autre, l'idée d'avoir une chance sur deux de ne pas avoir le cancer, lui permettra d'attendre et de choisir de prendre le

> risque. La question de l'autonomie des patients et de leur libre choix n'est vraisemblablement pas résolue par le fait de présenter « objectivement » des résultats statistiques. En effet, il suffit que le patient soit plus anxieux ou plus déprimé, qu'il ait vécu des événements douloureux récemment pour que son choix soit biaisé et que la part subjective de la décision soit majoritaire. Un certain nombre de patients rétorquent souvent, placés devant ce choix difficile : « Docteur, que feriez-vous à ma place ? »

C'est pourquoi aujourd'hui, en termes de prévention, la recherche d'un cancer à prédisposition génétique ne va être proposée que dans un certain nombre de cas :
- lorsqu'un cancer se développe précocement chez un individu ;
- lorsque plusieurs atteintes tumorales ont lieu ;
- lorsqu'il y a, dans l'histoire familiale, plusieurs cancers qui ont pour origine la même prédisposition.

Rappelons toutefois que les cancers de nature héréditaire ne représentent que 5 % à 8 % des cancers. Même dans le cas du cancer du sein, le plus fréquent, puisqu'il touche une femme sur neuf, 90 % de ces cancers ne sont pas liés à une prédisposition génétique.

La prévention cependant existe et pour les cancers du sein précoces dans une histoire familiale où ils sont fréquents, une recherche sur l'altération des gènes BRCA1 et BRCA2 peut être proposée.

➤ *La prévention en oncogénétique*

L'examen des gènes prédisposant au cancer du sein peut être réalisé dans des services d'oncogénétique spécialisés. En général, les premières consultations permettent de rechercher dans l'arbre généalogique familial, les personnes qui ont développé le cancer. Puis le test va être effectué dans un second temps. Les raisons psychologiques sont nombreuses pour une approche en douceur. Il s'agit en effet d'une découverte qui implique les générations passées, leurs conflits antérieurs et leurs secrets de famille. Elles peuvent être accusées d'avoir servi de relais à la maladie. Les générations futures sont impliquées, car les femmes porteuses de mutation sur BRCA1 ou BRCA2 vont être amenées à se questionner sur la transmission de leur gène muté à leurs filles.

Pour la génération qui se voit porteuse du gène muté, toute une série de précautions va devoir être prise dans la surveillance et parfois l'attente angoissée de l'apparition du cancer tant redouté. La surveillance des seins va être mise en place dès l'âge de 18 ans. Les mammographies et échographies seront annuelles à partir de 30 ans. Pour les ovaires qui constituent aussi la cible du processus carcinogène en cas de mutation des gènes BRCA1 et BRCA2, la surveillance commence dès l'âge de 35 ans.

Parmi les recommandations préventives figurent deux opérations particulièrement éprouvantes pour une jeune femme. La mammectomie (ablation) préventive des deux seins doit être discutée et peut l'être dès l'âge de 30 ans ; la suppression des ovaires et des trompes à partir de l'âge de 40 ans (Julian-Reynier *et al.*, 2005).

L'idée de cette épée de Damoclès située au-dessus de la vie d'un individu et de toute sa lignée semblait par trop effrayante. D'autant que, dans cette médecine qui n'est plus préventive mais réellement prédictive, la tendance à utiliser les statistiques est peut-être un peu alarmiste. Si la chirurgie prophylactique du cancer du sein montre une diminution du risque de ce cancer de l'ordre de 90 % lorsqu'une ablation des deux seins et des ovaires est réalisée avant l'âge de 30 ans, il s'avère qu'un tiers de ces personnes porteuses de la mutation n'aurait jamais eu de cancer du sein et que, par ailleurs, 10 % des femmes opérées auront quand même un cancer du sein ou de l'ovaire... Comment faire son choix dans ces conditions ?

Une femme ne peut pas ne pas être angoissée à l'idée de subir une mutilation lourde de sa poitrine et de ses ovaires, alors qu'il pourrait subsister pour elle l'espoir de mener sa vie avec une sexualité et une fécondité normales. Les froides statistiques sont d'un faible recours ici, les femmes (et leur famille) sont soumises à un pari terrible : modifier à jamais leur vie sexuelle, leur corps et leur avenir, bref, tout simplement des composantes fondamentales de la vie, alors que la maladie risque de les ignorer.

Des facteurs culturels n'entrent-ils pas en compte ici ? Plusieurs remarques « féministes » ont en effet signalé que si la prévention du cancer de la prostate passait par l'émasculation, un important lobbying solliciterait les chercheurs pour éviter cette scandaleuse mutilation... Les femmes chirurgiens n'hésitent d'ailleurs pas à lever le bistouri pour participer à des réflexions interdisciplinaires sur cette démocratie sanitaire qui pourrait imposer un « prix à payer disproportionné » pour l'éradication de tout risque de cancer (E. Bourstyn, 2006).

Autre donnée culturelle, la place de l'autonomie dans la pensée collective. Aux Pays-Bas par exemple, ces mammectomies prophylactiques semblent relativement acceptées. En France, en Angleterre et aux États-Unis au contraire, c'est avec circonspection que les patientes, les généticiens et les chirurgiens cèdent à l'ardeur de l'opération.

Comment choisir
en cas de prédisposition génétique ?

Reprenons le cas présenté par les généticiennes, les psychologues et psychiatre de l'unité de psycho-oncologie de l'Institut Curie (Coupier *et al.*, 2006).

Cette jeune femme de 29 ans, Caroline, est mariée, n'a pas d'enfant, mais aimerait vraisemblablement en avoir. Elle a perdu sa mère de 33 ans à l'âge de 7 ans, sa grand-mère maternelle est morte à 52 ans, deux de ses tantes ont développé un cancer du sein à moins de 40 ans (dont une, un cancer bilatéral), les deux autres tantes sont indemnes, les cinq cousines aussi (pour le moment). La lignée féminine est donc lourdement touchée, ce qui angoisse la jeune femme qui s'inquiète de donner naissance à une fille en lui transmettant le risque. Le deuil de sa mère est encore très douloureux. Elle se plaint de ne pas avoir été mise au courant de la situation médicale et les non-dits pèsent encore sur elle, puisque les sœurs de sa mère ont rompu les échanges avec elle. Elle évoque alors son désir de consulter en oncogénétique quatre années auparavant, dans l'espoir d'un geste chirurgical préventif. Le premier entretien l'en dissuade cependant à cause de son jeune âge. Elle décide alors de ne pas faire le test génétique (« À quoi sert de savoir et de rester impuissant ? »). Lors de la consultation actuelle, la révélation de l'altération du gène BRCA1 est confirmée pour elle. En quelques années de réflexion, elle a choisi de différer l'opération prophylactique. Dans un premier temps, elle préfère la surveillance mammaire et ovarienne, en attendant de mettre au monde ses enfants. Voilà une jeune femme qui présente encore des difficultés liées au deuil de sa mère. Les morts précoces de sa grand-mère, puis de sa mère, la placent dans une angoisse de répétition majeure. Les conflits de la lignée maternelle peuvent aussi être attribués à la multiplication des cancers dans la famille. Enfin, entre deux consultations, Caroline est enceinte, puis fait une fausse couche alors que depuis trois ans, elle attendait une grossesse.

On peut évidemment penser à toutes les causes d'infertilité psychogènes et imaginer un déblocage de la situation du fait de sa verbalisation. Ce cas laisse cependant en mémoire l'importance de l'approche psychologique, du fait de traumatismes potentiels liés à la révélation, mais aussi de la réactivation de mécanismes défensifs lourds comme le refus d'identification aux femmes de sa famille, le déni de la transmission de la maladie, la fuite en avant vers la chirurgie pour éviter de penser à l'atteinte potentielle. La dépression et l'anxiété sont le plus couramment rapportées dans les études psychologiques comme autant de sentences lapidaires. La majoration de l'anxiété constatée chez les femmes porteuses de la mutation par rapport à celles qui ne l'ont pas, revient à son niveau de base un mois après l'annonce, il en est de même évidemment pour celles qui en sont indemnes. Ceci pourrait donc signifier qu'une forme de soulagement de la peur d'être porteuse surviendrait après la recherche génétique, quelle que soit la réponse. Une autre interprétation est aussi plausible : la mise à plat potentielle de toutes les questions, voire de tous les conflits familiaux à l'occasion de la recherche oncogénétique, aurait une vertu apaisante, même si aucune décision définitive n'a été prise.

➤ *La question psychologique liée à la transmission héréditaire*

Ainsi, la plupart des consultants et équipes en oncogénétique semblent maintenant bien rodés. La nature de l'information donnée aux patients leur permet de partager leurs connaissances avec leur médecin et de comprendre la complexité de leur situation. D'autre part, la difficulté à entendre la nouvelle d'une mutation familiale et à prendre de difficiles décisions comme celles de subir à son tour le test, de procéder à la surveillance rapprochée et peut-être de se soumettre à une opération radicale peut être partagée avec un psychologue.

Les entretiens psychologiques seront ouverts bien sûr, mais pourront être centrés aussi sur l'histoire personnelle et familiale, particulièrement si des parents (grand-mère, mère, tantes, cousines, sœurs, filles) présentent un cancer du sein dans le cas de la mutation du BRCA1 ou 2. La plupart des femmes vivent une opposition entre une forme de fatalité familiale et l'idée qu'elle pourrait, en recourant aux examens médicaux, anticiper certes les effets de la maladie, mais rester mutilée.

Ici, les représentations de la maladie sont à la fois endogènes et exogènes. Elles portent sur le patrimoine génétique, celui qui constitue l'essence même de l'individu. Cette création unique formée des gènes parentaux devient une recomposition pathogène qui peut induire une certaine colère vis-à-vis des parents des jeunes femmes atteintes. Dans des moments de grande angoisse, c'est toute la filiation qui est remise en cause… Il faudrait rompre la chaîne infernale !

L'atteinte du sein est très particulière. La poitrine symbolise la beauté, la féminité, la maternité potentielle, le renouveau et la pérennité d'une société. Dans le cas du syndrome de Lynch, l'atteinte potentielle par le cancer du côlon semble être prise avec plus de distance. D'une part, parce que le côlon est à l'intérieur du corps. D'autre part, parce qu'il ne représente pas une part fondamentale de l'identité du sujet. Ainsi, les études portant sur les difficultés psychologiques des cas-index (cette personne est vraisemblablement celle qui porte la prédisposition génétique) à prévenir leur famille afin de les amener à tester également leur prédisposition au cancer colorectal, montrent que l'histoire individuelle et familiale ne donne aucune garantie d'une prévention fiable. Le « messager » n'a parfois aucune envie de remuer des conflits à grand-peine colmatés, au contraire il peut se faire un devoir de les informer et employer une solennité ou une gravité qui induira la fuite de ses proches. On observe ainsi que les apparentés éloignés affectivement ne sont pas contactés. Pour d'autres patients au contraire, le lien du gène transmis déclenche une grande solidarité intrafamiliale : la personne qui a été la première identifiée se fait une responsabilité de prévenir les autres, elle tente d'aménager l'annonce qu'elle va faire. Elle peut ainsi renforcer son rôle familial en se tenant au courant des derniers travaux scientifiques sur la question, voire en militant sur Internet ou dans les associations de malades.

Les associations sont fréquentes et connues grâce à Internet. Elles regroupent des malades et ici des familles de malades. Mais elles s'adjoignent de plus un conseil scientifique composé de médecins et de chercheurs qui commentent les dernières données de la recherche et orientent les malades ou les personnes inquiètes pour leur avenir. Comme pour les maladies orphelines, d'autres maladies rares font l'objet de nombreuses tentatives de dédramatisation et, très favorablement, d'alliance thérapeutique entre les scientifiques et les gens « ordinaires ». En effet, celui à qui on a annoncé le risque de développer un cancer se mue bientôt en annonceur de la mauvaise nouvelle. Il doit à son tour prévenir ses apparentés de l'intérêt de se faire dépister. Certains adoptent alors inconsciemment une forme d'« identification à l'agresseur ». C'est un mécanisme de défense perceptible dans la façon qu'a celui qui a reçu la mauvaise nouvelle d'endosser à son tour le rôle médical d'annonce et d'incitation des proches à accepter le dépistage. Les mécanismes de défense apparaissent souvent, de l'extérieur, comme négatifs. Ils sont, en fait, protecteurs de l'angoisse de mort. Ainsi, une personne à qui la médecine a annoncé qu'elle était susceptible de porter le gène précurseur d'une maladie, va déplacer l'angoisse de tomber malade sur ses apparentés, en consacrant beaucoup d'énergie à rechercher les membres de sa famille, à leur annoncer, puis à leur expliquer les risques, en se mettant ainsi à la place (protectrice) de celui qui lui avait fait l'annonce auparavant.

Les associations de soutien des familles
à prédisposition génétique pour le cancer

L'association des familles confrontées au syndrome HNPCC/ Lynch est extrêmement active auprès des proches. Citons l'éditorial de décembre 2008 : « Il n'y a pas de fatalité ! De nombreuses familles touchées par le syndrome HNPCC ont vécu un ou plusieurs décès tragiques dans leur entourage. Ces pertes ont pu provoquer des fragilités, un manque de confiance, de visions d'avenir et parfois un terrible sentiment de fatalité (dans notre famille, on meurt jeune…). Or, ce n'est pas parce que nous sommes porteurs du syndrome qu'il faut penser que nous allons subir systématiquement cette fatalité et que nous serons impuissants et inopérants. Si, par chance, nous avons un cas-index (personne ayant déjà été atteinte d'un cancer et qui a effectué un dépistage génétique), il faudra l'accueillir, l'accepter et l'aider. Ce n'est pas chose facile pour cette personne que d'apprendre :

– qu'elle est porteuse d'une maladie mortelle transmissible ;

– qu'elle est devenue le messager et doit informer sa famille. Tous les adultes de sa famille pourront, à partir de ce moment-là, demander personnellement, grâce à un prélèvement sanguin, un test génétique. Le tri sera fait : d'un côté, ceux qui ont hérité de la mutation génétique, et de l'autre ceux qui sont sains (dans quelques familles, les analyses restent muettes… en attendant de nouvelles découvertes). Notre association est là pour vous donner accès à l'information concernant notre syndrome grâce aux spécialistes qui nous guident. »

➤ *Une responsabilité lourde à admettre dans la prévention*

Au total, les patients potentiels se trouvent donc sur une ligne de crête aiguë, ils oscillent entre plusieurs attitudes :
- être actif en se responsabilisant au sujet des potentielles nuisances susceptibles d'intervenir sur notre santé ;
- rester passif en laissant le corps médical réparer nos erreurs et se faire porter par les politiques publiques, parce que changer de culture du bien-être (qui inclurait la consommation de toxiques comme le tabac ou l'excès d'alcool) est difficile.

Dans le premier cas, chaque individu est responsable des conséquences de sa prise de risque, mais il doit éviter de les faire payer à ses concitoyens. Nous sommes alors dans un système ultralibéral et individualiste, sans politique de prévention, utopique à sa manière.

Dans le second cas, les médecins pourraient passer du statut de conseiller à celui de censeurs du mode de vie que certains « naïfs » refusent d'abandonner. Mais, au-delà d'une sanction médicale, se profile une sanction bien plus dangereuse éthiquement. Comme aux États-Unis, où elle a été dénoncée de façon parfois caricaturale par Michael Moore dans son documentaire *Sicko* (2007), cette sanction serait économique et consisterait à refuser la prise en charge médicale de patients qui auraient présenté des facteurs de risque ou bien n'auraient pas corrigé des comportements à risque pour leur santé.

➤ *Les risques de pression psychologique liés à la généralisation du dépistage*

La Sécurité sociale en France peut imposer, indirectement, des comportements aux patients. Lorsqu'elle contrôle les coûts des traitements prescrits ou le nombre de journées indemnisées pour maladie, elle peut sanctionner les médecins qui, par exemple, ne parviennent pas à faire baisser les triglycérides ou le sucre dans le sang de leurs patients à risque. De même, si elle ne peut supprimer le remboursement de certains médicaments aux assurés, elle peut faire payer des indemnités financières aux médecins qui auront prescrit « abusivement » certains traitements ou qui n'auront pas permis aux patients d'abaisser leurs facteurs de risque. On pourrait alors voir se développer un tout autre type de médecine.

La « clinimétrie » est le terme intellectuellement correct pour désigner cette médecine basée sur le contrôle de données biologiques et la mesure permanente du risque vital qui y est associé. L'outil statistique est encore une fois mis à contribution pour donner aux patients et à leur médecin les pourcentages de risque de développer telle ou telle affection ou aggravation de leur état. En revanche, la pression psychologique pourrait s'avérer renforcée par ce double ressort : le malade a connaissance de son risque et pèse le risque qu'il prend à sortir du cadre qui lui est imposé par l'institution sanitaire. Le médecin prend connaissance du risque de son malade et est amené à exercer une pression sur lui, afin qu'il reste dans le cadre, sinon, il pourra le rejeter pour non-adhésion aux traitements efficaces envisagés par les standards thérapeutiques. Tous les malades s'avéreraient donc aptes à répondre à des traitements ajustés à leur pathologie et leur mode de vie. Tous les médecins devraient persuader les malades d'être compliants (néologisme qui est la reprise littérale du mot anglais *compliant* qui traduit une notion d'obéissance), sinon ils ne pourraient plus les soigner.

Aux États-Unis, les mutuelles sélectionnent leurs assurés en fonction de leur état de santé. Tout le monde peut être assuré, bien sûr, à condition de payer un tarif calculé au prorata de son risque de morbidité. Certaines entreprises choisissent d'assurer elles-mêmes leurs employés, d'autres préfèrent payer un médecin et des conseillers en santé afin de suggérer à leurs ouvriers de suivre tel régime ou de pratiquer tel sport sur place : « Un salarié en bonne santé, c'est 30 % de moins sur les coûts sanitaires sur vingt ans. Et une consultation sur place, avec médicaments gratuits, nous revient bien moins cher que six heures d'absence pour une consultation à l'extérieur » (*Le Monde* du 18 octobre 2008). Dans un pays où les laboratoires paient des infirmières pour téléphoner aux patients afin de vérifier la bonne prise des médicaments, la question de l'ingérence des entreprises ou de l'État dans la vie intime des personnes est déjà dépassée…

Les questions
autour de la prévention

➤ *Le discours sur la santé*
doit-il constituer un diktat ?

Bien sûr, ces pressions sont celles de sociétés qui ont connu la gabegie des années 1970 et qui aujourd'hui tentent de réguler leurs coûts tout en assurant la meilleure santé possible à leurs concitoyens. On peut cependant souligner une contradiction de l'État français. Les bénéfices de l'État sur les produits dangereux pour la santé (alcool, tabac, produits pétroliers), au prétexte d'augmenter leur prix d'achat, entraînent l'impression d'entendre un double discours chez les consommateurs. Cette action de « prévention » ne paraît pas cohérente. On ne peut pas à la fois souligner les dangers et bénéficier indirectement de la transgression des citoyens. D'autre part, le pouvoir de contrôle augmenté de l'État sur la santé inquiète par son ascendant exercé de façon intrusive sur tous, comme le soulignent Roland Gori et Marie-Josée Del Volgo dans leur ouvrage *La Santé totalitaire* (2005) : « Sommes-nous dépossédés de notre libre arbitre, dans une société occidentale qui pousse ses citoyens à un devoir de santé ? »

Fumer, boire, plaisirs ou aides pour supporter la vie ?

Certains se plaisent à retrouver avec nostalgie l'atmosphère des films des années 1950 dans lesquels un vent de liberté semblait souffler… Humphrey Bogart, se versant un verre de whisky, allumant une cigarette à 2 heures du matin avant de retrouver Lauren Bacall en bas de l'immeuble où il avait garé son énorme Buick. Le couple mythique roulait vers son destin dans les vapeurs d'essence et d'alcool… Le temps naïf où les bienheureux prétendaient ne pas savoir qu'ils creusaient leur tombe en fumant et en buvant n'est qu'une représentation. « On était plus libre avant » est du même ordre que le rêve de l'eau bleue présenté par tous les marchands de rêve… Et pourtant, les propriétaires de piscine se voient bien frustrés par les problèmes de nettoyage, de sécurité des enfants, d'hivernage de la pompe et des filtres. Comparaison hasardeuse ? Éternelle contradiction du principe de plaisir et du principe de réalité ? Le film noir et la mise en scène de la jouissance du temps présent, n'ont évidemment rien à voir avec les préoccupations du futur retraité à l'abri de son assurance sur la vie. Mais si Bogart nous a quittés si tôt, du moins l'a-t-il choisi ? se demanderont certains. Rien n'est moins vrai. Si cette image nous séduit, c'est justement parce que notre héros américain est mort jeune. L'idée de brûler la chandelle par les deux extrémités renvoie à la jeunesse insolente pour qui la mort est loin. Les fumeurs de l'époque n'avaient en réalité aucun choix à faire. Image du self-control, conformisme social, immédiateté du plaisir, dépendance au long terme constituaient leur seul mobile. Ils ne savaient pas que l'industrie cigarettière américaine cachait les études montrant les liens entre tabac et mortalité. Protéger les enfants de la complexité de la vie afin de ne pas les inquiéter trop précocement est louable certes, mais si les parents sont dans la réserve éthique d'une initiation progressive de leur progéniture aux soucis modernes, cela n'a rien à voir avec la préservation d'informations indispensables pour une consommation responsable. Cette naïveté correspondait à l'« enfance de l'homme » à l'ère de la civilisation de consommation. Pour certains, la vie était axée sur la satisfaction immédiate, comme aujourd'hui nous choisissons de diminuer les tensions par le divertissement (déplacement) ou la méditation (intériorisation). Ces derniers sont plus ou moins vertueux en fonction de nos connaissances des dangers ou bien de notre choix d'assumer ces risques. Les adultes que nous sommes désormais peuvent rêver avec d'autres moyens, moins commerciaux, moins faciles mais plus éthiques s'ils n'entravent pas la liberté des autres et s'ils ne coûtent pas trop cher à la société.

À cette société qui refuse la prise de risque, répond un projet apparemment intéressant pour faciliter une meilleure prévention collective. Il s'appuie sur les outils modernes comme Internet qui promet une information égalitaire accessible au plus grand nombre, mais potentiellement limitée par des différences sociales et intellectuelles.

➤ *L'éducation thérapeutique et la question de l'information sur Internet*

Parmi les facteurs d'amélioration, on trouve les informations acquises sur la maladie, ses causes et ses conséquences. L'acquisition de ces connaissances est dénommée « éducation thérapeutique ».

Dans les maladies chroniques, l'éducation pour la santé améliore la qualité de vie des patients et l'efficacité des soins, elle réduit également le coût de la prise en charge.

L'accès à l'information et à la culture, l'amélioration du niveau de vie ont permis l'avènement de l'autosoignant (celui qui se soigne lui-même) dans les années 1970 (C. Herzlich, 1983), l'accès à Internet devrait dorénavant créer le « patient compétent » (ou *net empowered patient*).

Ce patient aurait non seulement les moyens économiques de s'informer, mais surtout, il aurait les moyens intellectuels de comprendre et de hiérarchiser les informations de façon à discuter avec son médecin et même son *réseau médical*. Cette généralité est pourtant largement relativisée par les études les plus récentes sur les personnes connectées à Internet sur les sites médicaux.

La difficulté est que l'on trouve de tout sur Internet. Le patient livré à lui-même va vite douter de sa capacité à sérier les informations pour les appliquer à son propre cas. La question de la compétence dépend largement de facteurs sociétaux, et, en particulier, du crédit accordé par l'institution soignante aux droits des malades. L'HAS (Haute Autorité de santé) propose d'explorer, avec sa garantie, environ 250 sites qui divulguent des informations sur la santé.

La liberté d'information fait partie du droit des malades, mais elle est avant tout édictée comme un devoir d'information de la part des soignants.

Un programme de renforcement du patient grâce aux connaissances illimitées d'Internet ?

Les Anglais ont expérimenté un important programme Internet basé sur le management par le patient lui-même de sa maladie chronique. Le système pourrait constituer un modèle avec des informations illimitées sur la santé, des clips vidéo pour comprendre les techniques, des services interactifs pour échanger sur leurs comportements, leur prise de décision, leur besoin en soutien émotionnel et même des thérapies cognitivo-comportementales... Nous sommes évidemment fortement dubitatifs sur ce dernier point, car cela mettrait entre parenthèses la place du thérapeute et des relations transférentielles dans la thérapie. Cela dit, les résultats ont été décevants, à tel point que les auteurs ont suggéré qu'il valait mieux recentrer la consultation sur le patient afin d'obtenir une meilleure satisfaction de sa part.

Ce patient responsable, dynamique est le patient idéal de demain, porteur d'une affection chronique stabilisée (un cancer), partageant les risques, engagé avec les soignants dans un contrat thérapeutique. Il peut discuter les ordonnances et les respecter lorsqu'elles lui apparaissent comme largement fondées. Mais le médecin aura-t-il le temps d'échafauder ces étapes avec lui ? Et peut-on aller vers une démocratie sanitaire avec des gens qui souffrent ou qui dépendent d'autrui pour vivre ? L'asymétrie de la relation soignant-soigné ne peut pas être niée.

➤ *Du traitement des cancers à la prévention*
et de la prévention à la précaution

La prévention des cancers est donc la plus importante pour lutter contre les cancers. Elle n'a cependant été accentuée que dans les années 1980 dans les sociétés occidentales. Elle repose sur une conduite politique de longue haleine où questions de temps et de moyens se posent successivement. Jusqu'aux années 1970, la France s'est axée sur les recherches portant sur les traitements des cancers. Le dépistage des lésions a également été mis en place assez tôt, en insistant sur les premiers symptômes de cancers. Il s'agissait de prévention secondaire. En effet, qu'on l'appelle « lésion précancéreuse » ou « début de cancer », le phénomène tumoral était bel et bien là. Dans la prévention primaire, l'évitement des facteurs de risque connus permet d'éliminer un risque supplémentaire de développer un cancer. En communiquant sur la nocivité des comportements alcoolo-tabagiques ou en insistant pour se protéger du soleil, on agit sur des cancérogènes connus. Mais cela semble encore insuffisant et pose la question d'un engagement plus complet des nations pour limiter encore des éléments dont la nocivité a été prouvée comme le radon, ou n'a pas été prouvée mais que l'on soupçonne fortement d'être impliqués (les particules fines ou ultrafines produites par la dégradation des essences de pétrole, les pesticides et les champs électromagnétiques de très basse fréquence, telles les lignes à haute tension, et de haute fréquence comme les fameux téléphones cellulaires). C'est ce qu'en l'absence de preuve épidémiologique, Dominique Belpomme (professeur de cancérologie à l'université Paris-V) nomme « précauvention » (2003). Il s'agit de retirer de l'environnement les objets facteurs de risque, scientifiquement présumés être à l'origine des cancers, en faisant jouer le principe de substitution par d'autres produits non cancérogènes.

➤ *Un enjeu politique*

D'un point de vue politique, il est toujours plus simple d'agir quand un problème est là. Le cancer est objectif, il se manifeste par des symptômes. Il sera donc traité rationnellement. La guérison ou même le « combat » contre le cancer peuvent être montrés, les médecins ou les États qui mettent en place les soins obtiennent immédiatement les bénéfices de leur action. **L'accent a toujours été mis sur le traitement plus que sur la prévention parce que, tout simplement, la prévention des cancers est plus hypothétique, beaucoup moins démontrable et largement moins communicable.** Autant chez les individus que chez les gouvernants, la prévention provoque les mêmes atermoiements. Certains individus ne sont pas prêts à réduire leur plaisir ou anticiper leur peine alors que la vie leur semble sécure. La prévention n'est pas une priorité pour ceux qui se sentent en sécurité ou sont assurés que leur vie sera longue et de qualité. On comprend ici que la prévention des cancers soit pratiquée par les pays riches avec un haut niveau de qualité de vie, alors que les pays au niveau de longévité disparate (Russie) ou faible (les pays africains) ne peuvent appliquer que quelques mesures tant la vie y est fragile. L'adage selon lequel il vaut mieux prévenir que guérir est ici particulièrement pertinent. Nous avons déjà largement souligné que l'alcool et le tabac étaient grands pourvoyeurs de cancers, mais ce sont dans ces domaines qu'il est possible d'obtenir le maximum d'effets positifs. La connaissance de l'*origine professionnelle* de certains cancers permettrait également de mettre en route des mesures de protection efficaces pour protéger les travailleurs concernés.

D'autres actions sont possibles. Au niveau collectif, certains chercheurs proposent une prévention globale des maladies du vieillissement, dont le cancer fait partie, dont les

Prévention et dépistage
des cancers professionnels

On estime à 5 % les cancers professionnels, mais leur fréquence réelle se situerait à 10 %. Il y a en effet une sous-déclaration des cas et certaines origines professionnelles n'ont pas encore été authentifiées. De nombreux produits sont en cause. La connaissance de l'origine professionnelle permet une indemnisation des victimes et l'adoption de mesures de protection efficaces. Les cancers professionnels posent cependant souvent un grave problème politique : lorsqu'ils touchent des travailleurs de faible niveau socio-économique, les employeurs sont quasiment assurés de ne pas faire face à de nombreuses plaintes. Qui plus est, lorsque ces travailleurs sont d'origine étrangère, qu'ils ne connaissent pas bien le système qui les emploie (la langue et la législation) et que leur niveau de vie ne leur permet pas d'accéder aux soins ou aux mesures de dépistage proposées. Enfin, la médecine du travail souffre d'un déficit d'écoute ; sa position est souvent délicate dans les actions collectives intentées contre des entreprises ou l'État lui-même en tant que donneur d'ordre.

effets positifs auraient aussi une incidence sur les affections cardio-vasculaires et les maladies neurodégénératives. Il est démontré que l'alimentation et la pratique d'une activité régulière comme la marche ont des effets très favorables sur la longévité comme sur la santé à partir de 65 ans.

Au niveau socio-économique cette fois, des pays comme les États-Unis, mais surtout le Mexique et d'autres États d'Amérique latine, l'Inde et les pays proches comme le Népal ou le Bangladesh se demandent si parfois, plutôt que de contraindre les personnes à passer des examens de dépistage ou encore à suivre des programmes de santé, il ne vaudrait mieux pas les payer pour prendre en compte leur santé dès leur plus jeune âge. Les financements supportés par la collectivité des conséquences d'une santé dégradée sont en effet largement supérieurs lorsqu'ils s'adressent à une personne âgée polypathologique qu'à un enfant ou un jeune adulte encore en forme.

➤ *Prévention et principe de précaution*

Précaution n'équivaut donc pas à prévention. Des mesures préventives sont prises lorsque le risque est bien connu et évalué de manière approfondie. Dans le cas d'incertitude scientifique, on prend des mesures de précaution. Le principe de précaution n'implique pas que les autorités renforcent immédiatement le cadre législatif. Il implique la recherche de mesures proportionnelles au risque et qui tiennent compte des aspects sociaux, économiques et politiques.

Un principe de précaution raisonnable, en l'absence de preuves décisives

Deux notions intéressantes nous viennent des États-Unis. ALARA est l'acronyme de « As Low As Reasonably Achievable » (aussi bas que raisonnablement possible). L'essentiel n'est pas d'aspirer à une protection absolue, mais bien de chercher un équilibre avec les facteurs économiques et sociaux. Un éventuel préjudice peut ainsi être jugé tolérable. L'« évitement prudent » (*prudent avoidance*) est le fait de prendre des mesures relativement simples et peu onéreuses, même si aucun risque n'est *a priori* décelable. La différence avec l'ALARA réside dans le fait que les risques sont peu connus et qu'aucun équilibre entre coûts et bénéfices ne peut donc être établi. Même si aucun effet négatif n'est démontré, il vaut mieux éviter toute exposition inutile.

La prévention pratique
au niveau individuel

➤ *La protection contre les effets du soleil*

L'ensoleillement excessif favorise à long terme l'apparition de cancers cutanés à type de carcinomes que l'on guérit, en règle générale, assez facilement. Par contre, il favorise plus rapidement l'apparition de mélanomes malins qui sont des tumeurs plus ou moins noires à croissance plus rapide avec surtout un risque d'évolution métastatique mortelle. La fréquence de ce dernier cancer a beaucoup augmenté ces trente dernières années, due à la mode des expositions au soleil prolongées et fréquentes. Ces expositions excessives entraînent un vieillissement cutané prématuré dont les conséquences esthétiques sont plutôt regrettables... En pratique, il faut donc se protéger du soleil, au besoin avec des crèmes de haute protection, et éviter en été les expositions importantes aux heures les plus dangereuses (entre 11 heures et 16 heures). Il est également essentiel de protéger les bébés et les enfants en les couvrant tout simplement d'une légère chemise ou tee-shirt lorsqu'ils se promènent et jouent sur les plages et dans les campagnes en plein soleil.

➤ *Des vaccinations contre des maladies virales*

Ces vaccinations à l'origine de certains cancers sont maintenant possibles. Il s'agit d'abord de la vaccination contre le virus de l'hépatite B, lequel peut être à l'origine de cancers hépatiques par l'intermédiaire d'une hépatite chronique avec cirrhose. Cette vaccination est obligatoire pour les professionnels les plus exposés à la contamination, c'est-à-dire les professionnels de santé. Compte tenu de la contamination possible par voie sexuelle ou par voie sanguine, il y a tout intérêt à ce que la population bénéficie de cette vaccination et pas seulement les professionnels de santé... en signalant que les soupçons qui ont existé dans certains milieux concernant l'innocuité de ce vaccin n'ont pas lieu d'être car sans fondement (après vérifications approfondies). Une vaccination est maintenant devenue possible contre 80 % des virus (de la famille des papillomavirus) à l'origine du cancer du col de l'utérus. La vaccination des jeunes filles est maintenant systématiquement proposée en France, cependant qu'en Allemagne, le système de santé est moins catégorique quant à l'absence d'effets secondaires du vaccin.

Et au niveau nutritionnel ?

Les recommandations du WCRF ou Fonds mondial pour la recherche sur le cancer (2007) sont issues d'une méta-analyse (analyse transversale de tous les résultats) des travaux des plus grands chercheurs en nutrition, en épidémiologie et en cancérologie. Elle a réuni 200 personnes pendant cinq ans et émis en outre un énorme rapport, ces 10 recommandations pour diminuer les risques d'avoir un cancer. Oui, il vaut mieux manger fruits et légumes et pratiquer une activité physique. Il vaut mieux ne pas être trop gros toute sa vie, ne pas consommer trop d'aliments gras ou sucrés, manger peu de charcuteries, boire peu d'alcool, ne pas fumer du tout de tabac. Ainsi, non seulement on diminue son risque de cancer des deux tiers, mais de plus, on limite aussi les risques d'autres maladies (cœur, diabète).

1. Soyez aussi mince que possible tout en évitant l'insuffisance pondérale.
2. Pratiquez une activité physique au moins trente minutes par jour.
3. Évitez les boissons sucrées. Limitez la consommation d'aliments à forte densité calorique (en particulier les produits

à teneur élevée en sucres ajoutés, ou faibles en fibres, ou riches en matières grasses).

4. Augmentez et variez la consommation de légumes, fruits, céréales complètes et légumes secs.

5. Limitez la consommation de viande rouge (comme le bœuf, le porc ou l'agneau) et évitez la charcuterie.

6. En cas de consommation d'alcool, se limiter à un verre par jour pour les femmes et à deux pour les hommes.

7. Limitez la consommation d'aliments salés et de produits contenant du sel ajouté (sodium). Évitez les oléagineux moisis (fréquents dans les pays tropicaux).

8. Ne prenez pas de compléments alimentaires pour vous protéger du cancer.

Les deux recommandations qui suivent sont spécifiques et ne s'appliquent pas à tout le monde. Si elles vous concernent, leur adoption peut contribuer à réduire votre risque de cancer.

9. De préférence, les mères devraient exclusivement allaiter pendant les six premiers mois puis introduire d'autres liquides et aliments.

10. Après le traitement, les personnes diagnostiquées d'un cancer devraient suivre l'ensemble des recommandations pour la prévention du cancer.

Ces conseils n'empêchent pas de profiter vraiment des plaisirs (risqués ?) qui appartiennent à notre culture. Un bon camembert avec un verre de moulin-à-vent est le bienvenu dans notre régime. C'est finalement l'alimentation routinière et facile qui est à bannir. La France bénéficie d'une gastronomie et d'une production alimentaire d'une grande diversité. Elles doivent être maintenues à tout prix et bénéficier d'une transmission entre les générations qui peut se renouveler *via* Internet.

➤ *La prévention secondaire*

La prévention secondaire consiste, nous l'avons vu, à surveiller, et à détruire autant que possible, les *dysplasies* qui sont des *lésions précancéreuses*. Ces anomalies tissulaires se transforment en effet en cancers véritables avec une fréquence variable, et après un temps plus ou moins long, selon leur siège et leurs caractéristiques macro- et microscopiques. Ces dysplasies existent particulièrement au niveau de la peau, au niveau des muqueuses ORL, au niveau du côlon et du rectum (polypes) et au niveau du col de l'utérus. On enlève ces anomalies chaque fois que leur étendue le permet sans dégâts majeurs pour procéder à un examen anatomopathologique. On peut ainsi avoir la surprise de trouver déjà un cancer débutant dans une partie de la pièce histologique (tissulaire) et presque toujours le médecin se trouvera dans la nécessité de compléter l'exérèse par un traitement local ou locorégional. Mais le plus souvent on constate qu'il n'y a pas de cancer et c'est l'analyse cellulaire de la pièce qui va donner des renseignements sur le risque de dégénérescence ultérieur, notion importante à connaître si l'exérèse a été incomplète ou de qualité incertaine (en profondeur). Comme on peut le constater, il peut y avoir une certaine complexité dans la conduite à tenir à l'égard des dysplasies. Il ne faut pas s'affoler pour autant et bien rester sous surveillance médicale avec la régularité demandée : une rechute locale ou ailleurs sur le même organe est possible sur le mode cancéreux malgré une exérèse antérieure… mais elle sera diagnostiquée à temps. La quasi-totalité des cancers trouvés dans ces circonstances sont petits, peu étendus en profondeur, et guérissent presque toujours, ce qui n'est évidemment pas le cas en l'absence d'une surveillance correcte.

Le dépistage
des lésions cancéreuses

Le dépistage du cancer est, avec la prévention primaire, un élément essentiel de la lutte contre le cancer. Il a pour but de faire le diagnostic de cancer le plus tôt possible, afin d'obtenir le maximum de guérisons avec le minimum de séquelles. En fait le dépistage recherche également les lésions dysplasiques précancéreuses à risque de dégénérescence plus au moins important pour lesquelles un traitement préventif du cancer est possible. Au final, il permet de sauver des vies, de diminuer les séquelles et de permettre des économies aux organismes de Sécurité sociale en diminuant le nombre des traitements lourds et en particulier des traitements palliatifs.

➤ *Le dépistage individuel*

Il y a plusieurs types de dépistage. Il y a d'abord le *dépistage par la personne elle-même*. Habituellement, on n'utilise pas le terme de dépistage dans ce cas, bien qu'il s'agisse d'un réel autodépistage. La découverte d'une anomalie : un saignement inhabituel, une tuméfaction, une rétraction cutanée (l'un et l'autre en particulier au niveau du sein), un « bouton » qui persiste ou grossit, un grain de beauté qui a changé, un enrouement ou une dysphagie ou tout autre trouble fonctionnel qui dure plus de quinze jours. Ce peut être une gêne chronique qui s'aggrave (le cancer survient volontiers sur un organe déjà pathologique) dont on risque de négliger la signification car la gêne est habituelle et entrecoupée de petites aggravations depuis longtemps. Là encore **la règle des quinze jours** est bien utile. Dans toutes ces circonstances, l'autodépistage consiste à avoir l'esprit suffisamment alerté pour aller consulter un médecin. Le risque est que la peur d'avoir effectivement quelque chose débouche sur une réaction de déni avec la non-prise en compte de la signification du trouble qui est banalisé, négligé par la personne concernée. L'attitude peut changer si la personne sait que consulter et bien décrire l'anomalie est un point essentiel pour augmenter, en cas de cancer, ses chances de guérison et en particulier de guérison sans séquelles. La population doit donc être incitée à l'autodépistage dans le cadre d'une incitation générale au dépistage.

➤ *Le dépistage en consultation médicale*

Il y a le *dépistage systématique par le médecin généraliste ou le spécialiste qui est consulté pour un motif quelconque.* Il est de règle de s'intéresser à la santé du malade en général quel que soit le motif de la consultation. Et cela est particulièrement vrai pour le généraliste. Pour que cela se fasse au mieux, le médecin doit avoir un temps suffisant à consacrer à son malade, ne serait-ce que pour l'interroger et l'examiner correctement en dépassant la stricte analyse du motif de la consultation. Par ailleurs, le médecin a un rôle important pour inciter ses malades à participer aux dépistages organisés dont ils peuvent bénéficier en leur en expliquant l'intérêt, en répondant à leurs questions sur le sujet, et en levant autant que possible leurs appréhensions.

➤ *Le dépistage organisé*

Il y a enfin le *dépistage organisé* ou dépistage de masse. C'est à cette forme de dépistage que l'on pense quand on parle de dépistage sans préciser. Ce sont les organismes en charge de la santé qui sont à l'origine de ces dépistages. Ce sont eux qui en assurent le financement. Le plus ancien est le dépistage systématique du cancer du col de l'utérus par les frottis vaginaux réalisés de façon régulière par les gynécologues, les obstétriciens, les généralistes… Ce dépistage a montré son efficacité en permettant de découvrir beaucoup de cancers au début, mais également beaucoup de dysplasies précancéreuses dont le traitement a permis d'empêcher la survenue de nombreux cancers.

Récemment a été mis sur pied, en France, un dépistage à grande échelle du cancer du sein (un dépistage de masse). Les femmes à l'âge auquel le cancer du sein est le plus fréquent (50 à 74 ans) reçoivent une invitation à se faire dépister gratuitement par un examen radiographique avec seconde lecture en cas de négativité de l'examen initial. Si une anomalie suspecte est décelée, on enclenche immédiatement la série d'examens habituels pour arriver au diagnostic de cancer ou pour l'éliminer (échographie, ponctions-biopsies). Malgré les efforts entrepris, une proportion importante de femmes (aux alentours de 50 %) ne participe pas au dépistage par négligence, par sous-estimation de son utilité, par déni du risque de maladie, ou par peur que l'on trouve quelque chose… S'il est vrai que certaines malades vivent très mal d'avoir été un temps porteuses de lésions suspectes, alors que tout diagnostic de cancer a pu être finalement éliminé, c'est le prix maximum à payer sur le plan psychologique pour cette démarche de dépistage globalement utile.

Un dépistage des cancers colorectaux chez les Français entre 50 et 74 ans, par recherche de sang occulte dans les selles, se met en route progressivement depuis 2003, et est généralisé depuis 2008. Sous réserve d'un examen entrepris selon les règles, la découverte de sang est la traduction de la présence d'une tumeur bénigne ou maligne, ce qui déclenche, comme précédemment, les examens nécessaires (coloscopie) pour avoir un diagnostic précis. Compte tenu de la fréquence et de la gravité de ces cancers qui sont la troisième cause de décès par cancer chez l'homme (après les cancers bronchiques et de la prostate) et la deuxième chez la femme (après le cancer du sein), ce dépistage sera particulièrement utile. Les résultats actuels des traitements sont en effet rendus mauvais à cause d'un diagnostic trop souvent tardif. Cinquante pour cent des Français, à qui il est proposé, participent à ce dépistage. Pourquoi seulement la moitié de la population sollicitée ? Un point positif est le relais du médecin généraliste. Cependant, les barrières socio-économiques sont toujours là : niveau d'éducation, insertion dans la société, mais aussi les facteurs psychologiques : peur du cancer, fatalisme face au risque, personnes atteintes par le cancer dans l'entourage. Ces freins psychologiques peuvent s'associer au siège plus ou moins tabou de la tumeur ou au dégoût des matières fécales.

Tous les dépistages organisés doivent donc faire l'objet d'études approfondies des freins qui grèvent leur efficacité. Des questions parfois toutes simples comme la « culture générationnelle », c'est-à-dire le fait, dans une même génération, de partager les valeurs et les événements, peut avoir une influence très nette sur l'acceptation d'un examen plus ou moins invasif. La communication sur ce type d'examen doit donc être ciblée et orientée par des représentants de chaque génération afin de parler le même langage et de permettre de renseigner honnêtement et de rendre responsables les groupes de population concernés.

➤ *Le dépistage des populations à risque*

Il y a enfin le *dépistage orienté*. Il concerne des populations, réduites en nombre, dont on sait qu'elles ont un risque plus élevé d'avoir un ou plusieurs cancers. Dans ces populations, le taux de découverte de cancers (le rendement) est beaucoup plus élevé que dans la population générale. L'investissement financier est alors particulièrement rentable. À l'inverse, le coût du dépistage dans la population globale est élevé avec un rendement qui peut être considéré comme faible, par exemple pour le cancer du sein. À moyens financiers limités d'autres actions utiles pourraient être plus rentables. Pour ces raisons, le dépistage orienté devrait se développer. Des porteurs de facteurs génétiques de prédisposition à certains cancers sont déjà connus et bénéficient de ce genre de dépistage, par exemple dans le cancer du sein ou les cancers colorectaux. D'autres prédispositions génétiques sont en train d'être caractérisées et devraient donner lieu à des dépistages orientés. On peut aussi dépister le cancer bronchique chez les fumeurs invétérés (à défaut pour eux de s'arrêter).

Tous ces examens de dépistage ont pour but de faire le diagnostic de cancers à un stade précoce, c'est-à-dire à un stade où les tumeurs sont encore de petite taille, peu ou pas infiltrantes, accessibles à des traitements efficaces avec le maximum de chances de guérison au prix d'un minimum de séquelles. Ces **traitements précoces**, quant à eux, font appel aux mêmes méthodes que celles utilisées pour les tumeurs plus évoluées, mais avec beaucoup plus d'exérèses conservatrices (extraction avec moindres dégâts de petites tumeurs).

➤ *Le dépistage d'une rechute ou la surveillance*

En dehors de la surveillance en cours de traitement, la **surveillance** après traitement est un sujet important pour la qualité des résultats. Lorsque le traitement est terminé, alors que les membres de l'équipe soignante se réjouissent que celui-ci ait pu être mené à son terme, il arrive fréquemment que le malade vive l'arrêt des activités de soins, et de la surveillance rapprochée qui l'accompagne, comme une sorte d'abandon avec un grand sentiment d'insécurité. Un véritable syndrome dépressif peut même survenir dans ce contexte. Pour cette raison, il est nécessaire que le malade soit informé de ce risque et il est bon que soient prévues une ou plusieurs consultations rapprochées après la fin du traitement. Ultérieurement les consultations ont pour but de rechercher une rechute dans l'espoir, si elle survient, de la saisir à temps pour entreprendre un deuxième traitement à but curatif et, à défaut, pour mettre en route un traitement palliatif le plus efficace possible. Ces consultations ont aussi pour but d'apprécier la tolérance à long terme des traitements. La surveillance, pour être bénéfique au maximum, gagne à être réalisée, entre autres, par ceux qui ont fait le traitement du cancer. On a alors des consultations alternées avec informations réciproques, le généraliste assurant la surveillance dans les intervalles. Des informations utiles sont données aussi au malade afin qu'il réagisse à temps et consulte plus tôt en cas de signe suspect.

Ces consultations sont souvent la source d'épisodes anxieux pour les malades qui ont peur, voire très peur, que la maladie soit justement à nouveau là. Cette inquiétude peut aller jusqu'à un abandon des consultations de surveillance. Ces difficultés à vivre l'après-cancer peuvent nécessiter l'intervention de professionnels du psychologique, psychiatre ou psychologue selon les cas.

Évolution de la prévention en France et dans le monde

Nous avons pu observer une large évolution de la pensée médicale qui est passée de la focalisation sur les traitements des cancers à leur dépistage puis à leur prévention. On pourrait affirmer que les trois domaines peuvent être exploités en même temps, mais que, théoriquement, l'accent doit être progressivement centré sur la prévention et même la « précauvention ». L'évolution du monde de l'information a aujourd'hui largement dépassé l'ancienne approche de la maladie réservée au monde médical, du fait de la sous-estimation des capacités des Français à acquérir de nouveaux comportements. La population a besoin d'une importante information afin de répondre plus nettement aux campagnes de prévention. Mais les États européens, et surtout la France, reculent devant la diffusion des connaissances sur les effets de la pollution de l'environnement, parce que les preuves seraient actuellement insuffisantes pour les impliquer. Le principe de précaution devrait cependant pouvoir s'appliquer compte tenu des fortes suspicions qui portent sur la transformation de l'environnement. Mais pour cela, il faut des structures scientifiques de haut niveau et indépendantes du pouvoir en place. Les causes de cette non-prise en compte semblent uniquement scientifiques (et particulièrement statistiques) alors qu'elles sont au moins autant économiques. L'intense activité de lobbying des industriels soutenus par différents groupes politiques empêche dangereusement la mise en place d'une limitation de l'émission de substances nocives, alors qu'une information juste permettrait une meilleure responsabilisation du citoyen. Les associations de malades forment jusqu'à présent un relais insuffisant de cette information. Il est vrai que les recommandations pour une prévention nutritionnelle vont largement à l'encontre des habitudes des Français. Si un certain nombre a du mal à supporter la frustration liée au renoncement à la cigarette, à l'alcool excessif ou aux viandes rouges majoritaires, la modification progressive des représentations collectives de ces biens matériels, peut être un objectif de transmission. Si l'accès à Internet rend le citoyen plus « fort » (*empowered*), cela n'implique pas qu'il ait plus de possibilité pour choisir son destin. La relation avec le médecin reste l'axe le plus puissant en termes de prévention, de dépistage et, bien sûr, de traitement.

CHAPITRE 4

L'annonce du diagnostic de cancer

Suivons la chronologie de la maladie pour le patient. L'annonce possible d'un cancer l'a effleuré de nombreuses fois. Mais la réalité de ce cancer le touche uniquement lorsqu'il affronte vraiment l'annonce du cancer. De la même façon que ce terme revêt, curieusement, une terminologie religieuse (au même titre que la « rémission », interruption du processus de la maladie, mais est-ce vraiment une guérison ou un pardon ?), nous allons en aborder les aspects manifestes, mais surtout latents. D'un point de vue manifeste, l'annonce du diagnostic est à la fois une difficulté majeure de la prise en charge du patient et l'événement du cancer le plus éprouvant parfois pour le patient. Nous avons donc décidé d'en séparer les étapes. Si médecin et patient vivent en même temps le déroulement de cette opération, ils n'en ont évidemment pas la même perception d'un point de vue social et psychologique. Notre volonté est de traiter ces deux sujets. Pour la clarté de l'exposé, nous aborderons donc successivement le point de vue du patient, puis celui du médecin ; il peut cependant y avoir des télescopages entre ces deux séries.

L'annonce :
forcément un traumatisme ?

Chacun redoute ce moment. Celui où le regard du médecin se brouille et bute sur l'indicible. Déjà, la chute de la sentence est perceptible. Le patient se raidit et se prépare à la douche froide. Il quête l'œil du médecin qui devient fuyant. Les paroles se font hésitantes. Le médecin se racle la gorge, croise et décroise ses jambes…

Ce moment de l'annonce couperet d'un cancer faite par autrui, tant repoussé par tous, est sur la voie du changement. Depuis les années 1970, en raison de l'augmentation des connaissances des uns et des autres et de la transformation du classique paternalisme médical, l'évolution du droit des malades a considérablement modifié la relation médecin-malade. Cette relation n'est parfois pas encore satisfaisante, parce qu'elle dépend de nombreux paramètres. Elle varie en fonction de l'appartenance socio-économique des malades, elle est basée parfois, pour les médecins, sur des stéréotypes, elle dépend de la personnalité du médecin et de l'intégration de ses formations pendant ses études. Nous allons détailler tous ces facteurs qui grèvent la relation avec le patient de simples scories parfois mais aussi littéralement d'obstacles. Car bien qu'un véritable « dispositif d'annonce » ait été mis en place par l'Institut national du cancer, cette situation de **crise vitale** qu'est l'annonce reste encore le moment le plus anxiogène pour les malades, mais aussi, ne l'omettons pas, pour tous les soignants. Nous allons cependant tenter de dédramatiser cette annonce et de la décortiquer étape après étape afin de permettre au lecteur d'en comprendre les enjeux, de situer les différents résultats des recherches en ce domaine et de promouvoir sa participation citoyenne au travers de son action associative, législative et tout simplement humaine.

➤ *Position de celui qui reçoit l'annonce de cancer*

Aujourd'hui je peux moi-même, sans être médecin, comprendre que quelque chose de grave se produit dans mon corps. Ce cancer, je peux y penser à défaut de le diagnostiquer.

Les deux situations les plus courantes sont :

• d'une part l'annonce couperet, d'un cancer jamais envisagé, qui a toutes les chances de laisser la personne sidérée par la mauvaise nouvelle ;

• d'autre part, l'annonce qui confirme l'hypothèse faite par la personne elle-même qu'il pourrait s'agir d'un cancer. Cette personne est moins à risque de traumatisme que la précédente. Elle correspond de plus en plus au futur patient et déjà à l'actuel : une personne bien informée, qui procède à un certain nombre d'autoexamens et qui envisage pour elle-même l'atteinte par une maladie qui est la première dans la population française en termes de cause de mortalité.

Nous constatons donc que le contexte socioculturel dans lequel se produit l'annonce d'un cancer permet, chez le sujet relativement bien informé (celui qui regarde la télévision tous les soirs aux heures de grande écoute auxquelles les messages d'information de santé sont délivrés), de ne pas découvrir pour la première fois la maladie cancer. Le cancer existe, il figure en tant que mot, représentation, image dans l'esprit de tous. Le cancer est cependant porteur d'une menace supplémentaire : celle de la mort. **Au fond, l'annonce du cancer constitue, pour certains, la première rencontre avec la mort.** Mais ici encore, la mort peut être chargée de représentations désagréables, pour la plupart, en tout cas à fuir absolument. Elles n'en sont pas moins abordables. Le cancer, comme toute maladie grave, confronte la personne à une perte majeure : celle de l'illusion infantile d'immortalité. Notre monde occidental ne nous permet plus en effet de nous préparer à la mort par les deuils de proches. Ceux-ci ne surviennent en général que lorsque les gens sont largement adultes (la plupart des Français perdent leurs deux parents à plus de 50 ans). Jadis au contraire, les enfants constataient la fragilité de la vie très précocement et appréhendaient la mort de façon plus réaliste qu'aujourd'hui.

La rencontre avec la mort est, de nos jours et dans la culture occidentale, insupportable lorsque la mort n'est autre que ce que Lacan appelait le réel. **Le « réel » de la mort est un trou**. C'est un « trou psychique » parce qu'il est vide et entraîne son hôte dans un précipice sans fond. Aucune image, aucun mot ne le retient sur le bord. Il reste interdit, sidéré, en état de choc. Les témoignages sont nombreux de cette annonce coup de poing : « Le sol s'est dérobé sous mes pieds. » « Je flottais sur un nuage et je me regardais d'en haut, pâle, au bord de l'évanouissement. » « Il a prononcé le mot cancer et après... Je ne me souviens plus de rien... » L'ensemble de ces évocations renvoie à un changement radical : la perte du sentiment d'invulnérabilité. Le support parental qui portait en toutes circonstances le narcissisme du sujet a disparu, le patient est seul, seul au monde.

On peut être bien informé sur le cancer, il réside cependant une différence considérable entre le fait de connaître le cancer avec la distance d'une information extérieure et celui de prendre connaissance de son cancer personnel. Cette distance va être parcourue le temps de l'annonce. Elle sera jalonnée par les défenses du patient qui l'aideront à accepter très progressivement la réalité de son atteinte.

➤ *Différence entre le traumatisme pathologique et l'annonce traumatisante*

Une annonce est traumatisante psychologiquement lorsqu'elle est marquante, au point de provoquer un effet de « bascule » de la vie. Après l'annonce, il y a un « avant » et un « après ». Cette rupture de la temporalité est difficile à supporter dans un premier temps, mais pas forcément suivie de symptômes.

L'annonce d'un cancer engendre un traumatisme lorsque aucune distance n'existe plus entre le fait de se savoir brutalement atteint de cancer et l'impression de se trouver en danger de mort immédiat. Cette situation doit être absolument évitée. Il y a toujours une relative rapidité à commencer un traitement (dans le mois qui suit le diagnostic), mais il n'y a aucune urgence à annoncer la maladie. Bien sûr, légalement, cette annonce doit être faite, mais selon le code de déontologie médicale, il faut d'abord protéger le patient. En conséquence, l'annonce doit être progressive et particulièrement attentive à la personne qui la reçoit, en une, deux, trois séances. Elle sera donc faite par un interlocuteur privilégié, le médecin, qui tissera d'emblée une relation destinée à perdurer.

➤ *Pourquoi l'annonce doit-elle être aménagée ?*

Aujourd'hui la grande majorité des patients veulent connaître le diagnostic de leur maladie. Ils veulent avoir toutes les informations possibles sur leurs chances de guérison et les conséquences des traitements. Plus de 90 % des patients souhaitent avoir une information complète sur leur maladie alors qu'environ 70 % préfèrent que les processus de décision soient remis aux médecins. Ce décalage montre que, muni de son diagnostic de cancer, un patient n'est pas pour autant à

L'annonce d'un cancer est-elle toujours traumatique ?

Le mot traumatisme est employé très fréquemment au sujet du cancer, à tort. Il est parfaitement possible de ne pas provoquer de traumatisme en annonçant la maladie.

Un traumatisme résulte d'une menace de mort brutale qui fait irruption dans la vie sans préparation. Face à la mort, le sujet ne peut que fuir de façon réflexe ou tenter d'affronter l'événement dans un combat instinctif (l'attaque défensive). La personne est, de toute façon, désorganisée. Les conséquences du traumatisme sont bien connues : le patient souffre de souvenirs de la scène traumatisante qui reviennent mentalement sans prévenir et le poursuivent nuit et jour. Il est anxieux, hypervigilant à tous les détails qui pourraient l'inquiéter et le mettre à nouveau en danger. Il a l'impression de devenir fou, parce qu'il passe sans cesse de l'excitation liée à la peur de la répétition de l'événement, au blocage de sa vie psychique pour ne plus ressentir l'effroi. Il se désintéresse de la vie courante et finit par s'isoler des autres et du monde. Il a l'impression, de plus, d'avoir perdu ses capacités cognitives : il ne retient plus les informations, il n'arrive plus à se concentrer ni à raisonner. L'état de choc à l'origine de l'effroi ressenti dure en général quelques heures et se prolonge par un sentiment de vide. Progressivement se mettent en place différents phénomènes : dépression due à la perte du sentiment d'invulnérabilité, régression due à l'impression de dépendance extrême, revendication liée à la révolte (pourquoi moi, maintenant ?).

Tout traumatisme installé rend nécessaire une consultation avec un psychiatre ou un psychologue spécialisés en oncologie. La possibilité de reparler de la scène traumatique va permettre de l'intégrer progressivement à l'histoire du patient et, du même coup, de voir les phénomènes de répétition (qui sont autant de tentatives inconscientes d'absorber le choc) s'éloigner progressivement.

même de choisir un mode de traitement. Il est très difficile d'être le sujet de sa maladie et en même temps de se distancier de son organisme comme si l'on était autre, pour considérer les choses avec recul et responsabilité. On observe ainsi qu'il n'existe pas de corrélation entre le désir d'information (sur la maladie, ses causes, les symptômes et les conséquences) et la prise de décision. Prendre la décision d'un traitement plutôt que d'un autre impliquerait pour le patient d'en assumer la responsabilité si celui-ci s'avérait être un échec. Pour les patients, la participation à la décision thérapeutique se pose en termes de compréhension : pourquoi me propose-t-on tel ou tel traitement, quels sont les avantages et les inconvénients si je l'accepte ? Les patients considèrent en général que l'oncologue est le soutien majeur de leur relation à leur maladie. Mais la majorité avoue avoir du mal à communiquer avec son médecin (spécialiste). Une illustration de ce message difficile à faire passer a été donnée lors des premiers états généraux du cancer en 1998 : les malades disaient : « Nous voulons plus de psychologie. Pas plus de spécialistes, mais plus de psychologie chez les médecins ! »

Pourquoi est-il difficile de communiquer avec son médecin spécialiste au sujet de son cancer ?

La détresse face au diagnostic est le premier facteur de difficulté. La phase de l'annonce a pu être traumatique, même si l'on peut considérer que, dans un premier temps, la phase de sidération et d'incrédulité détourne le patient de la prise de conscience. Elle se transforme assez rapidement en prise en compte de la réalité (sauf cas particulier de déni de la maladie). C'est à ce moment que le changement de perspective de vie a le plus de conséquences dépressiogènes : le patient a du mal à repérer ce qui est important pour lui. Cette confusion entraîne l'apparition d'éléments anxieux et dépressifs. La capacité à faire face à la maladie diminue, la qualité de vie aussi. Cependant, le simple fait de choisir les questions qui le concerne, va aider le patient à retrouver des points d'ancrage positifs et va réduire sa détresse.

Du côté du clinicien, les formations à la relation sont relativement rares en France. La plupart des médecins pensent que leurs compétences sont innées ou s'acquièrent « sur le tas ». Chez la minorité qui estime ses capacités de communication faibles, l'utilisation de la chimiothérapie est plus longue, ils font moins appel aux médicaments contre la fièvre et la douleur, ils trouvent que la communication avec les malades est la part de leur travail la moins satisfaisante. Moins de la moitié des questions des patients sont traitées par un médecin qui ne parvient pas correctement à évaluer les demandes du patient en termes relationnels (Emanuel, 1995).

Chez les patients pour qui la douleur ou la fatigue sont décourageantes, l'absence d'énergie est la cause principale des difficultés à exposer ses problèmes. Le découragement et le renoncement devraient être perceptibles par le médecin qui pourrait suggérer la présence d'un proche pour transmettre les difficultés du patient.

Cependant, la présence d'un proche limite souvent le rapport spontané médecin-patient. Il est donc urgent, lorsque le patient est découragé, de faciliter les échanges avec lui, en lui proposant un entretien médiatisé par un membre de sa famille ou un ami.

Du côté du patient : la méthode
pour installer une relation
avec son médecin

Il est rare que ces aspects pragmatiques soient abordés. Et pourtant, il semble évident que si les médecins doivent apprendre à entrer en relation, les patients ont aussi quelques principes à partager.

Du côté du patient :
- Insister sur sa singularité : qui suis-je et quelle est mon histoire ?
- Quelles informations dois-je communiquer à mon cancérologue ?
- Ce qui est important pour moi.
- Comment prendre conscience de ma demande ? Ce que j'attends de mon médecin ?

En effet, on rencontre deux types d'attentes chez la plupart des patients : les attentes objectives de l'individu qui s'adresse au spécialiste et les attentes plus subjectives de la personne malade qui demande au médecin son accompagnement humain voire altruiste. Le dialogue médical recouvre alors le dialogue social (« J'ai besoin de vous, je n'ai pas votre compétence »). Ces deux niveaux recouvrent le dialogue affectif de celui qui s'expose dans sa faiblesse et recherche compréhension et soutien.
- Ce qui m'inquiète le plus.
- Mes questions.

On voit ainsi la nécessité de constituer son dossier médical avec les événements les plus importants de l'histoire de sa maladie. L'intérêt également de parler des changements majeurs intervenus récemment (décès dans la famille, divorce, conflits).

• Réaliser que les médecins ne sont pas interchangeables. Respecter leur personnalité et leur approche.

• Accepter que les médecins éprouvent des émotions. S'exprimer franchement et ne pas hésiter à faire part de ses sentiments. Il est intéressant cependant de les verbaliser et de demander au médecin ce qu'il en pense : « J'ai besoin de vous dire ce que je ressens. Qu'en pensez-vous ? »

• Accepter le travail d'équipe. Chaque « acteur » a sa place et revendique parfois un travail « éclaté ». C'est le lot de toute institution. Tenter de comprendre la situation est une bonne chose, en prenant conscience qu'il s'agit parfois d'un déplacement de ses propres soucis sur ceux de l'hôpital.

• Comprendre la notion d'affiliation : ce médecin est mon médecin. Qu'est-ce que cela sous-entend ? Comment et pourquoi puis-je lui faire confiance ? Qu'en est-il de l'affiliation réciproque ? Ce médecin me considère comme son malade. Quels sont les droits et les devoirs découlant de cette affiliation. Peut-elle être verbalisée ?

• Savoir demander : j'ai des connaissances sur la meilleure façon d'aménager mon confort. Pourquoi ne pas en faire part ? Les soignants sont souvent très satisfaits de pouvoir offrir le meilleur d'eux-mêmes.

• Accepter l'idée simple du contraste existant dans la rencontre entre des êtres souffrants ou anxieux et celle de professionnels qui passent huit heures de travail à l'hôpital. Certes, je suis unique et mon cancer, mes hospitalisations forment un événement majeur de ma vie. En revanche, du côté des soignants et des médecins, je suis un patient parmi d'autres, sans doute une personne intéressante, mais une personne rencontrée dans le cadre banal du travail. Cette distinction fait l'objet des plus grandes difficultés d'identification : le patient voit dans l'hospitalisation un moment grave de sa vie… et les soignants trouvent l'occasion de rire, de plaisanter. Le bruit dans les services est souvent remarqué par les patients comme une attaque qui leur est faite, alors qu'ils apprécieraient de se reposer. *A contrario*, les soignants ont besoin de moments de détente dans la journée. Ils mettent donc entre parenthèses la maladie, le handicap ou la mort pour créer une ambiance agréable de travail. Ce besoin d'empathie est donc réciproque : le soignant peut ressentir ce qui est difficile pour moi, mais en tant que malade, je peux également ressentir combien ce temps de travail (plus ou moins choisi) ne peut être orienté toujours dans le sens de la gravité de ce qui m'arrive.

• Savoir critiquer et le dire sans détruire l'autre, mais en favorisant une remise en cause susceptible de déboucher sur des améliorations. La colère tombe souvent à plat à l'hôpital. Parce que c'est un lieu de silence qui va s'opposer à l'expression violente des choses. Mais aussi parce que l'institution résiste de toutes ses forces à la remise en cause brutale de son travail et de sa puissance.

• Savoir remercier. Cette interaction est indispensable car elle renvoie de la satisfaction de part et d'autre. Cet échange justifie l'humanité des soignants et du cadre hospitalier ; sans cette part de créativité personnelle et ce lien social, l'hôpital ne renverrait que coercition.

Du côté du médecin : la méthode pour installer une bonne relation avec son patient

Les patients ont beaucoup de difficultés à faire part de ce qui les concerne le plus dans leur vie *avec* le cancer. Or, le nombre et la sévérité des problèmes des patients permettent véritablement de prédire des difficultés psychiques comme la dépression, l'anxiété. Selon l'étude de Maguire en 1999, le simple fait de prendre conscience des questions qui préoccupent les patients, augmente leur satisfaction et même réduit leur souffrance. Malheureusement, moins de la moitié de ces problèmes est traitée pendant la prise en charge médicale du cancer.

Mais pour entendre les problèmes des malades, encore faut-il être persuadé qu'ils jouent un rôle dans l'évolution de la maladie et surtout dans l'adhésion aux traitements !

Les critères qui entrent en compte sont très variés. Pour le médecin, sa personnalité, son comportement, mais aussi sa fatigue, son usure professionnelle, son sens de l'accomplissement personnel jouent un rôle majeur, autant que ses compétences médicales.

➤ *La rencontre avec le patient-sujet*

Le médecin a pour objectif, lorsqu'il rencontre un nouveau patient, de faire évoluer l'image qu'il s'en est forgée, de l'imprécision vers l'individualisation. Les stéréotypes qu'il nourrit au sujet de ce patient doivent être abandonnés au profit de la construction d'une histoire précise, au service d'une relation à deux. La représentation syncrétique, c'est-à-dire globale mais relativement floue de ce patient, doit disparaître au profit de sentiments très précis et particuliers dont le médecin accepte de prendre conscience.

Le contexte culturel permet une certaine circulation des informations qui « banalisent » le cancer, ce qui a pour effet des conséquences ambivalentes. La découverte puis la consultation pour un symptôme largement décrit dans la presse sont facteurs d'interrogations qui conduisent de nombreuses personnes à penser au cancer lorsqu'elles présentent un bouton, une masse, un saignement, un dysfonctionnement qui dure (enrouement, difficulté physique, trouble neurologique), un amaigrissement, une fatigue injustifiée. Il devrait s'ensuivre une consultation du médecin généraliste qui est une étape familière pour le patient. Le généraliste le connaît plus ou moins (il est son médecin « traitant »), il est proche de la famille, c'est une personne de confiance à qui l'on peut parler simplement et qui manie également la simplicité explicative.

Cette première consultation pour le symptôme relevé par le patient est cruciale car d'elle dépendra le sentiment de confiance dans la médecine nécessaire pour accepter les traitements.

La situation d'annonce ou de préannonce par le médecin généraliste est en général favorable parce que le patient maîtrise globalement le contexte, il est en terrain familier. En revanche, il peut aussi tirer avantage de la situation en s'en défendant : en « n'entendant pas » (déni), en ne prenant pas de décision, en remettant en cause la relation. C'est ainsi que parfois les patients omettent de « profiter » de ce lien privilégié et fuient dans une nouvelle relation médicale, pour ne pas décevoir leur médecin, pour le protéger et se protéger.

Le report de l'annonce se fait ainsi vers le radiologue ou le spécialiste, alors que la présomption de cancer aurait pu être verbalisée avec le médecin généraliste.

La suite est toujours difficile car la période d'incertitude qui suit est souvent lourde à porter : instabilité psychique, oscillations entre anxiété, espoir, désespoir, sentiment d'expropriation de son corps au profit de la « machinerie » des laboratoires et des examens radiologiques.

L'entretien diagnostique suivant pourrait apporter un soulagement relatif car il met fin à la période d'incertitude. Malheureusement il est souvent suivi de sentiments contradictoires parce que l'information s'avère négative alors qu'elle pourrait constituer la base d'un nouveau départ, après le malaise qu'a installé cette période de doute. C'est pourquoi cette annonce doit être particulièrement travaillée par le médecin ou l'équipe qui va dorénavant se charger du soin du cancer du malade. L'Institut national du cancer a mis en place un dispositif d'annonce (mesure 40 du Plan Cancer) qui permet de relayer le discours médical par une écoute infirmière et psychologique. Cette mesure, largement attendue, nécessite une véritable préparation dès les études de médecine. Elle n'a pas encore été mise en place. C'est pourquoi tant de difficultés et d'hétérogénéité subsistent, sur notre territoire. Les idées de conjuguer un temps médical à un temps d'accompagnement soignant, puis à un temps de soutien et d'articulation avec la médecine de ville sont excellentes, elles ne mettent en place que l'architecture de la prise en charge de la maladie.

Le médecin a d'emblée une tâche difficile. Il doit **écouter de façon active** le patient, c'est-à-dire prélever les informations importantes pour la suite, dans un temps limité. Il doit ensuite organiser le programme de soins en fonction des besoins du patient. Il doit remettre des informations au patient qui peuvent avoir des vertus thérapeutiques comme autant d'effets traumatiques, si elles ne sont pas accompagnées. Il doit motiver le patient et il doit le rendre compliant, littéralement en anglais « obéissant » aux prescriptions. Il doit établir une relation qui va durer. Ces propositions précédées du verbe « devoir » paraissent peut-être présomptueuses, du moins impérieuses, elles prennent en compte la réalité, réalité qui avoisine parfois la quadrature du cercle ! Disons qu'il s'agit d'un point vers lequel nous tentons d'aller.

À partir des conclusions des approches anglo-saxonnes et des études cliniques développées en Belgique par l'équipe de Darius Razavi, nous proposons un processus type.

Première étape.
Avant l'annonce : la préparation

Le lieu de la consultation est un élément du cadre fondamental. Lorsqu'il s'agit de la consultation du médecin de famille, c'est un endroit plutôt rassurant, proche du patient. Lorsqu'il s'agit de la consultation d'oncologie ou de cancérologie ou lorsque le patient entre dans un service de spécialité d'organe, c'est un univers troublant et parfois effrayant qui s'offre à lui. L'architecture des années 1970 des grands CHU français est sans doute responsable de bien des angoisses (dépersonnalisation, désorientation, confrontation à la pauvreté et aux handicaps). Les odeurs rébarbatives (mélange d'éther et de soupe dès 17 heures), les couloirs sans fin, les peintures murales aux teintes ternes, les professionnels à l'air pressé, ou peu soucieux de diriger les patients perdus, tout cela dresse un tableau peu engageant mais pourtant réaliste. Les hôpitaux tout neufs ne donnent bien sûr pas cette impression, mais souvent l'ensemble des institutions sanitaires françaises forme une ambiance relativement négative et marquante. La salle d'attente du service de cancérologie mériterait également une rénovation. La foule qui s'y presse ne rassure pas le nouveau patient. Difficile de dénier sa condition ici. Certains services ont fait des efforts en installant de petits paravents qui tentent d'offrir un peu d'intimité. Souvent hélas les conversations se relâchent et inquiètent. L'un d'entre nous a cependant constaté l'amélioration considérable de l'attente de la radiothérapie en permettant aux bénévoles d'une importante association (Ligue contre le cancer) de distribuer des cafés ou des rafraîchissements. L'ambiance en a été radicalement transformée, la boisson offerte étant associée à une convivialité chaleureuse et réconfortante. Mais la décoration et l'ambiance souvent rencontrées sont à l'origine d'une préparation psychique plutôt pénible pour accueillir un diagnostic de cancer. Si la relation avec le médecin s'avère chaleureuse, alors elle dédramatisera l'impression initiale. En revanche, un mauvais contact peut faire basculer le patient dans un malaise dépressiogène, qui ressurgira à chaque visite à l'hôpital. La culture française fait en effet souvent juger le sérieux d'une équipe médicale sur la qualité des locaux. La consultation du médecin a, malgré tout, un impact supérieur. En général, grâce à l'atmosphère plus humaine qui y règne, elle permet de faire abstraction de ce qui l'a précédée. Nous avons tous conscience de l'importance de la relation médecin-malade qui peut rétablir une mauvaise impression initiale et assurer le patient d'un soutien pendant sa maladie, mais qui peut aussi le faire plonger vers une disqualification de sa personne, désormais objet de la médecine et de son destin.

PRENDRE CONNAISSANCE DU PATIENT

Qui est le patient ? Question qui paraît absurde et pourtant... Le cancérologue doit étudier le dossier du patient et retenir les indices importants : âge, habitat, mode de vie, adresse, suivi médical, plaintes initiales, symptomatologie.

DANS LA SALLE D'ATTENTE, LE PATIENT EST ACCOMPAGNÉ

Le proche semble vouloir entrer avec le patient dans la salle de consultation. Nous savons que pour beaucoup de patients, il est un précieux soutien qui peut donner une illusion de force face à une adversité présumée, et entourer le patient lors du retour à la maison. Il est cependant indispensable de demander au patient s'il souhaite que le proche assiste à un entretien qui aborde des questions personnelles de santé. En même temps, cet entretien avec le patient et son proche va donner lieu à plus de nécessité de contrôle de la part du médecin parce que l'intensité émotionnelle des questions peut être redoublée et que, parfois, les épouses particulièrement prennent la parole à la place de leur conjoint. D'autre part, les patients seront moins amenés à poser des questions intimes portant sur la sexualité, la perte des cheveux, la digestion. L'idéal serait de voir d'abord le patient seul, puis de proposer de faire entrer le conjoint ou le parent et de suggérer alors au patient d'exposer devant le médecin ce qu'il a retenu de l'entretien. Dans ces conditions, le patient peut faire la synthèse de ce qu'il a entendu et le proche partage en direct l'information, ce qui limite les risques de mauvaise compréhension.

LE PREMIER REGARD

Le médecin accueille le nouveau patient, il le regarde. Il ne s'agit pas d'une scrutation entomologique, mais d'un regard humain, celui d'un véritable échange, qui considère que le visage de la personne porte le lien potentiel avec elle.

Le médecin se lève pour le saluer. Politesse élémentaire, mais qui change de ces entrevues caricaturales : le patient a été introduit par une infirmière dans une cabine noire où il lui est demandé de se dévêtir et d'attendre.

LA POSITION DES INTERLOCUTEURS

Pénétrer dans une pièce et prendre place sur une chaise devant un bureau occupé par le médecin « en majesté » peut entraver la possibilité de penser, de parler. L'idéal serait que malade et médecin s'assoient tous deux confortablement dans des fauteuils du même côté du bureau formant un angle de 90 degrés entre eux. Pourquoi ? Un face-à-face pourrait paraître trop agressif aussi bien à l'un qu'à l'autre. Il est souhaitable de laisser une forme d'échappatoire car un regard trop intense, un « œil à œil » prolongé, alors que l'on ne s'est pas encore choisi, risquerait de devenir un facteur supplémentaire de pression. Mais parfois le volume du dossier rend difficile l'absence de table entre les interlocuteurs ou bien les allers-retours vers cette table entraînent des postures délicates.

La discussion des aspects pratiques devrait passer au maximum par des paper-boards, voire des projections au mur. N'oublions pas que nombre de patients atteints de cancers ont plus de 50 ans et que leur presbytie les gêne considérablement pour lire des documents qui ne sont pas à leur échelle. Ce qui frappe dans ce détail, n'est pas tant l'absence de mauvaise volonté du médecin que le peu d'ergonomie du matériel dans le secteur public de la santé en France.

Au final, nous ne souhaitons pas imposer un cadre mais dire combien ce cadre doit être pensé et non improvisé. Le cadre intègre non seulement le décor, le confort d'un lieu ou d'un mobilier, il porte avant tout sur les relations établies entre médecin et patient. Ce cadre peut être tacite mais il mérite aussi certaines précisions à l'origine de la suite du rapport humain.

L'ENTRÉE EN CONTACT

Il existe des communications facilitatrices et des communications inhibitrices. Parmi les facilitatrices, privilégions celles qui donnent au patient l'impression d'être compris, de comprendre ce qui lui arrive, d'éprouver des émotions positives.

Les paroles du médecin peuvent être facilitatrices :
– Comment allez-vous ?
– Comment vous sentez-vous ?
– Qu'en pensez-vous ?
– Expliquez-moi.
– Pouvez-vous m'en dire un peu plus sur ce que vous ressentez ?
– Que comprenez-vous de la situation ?

Ce n'est pas faire injure aux médecins que de formuler ces phrases qui semblent relever de la banalité ; **en réalité, elles laissent la parole au patient**. Cette prise de parole à cet instant est la garantie d'une bien moins grande perte de temps lorsque le patient bloqué refusera de suivre les conseils médicaux ou souffrira d'incompréhension ou encore d'angoisse nécessitant délivrance de traitements supplémentaires.

L'équipe de Darius Razavi a observé, en comparant deux groupes de médecins formés à annoncer des nouvelles aux patients, l'une en vingt heures et l'autre en dix heures, que plus les médecins étaient formés, plus les patients parlaient et acceptaient d'aborder des sujets anxiogènes.

On comprend que des médecins puissent être réfractaires à ces formations parce que, consciemment ou inconsciemment, ils ne souhaitent pas que le patient parle et qui plus est, aborde des thèmes angoissants !

Nous n'oublions pas que donner de l'information peut avoir également des conséquences traumatiques sur ceux qui la donnent. Nous faisons l'hypothèse qu'un certain nombre de médecins non formés ont eu des expériences négatives entraînant le refus inconscient de revivre ces contraintes douloureuses. Cependant la consigne de Robert Buckman peut être entendue et suivie parce qu'elle est simple : « Ask then tell », c'est-à-dire : « **Questionnez, puis parlez.** » Plus le médecin est à l'aise, plus il pose de questions ouvertes. Plus les questions sont ouvertes, plus le patient comprend que le médecin suit une approche globale de sa personne et non partielle de sa maladie ou de ses organes.

POSER LE CADRE

Le médecin doit d'emblée donner les limites de l'entretien. « Nous avons trente minutes et nous pouvons nous revoir facilement la semaine prochaine » va permettre au patient d'éviter de se lancer immédiatement dans les questions qu'il aura préalablement notées. D'autre part, afin de ne pas transformer la consultation en course contre la montre, les limites temporelles donnent un certain contrôle à nos deux interlocuteurs. Enfin, poser le cadre c'est aussi aborder la question des affiliations. Le médecin n'a pas à se lancer dans l'organigramme du service (plutôt que d'insister sur la complexité de l'équipe il préférera parler de sa solidarité), mais dire : « Dorénavant, si vous l'acceptez, je serais votre médecin » permet au patient de se sentir « contenu » dans l'institution et relié à un référent. La dédramatisation doit être utilisée principalement pour établir une alliance sans dénier les difficultés éventuelles. La « validation » de ce que ressent le patient est importante pour faciliter l'installation du patient dans cet univers *a priori* totalement étranger.

Deuxième étape. Que sait le patient ?

Cette deuxième étape décrite par Robert Buckman et reprise par Peter Kaye s'appuie sur l'idée qu'en général, les médecins sous-estiment les connaissances du patient sur sa pathologie. « Cela m'aiderait d'en savoir plus sur le déroulement des événements qui vous ont amené ici. Comment tout cela a-t-il commencé ? » peut demander le médecin.

Les apports de cette narration sont considérables. Ils vont inscrire le patient dans une continuité. Il n'est plus victime des événements, il peut les organiser. Il met en scène une expérience et le médecin la saisit selon la perspective du patient. À partir des mots du patient, le médecin va pouvoir extraire un vocabulaire, reprendre les mêmes expressions et expliquer avec ce vocabulaire si nécessaire pour être sûr d'être compris.

LES REPRÉSENTATIONS DU PATIENT

Elles émergent dans la narration de l'histoire de la maladie. Parfois les médecins jugent bon de détromper les patients avec force.

Ainsi, même une interprétation faussée par la méconnaissance peut faire l'objet d'une réflexion du médecin : « Qu'est-ce qui vous amène à penser cela ? » puis, après explication, le médecin peut dire : « Je ne partage pas votre point de vue mais je comprends maintenant… Mon expérience me permet de dire que… »

LES REPRÉSENTATIONS DU MÉDECIN

La « fonction apostolique » du médecin est une idée du médecin et psychanalyste Michael Balint pour décrire la tentation inconsciente de la plupart des médecins de « convertir » leurs patients à leurs théories ou leurs représentations de la maladie. Cette façon de prêcher la bonne parole à la façon d'un missionnaire prosélyte relève évidemment de la croyance dans un rôle social d'agent de santé soutenu par la période hygiéniste des sociétés occidentales.

Nous souscrivons à l'idée de donner de l'information et de l'accompagner, en revanche, nous estimons nécessaire que chaque médecin reconnaisse que ce systématisme ne correspond pas, loin de là, à tous les patients. Avant de donner un savoir, il vaut mieux attendre la demande et préparer le recueil de l'information par un questionnement. D'autre part, une sorte de « fureur thérapeutique » (Michael Balint) anime parfois certains médecins, tandis que la majorité souhaite tout bonnement « donner au malade un maximum de chances ». Comme le démontre Balint, de nombreuses maladies chroniques entraînent une frustration des médecins car leurs patients ne guériront pas. Les médecins confrontés au cancer apprennent en premier lieu la modestie. Leur art sera mis à l'épreuve, leur narcissisme vacillera, ils apprendront à se servir, au sens noble du terme, de leur capacité à la relation humaine plus que de la science statistique. Les nombreux médecins qui écrivent leurs mémoires ou leur autobiographie concluent souvent que lorsque la médecine-science ne peut plus rien, la médecine-science humaine apporte plus de satisfaction.

L'ouverture vers le patient est aussi l'occasion d'exprimer une certaine empathie de la part du médecin. Il peut le formuler directement : « Je peux comprendre ce que vous pouvez ressentir actuellement. » Cette compréhension légitime les réactions du patient qui se sent alors mieux accepté par le médecin. Certains patients peuvent cependant mettre mal à l'aise le médecin en demandant : « C'est un cancer, n'est-ce pas ? » Ce type de question directe est redoutable parce que le médecin doit se garder d'y répondre aussi directement. Sans pour autant produire un mensonge, il vaut mieux reprendre dans un premier temps la démarche qui a abouti au diagnostic. La conclusion directe : « C'est un cancer » apparaîtra bien assez tôt. Un peu de progressivité est nécessaire dans ce premier temps de la révélation.

Souvent, la progressivité de la révélation vient de fait : après les premiers soupçons liés à l'apparition d'un symptôme, le diagnostic de cancer va s'échelonner entre le constat d'une anomalie, la soumission aux examens nécessaires pour identifier l'anomalie, puis la consultation de révélation des résultats des prélèvements, des analyses et autres examens complémentaires. Les patients rapportent que ces semaines d'attente peuvent les plonger dans une angoisse parfois atroce. Un médecin qui attend lui aussi des résultats peut toutefois continuer à accompagner son patient dans ce cheminement, en prenant des nouvelles régulièrement ou en permettant au patient d'acquérir une certaine maturité dans l'attente. Le choc lors de l'annonce n'en sera que moins grand.

Troisième étape.
Ce que peut entendre le patient

Comment trouver le juste équilibre entre l'incertitude qui entraîne la recherche d'information et la peur qui génère le retrait ou le déni ? La confrontation à cette situation complexe va parfois nécessiter des allers-retours.

La peur de traumatiser les patients peut cependant être diminuée par le fait que, si l'annonce a exposé le patient à un stimulus menaçant de mort, il est possible d'y soustraire le patient par une approche très progressive. On retrouve des situations posttraumatiques dans 10 à 40 % des cas de révélation de diagnostic. Ce pourcentage diminuera si les modalités de révélation « pas à pas » sont appliquées dans le cadre de la loi. Alors que les cancérologues souhaitent informer de leur mieux, la vérification de l'intégration des informations est encore loin d'être prise en compte. Ainsi, dans la minute qui suit la révélation diagnostique, 50 à 60 % des autres informations seront oubliées. Il est donc clair que vouloir à la fois donner le nom de la maladie et programmer une année de traitement, tout en énonçant les effets secondaires, en parlant des projets thérapeutiques et en donnant les options en cas d'échec de tel ou tel traitement est sans doute un objectif trop ambitieux.

Un exemple d'annonce de cancer du sein

« Madame D., je ne suis pas inquiète. Par précaution, nous allons repasser une mammographie et de toute façon, à la rentrée, étant donné votre gêne, nous l'enlèverons. »

Quelle joie à ces mots, enfin une personne qui se soucie du bien-être moral d'un patient. C'est une femme d'environ mon âge, très active, très dynamique, très énergique, à l'écoute de ses patients, prenant son temps pour expliquer le moindre détail, et c'est très agréable de comprendre pour se soigner !

Sur ces paroles efficaces, elle m'envoie vers le radiologue.

Puis le ciel me tombe sur la tête !

Le verdict est mauvais ; le radiologue trouve une évolution entre la mammographie de juillet et celle d'août. Il demande une IRM programmée pour le 2 septembre. Je suis en vacances, j'ai peur !

IRM… TUMEUR… OPÉRATION…

Tout se bouscule ! IRM, résonance magnétique, je peux vous dire que la résonance s'est longtemps fait entendre…

TUMEUR, dans un premier temps, c'est le chaos, l'effondrement, puis comme un zombie j'avance, je me demande pourquoi cela m'arrive et surtout comment je vais le gérer. Après deux jours d'errance, d'interrogations, je réagis. Alors je ne pense plus qu'à une chose, l'opération, enlever cette cochonnerie…

Ce que j'avais craint à plusieurs reprises, ce dont j'avais eu peur, était là en moi et me dévorait, prenait ma vie. Même si tout s'est enchaîné très vite, le temps m'a paru long, très long, trop long ! » Extrait du blog http://mon.cancer.du.sein.free.fr

Cet extrait d'un texte intitulé « Mon cancer du sein » montre dans sa dramatisation comment cette jeune femme à qui l'annonce a pourtant été faite dans de bonnes conditions reste cependant totalement interdite par l'accélération que prend le développement de sa tumeur. La qualité d'accompagnement qu'elle a pu rencontrer chez le médecin auquel elle s'identifie fortement ne l'empêche pas de vivre une annonce quasi traumatique lorsque le radiologue constate une évolution inquiétante d'un mois à l'autre. Ceci nous conduit fortement à penser que les révélations doivent être centralisées par un même médecin qui a établi la relation initiale. Ceci doit rester un principe idéal, la réalité étant parfois tout autre pour des raisons indépendantes d'ailleurs.

La première révélation devrait dans un premier temps occuper une seule consultation, pendant laquelle bien sûr les traitements et les programmes de soin seront abordés, mais dans l'objectif de proposer au patient une prise en charge. Il ne s'agit ni de faire choisir telle ou telle approche ni d'exposer les effets secondaires de la chimiothérapie. Il faut à ce moment tenir compte de l'incapacité cognitive du patient, après avoir été soumis au choc de l'annonce d'un diagnostic de cancer, à retenir toutes les informations. Les médecins craignent qu'en parlant du cancer, ils engendrent de la détresse. Mais c'est surtout en n'en parlant pas ! Les patients sont parfois soulagés parce que effectivement, ils craignaient d'apprendre des contraintes majeures et un futur dramatique, alors que subsistent nombre de possibilités.

L'ALTERNANCE INFORMATION
OBJECTIVE-RELATION SUBJECTIVE

Le médecin alterne les moments d'information, les mots d'empathie authentiques et la vérification de ce qui a été retenu par le patient. Très régulièrement, il posera des questions sur le niveau de compréhension. Il continuera également à demander au sujet comment il ressent la consultation.

« Nous avons fait le tour de l'histoire du déclenchement de vos symptômes, à quoi vous attendez-vous ?

— C'est un cancer, Docteur ?

— Vous connaissez des personnes proches atteintes de cancer ? Il y a cancer et cancer. Qu'en pensez-vous ? Pour vous, avoir un cancer, qu'est-ce que cela représente ? Vous avez quelque chose de sérieux, êtes-vous le genre de personne qui préfère savoir ce qui ne va pas ? »

À la réponse positive, le médecin va pouvoir commencer à décrire le processus qui a permis le développement du cancer et terminer par le mot cancer. La description du processus ne doit pas être très longue. Le médecin a intérêt à s'aider d'un paper-board sur lequel il dessine l'organe atteint. Montrer la tumeur sur le négatoscope n'a que peu de sens car l'interprétation des radios nécessite des connaissances qui plongent plus le patient dans la perplexité qu'elles ne l'aident. Parfois les patients stoppent le médecin et présentent des signes de détresse si vifs qu'il vaut mieux interrompre la lignée révélatrice et proposer plutôt de réfléchir au traitement. Certains patients coupent la parole en disant : « Je le savais, c'est un cancer, arrêtez Docteur… » C'est une forme de défense qui montre que la limite est atteinte. L'incapacité d'en savoir plus est le signal qu'il vaut mieux utiliser le soutien immédiatement : « Je comprends, nous avons déjà bien avancé. Nous allons pouvoir nous revoir dans quelques jours. Voulez-vous revenir avec un proche ? »

La détresse émotionnelle constitue un filtre qui empêche les informations de passer, aussi aucun entêtement ne pourra être utile. On peut revenir à une question plus existentielle : « Avez-vous connu d'autres épreuves dans votre vie auxquelles vous avez déjà fait face ? Comment avez-vous fait face ? »

LE RISQUE DE RECHUTE DÉPRESSIVE

La question des antécédents dépressifs particulièrement peut constituer une forme de savoir sur le fonctionnement psychique du patient qui est intéressante : une personne qui a déjà eu un épisode dépressif a une probabilité élevée d'en présenter un de nouveau. **L'annonce d'un diagnostic de cancer peut provoquer la récidive d'une dépression ancienne.** Cela signifie que le vécu de culpabilité, la mauvaise estime de soi, les idées sombres, l'avenir oblitéré reviennent à la faveur d'une réalité tangible comme le cancer. Cette dérégulation de l'équilibre psychique peut être anticipée à partir d'un indice : y a-t-il eu une dépression antérieure ?

Bien souvent, et malgré la médicalisation de la dépression, la plupart des personnes ne savent pas qu'elles ont eu une dépression. Il est possible de l'identifier si la personne a été incapable de travailler pendant un mois. Pour le cas d'une personne à la retraite ou sans travail, l'équivalent se traduit par l'incapacité de faire ce qu'elle aime ou les tâches quotidiennes pendant un mois. Ce critère est important car la tristesse normale qui suit un événement négatif comme la mort d'un proche, une rupture amoureuse ou un événement professionnel difficile se traduit par une humeur sombre, un ralentissement, des difficultés à accomplir le quotidien. Mais les sujets tristes tentent d'améliorer ou de réaménager leurs investissements affectifs, même lors du deuil d'un proche majeur.

La dépression pathologique plonge le sujet dans une incapacité totale à poursuivre ses activités habituelles, d'où souvent la consultation d'un médecin ou d'un spécialiste et souvent en France la prise d'un traitement. Le médecin sera donc particulièrement attentif à la distinction entre les épisodes de tristesse existentiels et les dépressions pathologiques qui ponctuent la vie de certains et les rendent plus fragiles face à l'annonce du cancer.

Il est clair par ailleurs que les patients déprimés retiennent moins bien les informations que ceux qui se trouvent en phase d'équilibre de leur humeur.

Finalement, cette étape doit amener le médecin à être plus à l'aise avec la révélation, puisque maintenant il comprend le niveau de demande du patient et sa capacité psychique.

Quatrième étape. Le partage de l'information et la révélation du cancer

Si le patient a maintenant indiqué qu'il souhaitait aller plus loin et que cela semble tolérable, le médecin va pouvoir progressivement mais simplement évoquer le diagnostic. Le principe est **toujours de faire suivre une petite quantité d'information d'un résumé**. Le médecin peut tenter la première série d'explications par un « coup de sonde ». Les Anglo-Saxons appellent cette méthode le *warning shot*, c'est-à-dire le coup d'avertissement.

Exemple de dialogue médecin-patient lors d'une annonce de diagnostic

MÉDECIN — Aimeriez-vous en savoir plus maintenant sur ce qui vous est arrivé ?

PATIENT — Oui, vraiment, je veux savoir ce que j'ai.

MÉDECIN — Bien, je crois que vous aviez raison quand vous disiez que cela vous paraissait plus sérieux que nous ne le pensions.

Le médecin fait une pause.

PATIENT — Que voulez-vous dire par sérieux ?

MÉDECIN — Vous vous rappelez, vous disiez que vous aviez l'impression que vos poumons étaient bloqués à chaque inspiration profonde, comme s'il y avait un obstacle…

PATIENT — C'est une tumeur ?

MÉDECIN — C'est une masse de cellules anormales.

PATIENT — Qu'est-ce qui a pu causer cela ?

MÉDECIN — Est-ce que quelque chose vous permet de faire une hypothèse ?

PATIENT — Au début, c'était une simple gêne qui se calmait d'ailleurs quand j'allumais une cigarette. Et puis c'est devenu de plus en plus intense… Je ne peux pas ignorer que fumer donne le cancer… C'est ça ?

MÉDECIN — Vous aviez raison. Nous avons analysé les cellules, elles sont d'origine cancéreuse.

Ici le médecin doit faire une pause afin de laisser venir les mécanismes de défense du patient, en particulier le déni.

PATIENT — Vous êtes sûr ? Vous savez, parfois, les labos se trompent, nous devrions faire un deuxième prélèvement.

MÉDECIN — Je comprends qu'il soit difficile d'accepter ce diagnostic, le laboratoire a fait une double vérification. Voulez-vous plus de détails sur ce cancer ?

PATIENT — Ce n'est pas possible !

Ici il serait inutile d'avancer dans les explications ou même de rassurer le patient prématurément avec un programme de traitement, il semble que le diagnostic lui rappelle quelque chose…

MÉDECIN — Vous avez connu un proche ou un ami qui a présenté ce type de cancer ?

PATIENT — Mon père, il y a vingt ans !

Dans ces conditions, il vaut mieux différer le discours sur le cancer actuel et laisser le patient exprimer sa peine et son angoisse au sujet de son père. Cette écoute permettra une expression d'affects qui mènera le médecin, après avoir montré son empathie, à reprendre la situation en soulignant le changement d'époque.

Si le patient est alors prêt à le reconnaître, le médecin pourra poursuivre son information pas à pas.

L'information lorsqu'elle est donnée posément n'entre pas, en général, en contradiction avec le comportement du médecin. Cependant, lorsque les médecins sont pressés, lorsqu'ils sont angoissés par le patient ou par leur rôle, lorsqu'ils mentent, ils peuvent alors entrer en contradiction inconsciente avec leur attitude globale.

Cette attitude fuyante du médecin (il s'agit le plus souvent de « fuite en avant » du médecin qui accélère son débit ou se met à employer un jargon médical) va impressionner le patient qui va abandonner le niveau de compréhension pour ne plus se fier qu'à la communication non verbale du médecin. Ainsi, l'expression faciale du médecin qui est instantanément perçue, le timbre de la voix, la hauteur du ton, l'intensité et le débit verbal, le rythme du discours, la place des pauses, les accents mis sur telle ou telle expression, les hésitations, vont devenir les indices principaux auxquels va dorénavant se fixer le patient.

INSTALLER LA CONFIANCE

La confiance du patient sera améliorée par l'empathie, le sentiment d'intimité (psychique) avec le médecin, c'est-à-dire l'impression de nouer une relation directe et proche (que les Anglo-Saxons appellent *immediacy*) mais aussi par :
- la proximité dans l'espace ;
- l'orientation du corps et du visage du médecin vers le patient ;
- l'inclinaison du buste vers l'avant ;
- les contacts visuels fréquents (mais sans fixer constamment le patient) ;
- la présence d'expressions faciales ;
- les hochements de tête pendant que le patient parle ;
- la voix forte et chaleureuse, la variété du ton et la fréquence des pauses courtes ;
- la posture ouverte.

Au contraire, ce qui signe l'absence de proximité du médecin envers le patient sera inconsciemment perçu par :
- le buste du médecin retiré vers l'arrière ;
- les interruptions fréquentes du patient, le regard du médecin orienté ailleurs ;
- l'évitement du contact visuel ;
- l'agitation du médecin, les mains, les poignets crispés ;
- la posture fermée (jambes croisées).

Autant de signes de difficultés à communiquer du médecin qui vont empêcher l'établissement d'une relation de confiance avec lui. N'oublions jamais que la médecine, dans son désir d'être scientifique et malgré ses objectifs et ses méthodes, est avant tout une discipline clinique qui passe par la relation humaine.

Les mots durs seront évités. Il vaut mieux donner un style narratif à la description qui pourrait faire écho à la façon dont le patient avait été conduit à imaginer que quelque chose de particulier se passait en lui. **Les phases d'information sont ponctuées de moments d'empathie authentique : ils réchauffent la situation, ils installent un lien.** Fogarty et ses collaborateurs ont montré en 1999 que quarante secondes de compassion dans l'entretien permettaient d'augmenter les liens avec le médecin et de réduire l'anxiété. Cette compassion consistait simplement pour le médecin à s'enquérir des problèmes du patient, à reconnaître ses émotions, à établir un partenariat, à soutenir le patient dans ses difficultés, à accepter la difficulté à prendre des décisions dans l'incertitude ou à toucher la main du patient. Les auteurs de cette spectaculaire étude remarquent que cette compassion donne plus de confiance au patient pour entrer en relation avec son médecin, en lui posant plus de questions par exemple, mais sans que la capacité de prise de décision du patient en soit affectée.

L'empathie professionnelle tente de surmonter les difficultés qui pourraient se poser dans le cadre d'une relation qui se voudrait amicale ou qui, au contraire, apparaît comme très difficile. Le médecin doit prendre conscience de ce qui le gêne ou l'attire chez le patient (« Cette patiente ressemble à ma mère. » « Ce patient sent mauvais. » « Elle a l'air complètement démunie, je dois l'orienter et la guider au mieux »). L'empathie professionnelle, c'est tout d'abord détecter les difficultés émotionnelles du patient et s'y adapter tant que faire se peut.

COMPRENDRE LES ATTENTES DU PATIENT

Le sondage de ce qu'attend le patient est sans doute nécessaire pour certains. Procéder en amorçant la difficulté par : « Eh bien, la situation est assez sérieuse », puis par la description des symptômes rapportés par le patient et leur traduction en termes de diagnostic : « La gêne à respirer, le sang que vous avez retrouvé dans vos mouchoirs correspondent à une atteinte du tissu bronchique. Ces petites hémorragies montrent qu'il existe quelque chose qui bloque. L'examen auquel nous avons procédé a rapporté des cellules inhabituelles. Elles ont maintenant été analysées. Ce sont des cellules cancéreuses. » Une pause est nécessaire. Après ce temps de silence, le médecin peut d'emblée donner la parole : « Nous sommes donc devant un cancer, est-ce que cela donne du sens à ce que vous éprouviez ? »

Le principe de reprendre ce qui a été dit et de le résumer peut sembler répétitif, mais il est nécessaire, car dans cette situation très angoissante, le patient a beaucoup de mal à retenir des nouvelles qu'il souhaiterait rejeter au plus profond. Les méthodes utilisées en pédagogie ou en sciences de l'éducation sont utiles ; utiliser des supports graphiques, synthétiser, vérifier la compréhension du patient en lui demandant de reformuler ce qui a été dit : « Finalement, qu'avez-vous retenu de ce que j'ai pu vous dire ? » Toutes ces méthodes favorisent **l'appropriation de la maladie et du diagnostic**. Il ne faut jamais oublier qu'à la sortie de la consultation, le patient va se muer en annonceur à son tour : c'est lui qui va dire à son conjoint, ses parents ou ses enfants son propre diagnostic. Cette idée peut d'ailleurs permettre au médecin de s'assurer une forme d'alliance avec le patient. Cela peut renforcer le patient positivement que de se voir amené à son tour à parler avec ses proches. Une question intéressante permettra de vérifier l'intégration de l'information en demandant : « Et maintenant, comment allez-vous annoncer votre maladie à vos proches ? »

Cinquième étape.
Les réactions affectives du patient

Il est artificiel de séparer cet aspect de l'ensemble de la relation médecin-patient lors de la révélation d'un diagnostic de cancer, mais pour mieux faire saisir son importance, nous avons choisi de « sortir » la partie affective du contexte de l'information. Nous sommes maintenant dans la situation où le diagnostic a été donné et où le patient est en train de sortir du vertige ou de se relever après ce qu'il qualifie parfois de « coup d'assommoir ». Les précautions ont bien été prises, mais le patient connaît maintenant le difficile passage de l'autre côté de la barrière où « résident » les personnes saines, voire invulnérables. Nous vivons tous, une bonne partie de notre vie, avec ce fantasme d'invulnérabilité… jusqu'à ce que nous tombions malades. Un « ressort psychique » peut alors être brisé, celui qui provoque la jubilation infantile de se croire tout-puissant, celui aussi qui permet de prendre des risques inconsidérés dans sa jeunesse, ou de dénier sa fragilité. Ce ressort est souvent définitivement brisé avec le cancer. En revanche, pour certains patients, la révélation peut les soulager de l'incertitude, tandis que d'autres enfin vont trouver certains bénéfices dans le changement d'existence qu'ils anticipent du fait du cancer. En clair, si globalement le cancer entraîne des réactions qui peuvent être dramatiques, la présentation humaine, humaniste du cancer par le médecin, sa recherche d'établissement d'une relation, son intérêt pour tout ce qui concerne le patient, vont largement faciliter l'échange sur la révélation du cancer. Aborder les réactions affectives avec sérénité est possible à condition de se tourner maintenant vers les préoccupations profondes du patient.

« Qu'est-ce qui est difficile pour vous ? » ou : « Qu'est-ce qui est le plus difficile pour vous ? »

À nouveau, c'est une question vaste et ouverte qui s'intéresse sans *a priori* à ce qui concerne le patient globalement. Il est fort probable d'ailleurs que le patient cite un problème personnel ou familial plus qu'un problème médical. C'est en général ce que redoutent les médecins et, la plupart du temps, ils empêchent littéralement les patients de parler parce qu'ils confondent les intérêts psychosociaux avec des plaintes, au regard desquelles ils sont incompétents. Les patients le savent tellement d'ailleurs que le plus souvent ils soupirent : « Je ne veux pas vous embêter avec mes histoires, Docteur… » Donc finalement, soit les médecins bloquent la conversation, soit ce sont les patients qui la bloquent parce qu'ils anticipent la rupture de communication. Cette étape est sans doute le moment où le patient exprime le plus d'émotions. En effet, si l'annonce s'est faite progressivement, nous ne retrouvons pas un patient traumatisé ou sous le choc, mais une personne qui est face à une nouvelle importante, grave et qui produira un intense changement dans sa vie et celle des siens. Il est donc normal qu'elle réagisse fortement, le contraire doit même constituer un indicateur d'importantes défenses masquant une grande fragilité.

Après la révélation

Face à cet état émotionnel qui se traduit parfois par des larmes, des appels au destin ou à Dieu, le médecin a plusieurs missions :
- Permettre l'expression d'émotions :
- Détecter les émotions qui ne sont pas exprimées.
- Comprendre les émotions du patient sans pour autant se mettre à sa place.
- Explorer les émotions du patient avec sa permission et en étant respectueux.
- Différencier les émotions et en analyser l'intensité et les risques.
- Aider leur verbalisation, les reconnaître.
- Valider l'existence et l'intensité de ces émotions.
- Répondre aux émotions du patient.

ACCUEILLIR LES ÉMOTIONS

Le luxe de détails avec lequel nous décrivons les compétences du médecin à détecter les émotions ne nous fait pas oublier que celles-ci sont en général inconsciemment repérées et traitées, sans que le médecin ait besoin du recours à une check-list de ce type. Cependant, l'évitement des émotions, la réassurance prématurée, les conseils ou les informations objectivantes vont avoir tendance à bloquer les émotions du patient et ceci est souvent reconnu par le médecin. *Le médecin bloque les émotions de son patient parce qu'il les redoute, il ne sait pas quoi en faire, elles le confrontent à sa propre histoire.*

L'évitement des émotions a longtemps été l'apanage de ces médecins « froids », scientifiques, drapés dans leur dignité… Ils sont en général repoussés par les patients qui voient en eux les annonciateurs de l'isolement et de l'abandon.

La réassurance prématurée, en revanche, ne laisse pas le temps au patient de faire son chemin. Elle raccourcit le temps d'expression du patient, le médecin ne l'écoute pas ou répond systématiquement sur le mode médical :

— Docteur, j'ai peur, je crois que je vais mourir. Ce sont surtout mes enfants, comment vais-je leur dire ?

— Mais vous n'allez pas du tout mourir ! Qu'est-ce que vous me chantez là ! Regardez, nous n'avons pas parcouru la moitié du chemin. La première ligne de chimio n'a pas marché. Heureusement, nous avons encore la radiothérapie, puis nous compléterons par une autre chimio, vous verrez…

— Je n'en peux plus, mes enfants s'inquiètent, je devrais peut-être arrêter…

— Dans votre type de cancer, on voit souvent des non-réponses, mais dans les dernières études, l'ajout du 5-FU a donné de bons résultats.

— Ma fille a arrêté de travailler pour moi, ma femme est épuisée. Je me sens vraiment coupable de tout ce qui arrive…

— Ne vous inquiétez pas, j'ai déjà prévenu l'hospitalisation à domicile, voulez-vous qu'ils viennent à la maison pour faire l'évaluation du projet de traitement ?

À aucun moment dans cet extrait, le médecin ne se penche sur l'angoisse, la culpabilité du patient. Par une véritable fuite en avant, il évite les questions, n'identifie ni ne valide l'éprouvé de son patient.

Les conseils systématiques sont également à proscrire. Le médecin doit plutôt d'abord tenter d'obtenir la verbalisation des besoins du patient afin d'y répondre éventuellement et de lui permettre une plus grande satisfaction dans la possibilité de contrôler sa maladie. Les conseils « ferment » les patients qui n'osent plus poser de questions et encore moins agir différemment de ce qui a été préconisé.

Les émotions du patient concernent toujours ses préoccupations principales. Lorsqu'elles sont psychologiques, elles donneront lieu à la proposition d'un soutien. Le soutien permet au patient d'exprimer plus librement ses opinions et ce qu'il ressent. Si le médecin reste ouvert, facilite les dires du patient en les reprenant, accepte les pleurs ou les plaintes, le patient se sentira reconnu et même restauré dans son estime de lui-même. Le toucher est également facilitateur, tendre un mouchoir est un geste qui se veut consolateur et qui, en même temps, reconnaît la situation.

Au total, cette cinquième étape qui apparaît aux médecins inexpérimentés comme une épreuve, est au contraire un moment où le médecin se confronte à ses propres sentiments et où il rencontre une émotion forte. Les groupes Balint de médecins montrent que ce sont ces turbulences de la consultation qui forment véritablement les médecins à la relation et à leur métier de clinicien. La question n'est pas d'acquérir des techniques de communication. La connaissance de ces techniques ne donnerait en aucun cas d'authenticité au médecin car elles relèveraient d'un apprentissage. Le fait de parler de ses patients et donc de soi, au travers du contre-transfert éprouvé pour le patient (le contre-transfert est l'ensemble des sentiments déjà éprouvés par le médecin dans ses relations avec ses parents et retrouvés dans la relation avec le malade), permet de prendre conscience et de relativiser la relation.

Pour le patient, c'est un moment qui peut s'avérer d'une grande qualité humaine. Le patient qui rencontre un médecin compréhensif, à l'écoute, avance aussi sur la voie intérieure proposée par l'événement maladie. Il a l'impression de trouver de nouvelles compétences en lui-même, il fonde une alliance thérapeutique. Les patients qui établissent une relation de qualité avec leur médecin et leurs soignants ont souvent une plus grande satisfaction et une meilleure qualité de vie pendant leurs soins et dans les suites de la maladie. Le cancer ne sera plus représenté comme le souvenir détestable à chasser définitivement, mais comme une épreuve qui a favorisé des liens nouveaux, source d'une véritable croissance psychique pour le sujet.

Sixième étape. Résumer la situation et élaborer la suite de la relation

Le patient attend maintenant du médecin une aide concrète, une organisation de la situation à venir. Cette attente est professionnelle, elle découle du fait que le médecin a fait preuve d'empathie et non de sympathie. Il a en effet laissé s'exprimer les émotions du patient, il les a comprises, mais il ne s'est pas mis à sa place comme un ami qui compatit, il s'est réservé pour apporter ses compétences au patient. Il est donc logique maintenant qu'il se charge du traitement. Après avoir démontré qu'il était capable d'établir une relation humaine, il est fondamental que patients et médecins reconnaissent que cette relation humaine fait partie de la relation thérapeutique. S'il a demandé au patient quelles étaient ses principales préoccupations, le médecin va maintenant s'enquérir de faciliter les traitements du patient au regard de ce qu'il demande et de ce qui est possible dans l'agenda du service. Pour cela, le médecin va tenter de résumer la consultation, il insistera sur le déroulement des événements qui précédaient la découverte du cancer, il évoquera la dialectique du diagnostic, puis s'arrêtera après l'évocation du diagnostic précis. Ici, il peut demander au patient : « Peut-être avez-vous d'autres questions à me poser maintenant ? » Ce résumé a en effet pu provoquer d'autres émotions, d'autant que le patient se sent revêtir petit à petit une nouvelle identité, celle de « malade ». Il résiste encore, bien sûr, et ce parce qu'il ne présente pas de troubles bien définis. Le médecin va cependant l'y encourager en lui présentant les avantages de ce nouveau statut. Le fait qu'il reconnaisse la difficulté d'arrêter temporairement de travailler, les changements familiaux qui risquent d'intervenir, les retentissements sur l'humeur doivent être contrebalancés par l'idée du suivi. Ce suivi peut être présenté sous la forme d'une sorte de contrat pour le futur. Outre le futur proche qui sera marqué par une nouvelle consultation consécutive à la consultation d'annonce pour vérifier son inno-cuité et poursuivre la relation, c'est une forme de promesse de disponibilité, de compréhension et de non-abandon.

Des questions majeures peuvent survenir à ce moment, en particulier celles que les Anglo-Saxons résument dans le *D-word*. Ce mot de mort (*death*) vient comme une provocation pour certains ; pour d'autres, il permet de montrer l'abord d'une autre philosophie de la vie. La plupart en parleront de façon déplacée ou avec humour. Le médecin ne s'échappera pas là aussi, au contraire il pourra reprendre en employant le mot « mort » ou « mourir » : « Il est difficile de parler de la mort, mais sachez que nous pourrons toujours l'aborder ensemble. » Ou encore : « Vous voulez dire que le fait d'avoir un cancer vous rapproche de la mort ? Nous abordons la situa-tion dans le service lorsqu'elle se produit, avec les patients, leur famille et les soignants. C'est difficile pour nous tous, mais n'hésitez pas à entamer le dialogue si vous souhaitez en parler. Par ailleurs, vous trouverez ici des personnes formées aux soins palliatifs, des psychologues, des aumôniers. Toutes sont à votre disposition, si vous le souhaitez. »

La consultation se termine par une chaleureuse poignée de main et se prolonge par la rencontre avec l'infirmière qui va reprendre les différents points abordés par le médecin en demandant au patient comment la consultation médicale s'est passée. La mission de l'infirmière est de donner une confirma-tion de l'accueil du patient comme personne unique, elle se charge de répondre aux questions supplémentaires du patient et va élaborer avec lui son programme pour un futur proche. Cette seconde consultation avec un nouvel interlocuteur est très appréciée, car le médecin apparaît moins comme un « personnage tout-puissant », mais plutôt comme le leader d'une équipe médicale orientée vers la prise en charge globale du patient.

Repère médecin/patient

En résumé, les six étapes de l'annonce du diagnostic de cancer :

1. Avant l'annonce : la préparation

- Qui est le patient ? Quels sont ses antécédents ?
- Vient-il avec des proches ? L'entrée en contact devrait être naturelle, humaine, authentique.
- Prendre conscience de ce qu'évoque le patient au médecin lui permet de pondérer la violence de l'annonce.
- Poser le cadre de la relation, afin de stabiliser la situation.

2. Que sait le patient ?

- Quelles sont ses représentations de la maladie ? Laisser le patient narrer son histoire.
- Que sait-il de sa maladie (plus ou moins objectivement) ?
- Que pense-t-il de sa maladie ?

3. Que peut entendre le patient ?

Jusqu'où est-il disposé à entendre ? Le partage de l'information s'appuie sur un discours concret avec peu de vocabulaire technique et médical. Chaque mot scientifique doit être expliqué. Ne pas hésiter à différer les avancées pour permettre l'intégration progressive.

S'aligner sur ce que demande le patient.

Donner l'information pas à pas après un « avertissement » pour vérifier que le patient est prêt.

4. Le partage de l'information et la révélation du cancer

Après chaque série informative, résumer.

L'alternance information objective-relation subjective empathique permet d'alléger la révélation.

- Utiliser un langage de tous les jours, clair et simple.
- Vérifier que l'information est bien reçue en demandant au patient de dire ce qu'il a compris.
- Le risque de rechute dépressive ne doit pas être évincé par le médecin.

5. Les réactions affectives du patient

Il ne s'agit pas d'une étape proprement dite, puisque se préoccuper des réactions affectives du patient est une motivation constante du médecin. Identifier et reconnaître les réactions du patient permet de les prendre en compte et d'aborder la possibilité d'être aidé, soit dans la relation thérapeutique avec le médecin, soit par un tiers.

6. Résumer la situation et élaborer la suite de la relation

- Organisation et assurance du suivi.
- Alliance thérapeutique et « contrat » explicite de non-abandon.

TRANSFORMER LES MAUVAISES NOUVELLES
EN ÉVÉNEMENTS INTÉGRABLES PAR LE PATIENT

La question de la mauvaise nouvelle est, d'un point de vue phénoménologique, une question récente dans le monde occidental. Le fatalisme, qui était de mise au Moyen Âge, perdure encore chez de nombreuses personnes. Celles qui pensent ou qui sont inconsciemment assurées d'être soumises à leur destinée ne sont pas forcément les moins bien loties : elles ont tendance à accepter ce qui leur arrive mais se « battent » moins contre l'adversité. Elles acceptent mieux la régression et souffriront moins devant la diminution de leurs capacités. Les plus « battantes », au contraire, auront du mal à renoncer à leur aptitude à l'action, elles pâtiront alors beaucoup plus d'une restriction de leur contrôle sur leur vie. En psychologie de la santé, un concept « moderne » désigne ce sentiment d'être libre d'agir sur sa propre vie ou au contraire d'être passif par rapport aux événements. Le *locus of control* est en fait le lieu de contrôle de sa vie : est-il interne ou externe ? Puis-je contrôler ce qui m'arrive ou au contraire suis-je pieds et poings liés devant les événements ?

Le paternalisme médical jouait sur ce modèle puisqu'il augmentait le sentiment de passivité du malade (le médecin lui demandait d'avoir confiance et de le laisser faire) et mettait le patient dans une attitude fataliste : « Ne vous posez pas de question, vous avez le cancer, c'est comme ça, laissez la médecine agir... » Aujourd'hui, la part croissante de responsabilisation du malade modifie cette possibilité de soumission à la maladie (destinée) et à la prise en charge médicale. Nous sommes dans une période de transition qui montre que la révélation d'un diagnostic de cancer n'est qu'un exemple de l'évolution morale de notre société : plus d'information, un niveau d'éducation plus élevé entraînent une demande de responsabilité. Parallèlement, plus de responsabilité implique d'assumer seul la charge d'un événement alors qu'auparavant l'on pouvait s'en décharger sur la fatalité, l'impossibilité d'agir. Nous sommes parvenus à un choix pour certains, celui d'assumer, pour d'autres celui de renoncer... Le médecin doit être conscient de ces changements et déterminer comment le patient a tendance à faire face aux événements. Cette question est subjective et nombreuses sont les personnes qui n'ont pas conscience de leur manière de faire face. Il est frappant de lire dans les témoignages d'anciens malades comment ce point a joué dans l'histoire de la maladie et des traitements. C'est pourquoi le médecin peut s'orienter en interrogeant la capacité du patient à faire face aux événements de l'existence et ainsi entamer une relation appelée à durer.

Le corps et la tête
face aux effets du cancer

Les manifestations pathologiques du cancer au niveau du corps (les manifestations somatiques) sont nombreuses et dépendent du siège de la maladie, de son extension locorégionale et à distance. S'ajoutent à ces troubles les effets secondaires des traitements qui, par leur importance, font parler parfois de « deuxième maladie ».

Les premiers signes

➤ *La nature et la gravité du cancer*
ne sont pas corrélées aux premiers symptômes

Les troubles révélateurs de la maladie sont, comme nous l'avons vu, le plus souvent modestes voire absents. En présence de signes modestes, la suite des événements dépend pour beaucoup de l'attitude psychologique de la personne concernée. Certains n'y attachent guère d'intérêt : les « durs au mal », les « trop occupés » dans la vie qui ne se posent pas de questions inquiétantes, ceux qui préfèrent repousser l'idée d'une maladie grave angoissent et s'enferrent dans le déni comme si de rien n'était. Beaucoup d'autres heureusement réagissent en demandant un avis médical. Et s'il est vrai que le fait d'attendre sans consulter devant des troubles mineurs, augmente le risque d'avoir un cancer de mauvais pronostic, la consultation précoce, cependant, ne débouche pas forcément sur un cancer de bon pronostic. En terme médical, on dit qu'il existe en cancérologie une mauvaise corrélation anatomoclinique. À l'inverse, les troubles révélateurs peuvent être importants, ne permettant aucune hésitation. Il peut s'agir même d'une urgence telle qu'une occlusion, une insuffisance respiratoire...

> ➤ *Les signes les plus courants de la maladie*

Les manifestations somatiques de la maladie peuvent être **physiques**, objectives, visibles ou palpables. Elles peuvent aussi être **fonctionnelles** (*subjectives*), sous forme de douleurs isolées ou associées à des difficultés perçues dans le fonctionnement de certains organes. Les douleurs sont rares, mais concourent à gêner considérablement les patients qui, parfois, ne prennent conscience du cancer qu'avec elles. Mises au premier plan, elles sont l'argument majeur de consultation et d'échange avec les médecins, les soignants et les familles.

Les premières manifestations du cancer peuvent survenir sous forme de **troubles généraux** non spécifiques (c'est-à-dire qui peuvent être aussi observés dans d'autres circonstances), essentiellement l'amaigrissement et la fatigue.

Lors des consultations de début, puis de surveillance en cours de traitement, les plaintes fonctionnelles sont enregistrées et mesurées, puis comparées. Selon le trouble, la mesure obtenue sera différente. Par exemple :
  - le nombre de mictions de jour et de nuit pour une tumeur vésico-prostatique ;
  - le type d'effort obligeant à l'arrêt de l'activité à cause de la gêne respiratoire (dyspnée) pour une tumeur thoracique (nombre de mètres parcourus, nombre d'étages) ;

– l'intensité de la douleur mesurée par une échelle visuelle analogique ; le type de médicament et la quantité prise pour obtenir l'arrêt de douleurs, etc.

L'autoévaluation du malade est évidemment la meilleure pour juger des conséquences de ces troubles fonctionnels. Mais il est nécessaire, pour le médecin, de poser des repères afin de juger de l'évolution de la maladie ou de la posologie des doses à adopter pour juguler la douleur. Ces mesures permettent aussi d'apprécier l'importance de la gêne fonctionnelle provoquée par le cancer et de juger de l'efficacité des traitements.

➤ *Aux signes subjectifs s'ajoutent les appréciations médicales*

Les manifestations subjectives vont être considérées comme objectives lorsqu'elles correspondent aux signes physiques de la maladie et à une imagerie de la tumeur. L'examen clinique donne des informations plus ou moins précises selon le siège plus ou moins profond de la tumeur. Lorsque la tumeur est accessible, elle est décrite avec schémas, mensurations et éventuellement photographies. En cas de traitement sans exérèse (extraction) chirurgicale, son évolution pourra être observée et suivie par les signes cliniques plus facilement. Pour les tumeurs peu ou pas accessibles à l'examen clinique, c'est l'imagerie qui permettra cette surveillance. Les possibilités actuelles de l'imagerie permettent une analyse précise, détaillée, reproductible de la tumeur et de ses extensions éventuelles.

À l'étude de la tumeur et de ses conséquences fonctionnelles, il faut ajouter l'étude de l'état général.

Un indicateur de l'état général :
l'échelle de performance physique de Karnofsky

Jusqu'à la fin de la Seconde Guerre mondiale, en Europe, l'état général du patient permettait au médecin d'émettre un avis sur le pronostic de survie. La plupart des médecins le faisaient dans le plus grand respect et avec une vision déontologique de l'être humain, c'est-à-dire qui favorisait la survie de l'individu au maximum, mais dans les limites raisonnables de son milieu de vie. Ainsi, dans les campagnes, cette survie était pondérée par la possibilité de laisser le patient occuper un rôle qui lui convenait ou convenait aux siens, ainsi une vieille dame atteinte d'Alzheimer surveillait plus ou moins les poules, tandis que le grand-père au dos brisé faisait encore réciter ses leçons au petit dernier. Jay Katz (1984) avait toutefois observé, pendant ses études, un médecin hospitalier qui n'évoquait pas, dans les années 1960, la possibilité de subir des hémodialyses à l'hôpital à un vieux fermier, parce qu'il assurait que cela eût impliqué un déménagement en ville que n'aurait pas supporté le malade. Il valait mieux lui affirmer l'inexorabilité de son affection plutôt que lui faire croire qu'il supporterait les conditions du traitement. Aujourd'hui, on demanderait au paysan de choisir, et peut-être ce dernier accepterait-il les transferts trihebdomadaires, mais pour quelle qualité de vie ?

De manière plus claire de nos jours, on ne travaille plus seulement sur la quantité de survie, la multiplication des capacités ou des aptitudes, mais on retient désormais pour critère l'appréciation du malade sur lui-même. Depuis Karnofsky qui, en 1949, propose aux médecins pour la première fois d'évaluer l'impact du cancer et de ses traitements sur leurs patients, ce qui est loin de prendre en compte la subjectivité mais permet une amélioration considérable, l'idée de la qualité de vie est latente. Le fait d'intégrer des données extérieures au corporel et au « fait médical » va, en revanche, contribuer à la prise en compte de la qualité de vie. Ces dimensions concernent des aptitudes matérielles comme se mouvoir, se nourrir, excréter, respirer. L'échelle de Karnofsky cependant échappe au malade qui ne participe pas à son évaluation, comme échappe au médecin le besoin d'entrer en relation pour jauger et juger des aptitudes de celui qu'il a soigné. Les indicateurs de qualité de vie vont fort heureusement bien évoluer, à partir de ce premier indice, qui est toujours utilisé de nos jours.

Observer l'évolution de l'état général comprend l'enregistrement du poids et de ses variations dans le temps. C'est la référence au poids habituel qui est importante. Une perte de 10 % par rapport à ce poids de référence est habituellement considérée comme très significative avec une valeur pronostique péjorative. Les troubles fonctionnels correspondants sont l'anorexie (la perte d'appétit), l'asthénie (la fatigue), l'insomnie. Sur le plan biologique, la dénutrition peut se traduire par une anémie et une diminution de l'albumine plasmatique.

➤ *Lorsque le cancer est visible*

La tumeur et ses extensions régionales ou métastatiques peuvent être *visibles,* ce qui est psychologiquement très éprouvant pour le malade, en particulier lorsqu'il peut voir de lui-même l'augmentation en volume et en nombre des anomalies, et encore plus si ces tumeurs sont au niveau d'une zone découverte plus moins facile à cacher au regard d'autrui. Si de plus ces lésions sont ulcérées, ce qui arrive le plus souvent après un certain temps, les suintements, les saignements, les odeurs rendent la vie du malade véritablement dramatique lorsqu'il voit la gravité de sa situation dans le regard de ses proches qui de plus se mettent à l'éviter.

L'importance de l'appétit

Pour beaucoup, l'appétit est une sensation subjective que chaque individu jauge plus ou moins consciemment comme un révélateur de sa santé physique et psychique. La révélation du cancer qui peut générer un grand stress a souvent des effets anorexigènes dans un premier temps. Cette sensation d'avoir perdu la faim devrait normalement s'estomper. Mais avec les investigations biologiques ou par imagerie, avec les nouvelles relations au monde soignant et le bouleversement du rythme de vie, l'appétit reste soumis à de fortes variations. De plus, la mise en route des perfusions de chimiothérapie n'améliore pas l'appétit dans un premier temps. Lorsque, en revanche, c'est le cas avec certains nouveaux traitements comme l'hormono-thérapie, on observe très nettement (dans un premier temps) une certaine réassurance chez les patients qui grossissent. En effet, outre que ne pas avoir faim est l'indice d'une mauvaise santé chez beaucoup (y compris chez les femmes qui suivent un « éternel régime »), l'amaigrissement renvoie à l'approche de la mort. Les représentations de la danse macabre du Moyen Âge font cette approximation entre maigreur, décharnement et squelette. Il n'est pas rare, par ailleurs, de rencontrer des patients qui s'assimilent à des survivants d'Auschwitz ou de Buchenwald en considérant leur amaigrissement. Mais ici, ils font certainement un amalgame entre leur apparence corporelle, leur alopécie, leur tenue en pyjama et le sentiment de coercition qu'ils éprouvent à l'hôpital. Il s'agit sans doute aussi de toute une génération d'après-guerre marquée par les images du retour des survivants des camps de concentration nazis. Mais cette image est suffisamment forte et fréquente pour inspirer une réflexion sur la relation que font certains patients entre amaigrissement et destinée fatale.

La force du déni

Les médecins sont toujours extrêmement surpris de rencontrer, lors d'une première consultation, des patients avec des stades très avancés et spectaculaires de leur cancer. Ces patients, rares, sont souvent peu informés et ont tendance à négliger leur état physique d'une manière familiale et culturelle, ou en raison d'une faible estime d'eux-mêmes. C'est le cas d'une femme qui vit à la campagne, seule au milieu de ses animaux. L'odeur de son cancer du sein, très inflammatoire, alerte sa sœur qui la supplie de consulter son médecin généraliste. La patiente ne voit jamais le médecin, c'est, dit-elle, un « signe de sa bonne santé ». Le médecin, autoritaire, prend sans discuter immédiatement rendez-vous dans le service de sénologie de la ville voisine. Poussée par sa sœur, elle s'y rend. Toujours très « carrée » dans ses raisonnements, il lui semble vraisemblable de « couper le mal », elle accepte donc une amputation du sein. Elle la supporte admirablement bien et est heureuse de s'être fait « chouchouter » pour la première fois dans sa vie. Elle accepte, trois mois plus tard, une plastie reconstructrice de sa poitrine. Cette patiente retourne dans sa campagne en pleine forme avec un pronostic relativement bon. La chirurgie a correspondu, pour elle, à une forme d'extirpation du mal aussi radicale, dans ses représentations, que la médecine vétérinaire à laquelle elle adhère pleinement pour les animaux dont elle a la charge. Cette patiente dénie ses propres réactions émotionnelles, elle a été élevée à la dure, elle ne voit pas pourquoi elle serait différente de son environnement naturel. La maladie, sans cesse repoussée comme un frein dans son élan, s'est avérée un moment privilégié de repos. Elle s'est cependant montrée tout à fait disposée aux rencontres avec la psychologue. Le déni est ici un « mode de vie », une façon d'anéantir les affects pour rester tendue vers un but. Ce but est une sorte d'idéal du moi chez cette femme qui a toujours « fait bouillir la marmite » pour toute la famille depuis la mort de sa mère. Le passage à l'hôpital ne reste qu'une parenthèse enrichissante. Elle comblera nombre d'infirmières de petits cadeaux et d'attentions qui montrent son investissement et sa satisfaction d'avoir établi des liens. Avec la psychologue, l'investissement perdurera au travers de lettres, démarche originale pour cette éleveuse, qui la sortira transformée de l'épreuve du cancer.

➤ *Qu'est-ce que le déni ?*

Le déni est un mécanisme psychologique bien connu qui consiste à ne pas reconnaître inconsciemment tout ou une partie d'une réalité angoissante. La minimisation de la réalité ou son annulation sont en général très choquantes pour l'entourage soignant, elles peuvent parfois entraîner le déni de tout le groupe familial.

• Le déni peut aussi bien porter sur la signification d'un événement que sur l'émotion qu'il déclenche.

• Le déni porte sur une réalité présente comme sur l'anticipation d'une menace.

• Le déni survient surtout au tout début de l'affection cancéreuse. En cas de rechute, les troubles même mineurs sont presque toujours pris au sérieux immédiatement par le malade. Le retentissement psychologique de la récidive est très important mais ne conduit pas au déni. Le retard de consultation est rare. Un patient qui n'a jamais utilisé le déni ne le ferait au décours d'une rechute de sa maladie que si d'autres facteurs extérieurs entraient en jeu dans son acceptation. Souvent, le déni porte sur ce que ressent ou plutôt ce que ne ressent pas le malade.

Ainsi un patient qui apprend son diagnostic de leucémie aiguë se réjouit dans un premier temps, clamant qu'il a gagné son « année sabbatique ». Au mépris de toute angoisse, il ne voit que son arrêt de travail, dans un emploi qu'il n'avait jamais apprécié.

Le déni peut aussi porter sur les symptômes physiques. Il n'est pas rare de rencontrer des patients qui ne se plaignent pas et restent repliés sur leur douleur. Voilà le père de deux jeunes enfants qui passe ses journées à taper sur son ordinateur portable, alors qu'il présente une position antalgique et des rictus de douleur évidents. Les médecins sont consternés et lui demandent s'il souffre. Il répond que grâce à Internet, il veille la nuit sans s'ennuyer et qu'il peut répondre aux questions des enfants lorsqu'ils viennent à l'hôpital. Il sera très difficile d'installer un traitement antalgique chez ce patient qui « ne veut pas dormir ». Faut-il entendre qu'il ne veut pas mourir ? Sans doute, cependant il reste rigidement rivé à son écran et préfère les jeux vidéo aux échelles de douleur. Un entretien permet de mettre en évidence un déni pathologique qui rompt avec la réalité. Le patient, épuisé, finira par demander un soulagement afin de récupérer. La mise en place d'une perfusion d'antalgiques majeurs lui fera reconnaître son intérêt et accéder à un traitement au long cours permettant un mieux-être et surtout un échange beaucoup plus agréable avec ses deux garçons.

➤ *Déni adaptatif et déni pathologique*

Ces deux situations montrent qu'il existe deux formes de déni très différentes. D'un côté le déni adaptatif qui minimise les perceptions et empêche inconsciemment d'anticiper les menaces. De l'autre le déni pathologique qui refuse la réalité et construit une nouvelle réalité imaginaire.

Le déni adaptatif n'a souvent qu'un temps. Il sert à différer la réalisation de la menace de mort. Mais le plus souvent, la personne accepte le changement et s'ajuste progressivement. Le patient qui confie d'un air entendu : « Vous avez vu, on m'a mis en oncologie. Mais c'est parce qu'il n'y avait pas de place en cardio ! » est un patient qui ne peut accepter son diagnostic dans un premier temps. Quelque temps plus tard, malgré des symptômes initiaux dans la poitrine, le patient accepte de parler de son lymphome. Cependant, les symptômes qui l'ont précipité dans la maladie le font encore douter de la nature cancéreuse de cette maladie. Il évite soigneusement toute association de pensée entre chimiothérapie et cancer. Il se focalise peu après sur ses courbes de globules dans une angoisse de perte de contrôle qu'il attribue aux biologistes du service. Il a alors des cauchemars et se sent très mal à l'hôpital. Les entretiens psychologiques sont difficiles car ce patient est rigide et agressif. Cependant, il trouve un certain soulagement à parler de ses « petites manies ». La possibilité de se focaliser sur les courbes et les statistiques lui permet de différer l'angoisse. Il pense qu'il a une « maladie d'intellectuel ». Cela le valorise et lui permet de garder le contact avec l'équipe. Cependant, le passage d'un déni adaptatif dans un premier temps au déni émotionnel ne peut pas durer. Il se déprime très gravement au point de refuser de se regarder dans la glace (il baisse sans cesse ses rideaux pour éviter les reflets dans les vitres). Accepter de se déprimer, c'est aussi accepter d'être malade et donc différent. C'est un passage très difficile pour ce malade qui se voit « perdu ». Le traitement antidépresseur accompagné de la psychothérapie lui montrera que la continuité des relations avec l'équipe soignante est bien établie, malgré son sentiment d'être un mauvais malade (il avait souligné pendant sa période « calculs » qu'il était un « bon élève de la médecine »).

Finalement, on constate que le déni a des fonctions de protection de l'appareil psychique. S'il est tolérable pendant un moment, c'est que ce puissant mécanisme de défense ne peut tenir très longtemps. Il « coûte » en effet un peu trop d'énergie. Le malade qui refuse les médicaments contre la douleur finit par s'effondrer de fatigue du fait des insomnies ; celui qui lutte contre le diagnostic de cancer en prétendant devoir être hospitalisé en cardiologie se coupe des autres, parce qu'il perçoit leur étonnement. Nous comprenons bien que d'adaptatif, le déni peut devenir pathologique en se prolongeant ou en provoquant une rupture avec l'environnement social du fait de son incompréhension. Comme le déni est inconscient, vouloir le contrecarrer n'a pas de sens et contribue, au contraire, à le renforcer. L'approche psychologique consiste plutôt à rester à l'écoute du sujet, tout en lui montrant que, bien que ne partageant pas son point de vue, il est possible de dialoguer. Progressivement, la personne cessera de dénier la réalité et l'acceptera. Sinon, le risque est couru de transformer le refus en un déni pathologique qui peut parfois conduire au délire ou au mutisme, faute d'écoute.

➤ *Le déni est facilité par la présence virtuelle du cancer*

Le plus souvent maintenant, la présence de la tumeur et de ses extensions est objectivée par l'*imagerie* et les *endoscopies* sans qu'il y ait d'anomalie clinique objective perceptible par le malade. L'existence des anomalies n'est connue par le malade que par l'intermédiaire de ces examens. La connaissance vient d'un compte rendu et des explications d'un médecin et parfois d'une image bien identifiable, surtout si le malade a eu les explications qu'il souhaitait. Sur le fond, la signification de ces anomalies uniquement visibles sur les images, est identique dans son objectivité comme précédemment avec les signes physiques. Cependant l'effet psychologique est moindre. On peut les oublier plus facilement et vivre dans un certain déni, alors que les signes physiques, eux, sont là vingt-quatre heures sur vingt-quatre.

Les signes objectifs

➤ *Lorsque le cancer est seulement palpable*

Lorsque les anomalies sont seulement *palpables* – par exemple un ganglion ou une tuméfaction plus ou moins arrondie dans un sein ou une masse abdominale –, cela ne modifie pas l'image de soi à travers le regard des autres mais reste particulièrement inquiétant. Si les anomalies augmentent, l'effet psychologique peut devenir catastrophique.

L'échec des traitements spécifiques est le plus souvent à admettre dans ces situations. Et le malade sera bien placé pour l'admettre puisqu'il ne pourra pas se dissimuler à lui-même la croissance tumorale. En cas d'échec répété, ce seront alors les soins de support, les soins palliatifs, qui vont permettre au malade de repartir dans une démarche constructive avec l'équipe de soins chargée de cette prise en charge.

Mais heureusement, sous l'effet du traitement, le malade peut constater, à l'inverse, une diminution des anomalies. Cela produit alors un réconfort psychologique remarquable : le malade se remet à espérer franchement, sur des bases solides puisqu'il constate de lui-même l'amélioration obtenue par le traitement.

Il y a enfin la stabilisation des anomalies. Qu'elle soit précédée ou non d'une régression tumorale, il s'agit d'un état intermédiaire peu durable. La problématique psychologique est en pratique proche de celle accompagnant les situations avec croissance tumorale.

> ➤ *Lorsque le cancer se manifeste*

Il existe également des anomalies objectives qui traduisent indirectement la présence de la tumeur. C'est le cas des *hémorragies*. Les tumeurs sont hémorragiques car très vascularisées de façon anarchique, de sorte que le saignement fait partie des manifestations les plus fréquentes. Le sang peut s'évacuer par le nez pour les cancers de l'arrière-fond des fosses nasales (le cavum) ou les cancers des sinus de la face. Il peut se mêler plus ou moins à la salive pour les autres cancers ORL (cavité buccale, oro- et hypopharynx, larynx). Il peut apparaître dans une quinte de toux mélangé à l'expectoration ou à l'état pur : on parle d'hémoptysies (cancers bronchiques et autres tumeurs pulmonaires). Il peut se mélanger à l'urine et la colorer plus ou moins (cancers urologiques : vessie, rein, prostate). Il peut être évacué par l'anus sous forme de sang rouge, ou sous forme de sang noir car en partie digéré. Il provient de cancers pouvant siéger au niveau des différents étages du tube digestif, essentiellement estomac, gros intestin, région anorectale. Enfin il peut être d'origine génitale en rapport avec un cancer de l'utérus ou vaginal ou de la prostate. Tous ces saignements, quelle qu'en soit l'origine, sont très impressionnants sur le plan psychologique. En particulier si le saignement présente une certaine abondance le malade peut se sentir en danger vital à court terme. L'inquiétude est telle qu'il a le plus souvent tendance à exagérer l'abondance du saignement.

L'implication des médecins généralistes
dans le soutien du patient hospitalisé

Ici, l'importance de l'information est fondamentale pour sécuriser le patient. Plus les médecins recevront les patients pour écouter et expliquer, mieux le patient pourra supporter ces effets spectaculaires. Les médecins hospitaliers sont débordés ? Qu'à cela ne tienne, pourquoi les médecins généralistes qui ont des rapports différents et moins dramatisés avec leur patient ne viendraient-ils pas à l'hôpital ? La Sécurité sociale pourrait instaurer un forfait de visites bien remboursées au malade comme au médecin généraliste (transports, manque à gagner en termes de consultations à reporter), qui permettrait à un intervenant plus familier d'aider le patient à supporter les phénomènes angoissants.

➤ *Les troubles indirects associés au cancer*

Il peut exister des troubles indirects. Ces troubles observés peuvent aussi correspondre à une *compression* ou à un *envahissement de certains organes*. C'est le cas particulièrement spectaculaire de la jaunisse par compression des voies biliaires. En l'absence d'une désobstruction rapide, la couleur devient impressionnante pour le malade et son entourage alors que le fonctionnement hépatique se dégrade rapidement.

C'est le cas également des tumeurs à extension intra-orbitaire qui provoquent l'apparition d'une exophtalmie qui fait peur à tous, dès qu'elle devient importante. Enfin, c'est aussi au niveau du système nerveux que les troubles indirects sont très parlants avec des anomalies objectives à l'examen neurologique, et surtout, et c'est ce que remarque le malade, des perturbations fonctionnelles importantes, que nous présentons rapidement plus loin.

D'un point de vue psychologique, toutes ces manifestations sont difficiles à supporter, en particulier lorsqu'elles apparaissent brutalement. Les médecins vont très rapidement tenter de rassurer le patient. Mais avant de pouvoir le faire, ils doivent l'écouter afin de situer le niveau de l'angoisse et, parfois, les attributions causales que celui-ci peut développer pour y faire face. En fonction de l'état du patient, il est clair que l'approche psychologique est utile, voire nécessaire. Mais pour ne pas donner l'impression que le symptôme ne peut donner lieu qu'à un traitement psychique (à défaut du médical), il est judicieux de proposer au patient une consultation conjointe. Cette approche psychologique ne peut être directe, car trop de patients sont encore aux prises avec les préjugés : « Si je rencontre le "psy", c'est que je suis fou ou qu'il n'y a plus rien à faire… » Dans tous les hôpitaux, il serait nécessaire de présenter l'ensemble des membres du service une bonne fois pour toutes lors des premières heures de l'hospitalisation. Le cadre hospitalier s'en charge en général et les patients en sont toujours ravis. La loi donne la possibilité d'avoir un médecin de référence et un soignant de référence. Le psychologue, présenté au même titre qu'eux, peut être du même coup inclus dans les soins courants offerts par le service hospitalier. Ainsi, médecin et psychologue peuvent recevoir un patient ensemble et commencent à évoquer les aspects psychiques ou anthropologiques de la maladie. Un suivi avec le psychologue sera ainsi facilité pour aborder les aspects particulièrement difficiles voire dépressiogènes d'un symptôme particulier.

➤ *Que ressent-on du cancer ?*
Les signes fonctionnels

À côté des signes objectifs, existent les *signes fonctionnels* qui traduisent également la présence de la maladie, avec ou sans signes objectifs perçus par le malade. Ils sont particulièrement inquiétants car ils montrent que non seulement la tumeur est là mais qu'en plus elle altère le fonctionnement normal de l'organisme.

Quand la maladie est symptomatique sous traitement, les manifestations somatiques physiques et fonctionnelles peuvent revêtir des aspects très variés. En début de traitement (tumeur non opérée) on obtient plus ou moins rapidement un apaisement des troubles avec un résultat psychologique très positif. Lorsque la régression tumorale est lente à obtenir, la symptomatologie peut s'aggraver passagèrement à cause de l'inflammation locale provoquée par le traitement.

Ces effets négatifs des traitements sont considérés parfois comme « deuxième maladie » ou comme « maladie dans le traitement » ou encore « traitement pathogène ».

Les conséquences psychologiques peuvent être graves si la situation n'est pas expliquée à temps au malade et si la prise en charge symptomatique n'est pas réalisée de façon correcte. Sans explication le malade peut penser, en toute vraisemblance, que le traitement échoue puisqu'il ne voit pas d'amélioration et être tenté de vouloir l'abandonner. Dans ce cas, des soins de supports sont envisagés pour juguler l'aggravation des troubles.

L'apparition de gênes dans les actes élémentaires de la vie peut signer une aggravation. Pour que celle-ci ne soit pas synonyme de panique, elle doit faire l'objet d'une consultation médicale réaliste mais dédramatisante.

➤ *Des gênes au quotidien*

Certaines gênes sont directement en rapport avec la présence de la tumeur. La gêne est alors locale, mécanique. Ce peut être une *gêne pour avaler* plus ou moins douloureuse (une dysphagie). Elle peut s'accompagner de fausses routes. Elle oblige à modifier la quantité et la qualité de l'alimentation qui doit rester suffisante. Elle peut retentir sur l'état général et conduire à la pose d'une sonde alimentaire ou à la réalisation d'une intervention de dérivation.

• Une *gêne pour respirer* (une dyspnée). Cette gêne peut n'apparaître qu'à l'effort ou, au contraire, être permanente au repos. Elle peut s'accompagner de toux et suivre des épisodes d'aggravation. Dès qu'elle est permanente, elle peut devenir une menace vitale. Une amélioration symptomatique durable passe par la suppression ou la diminution de l'obstacle ou son contournement (une trachéotomie pour une tumeur du larynx par exemple). L'oxygénothérapie améliore le plus souvent la situation fonctionnelle des malades.

• Une *gêne pour parler* (une dysphonie). La voix est faible, de tonalité modifiée ou avec une prononciation déformée. Ces difficultés pour s'exprimer impressionnent l'entourage et inquiètent le malade qui craint de n'être plus compris.

• Une *gêne pour voir* par atteinte directe de l'œil est rare et à mettre en rapport avec certaines tumeurs spécifiques de l'œil et certaines métastases. Il en est de même en matière de *gêne pour entendre*.

• Une *gêne concernant le transit intestinal*. Au minimum il s'agit d'une constipation avec des douleurs coliques plus ou moins nombreuses et intenses. Des épisodes de subocclusion peuvent survenir et s'avérer particulièrement pénibles. Au pire, il s'agit d'une occlusion véritable nécessitant une prise en charge urgente par l'équipe médico-chirurgicale. Les ballonnements et les douleurs coliques sont particulièrement pénibles et anxiogènes. En l'absence de traitement chirurgical possible ou d'un traitement spécifique efficace, une prise en charge palliative est entreprise.

• Une *gêne pour uriner*. Il peut s'agir d'une difficulté pour uriner douloureuse ou non (une dysurie) mais également d'une envie fréquente d'uriner (une pollakiurie). Les deux sont le plus souvent associées. De même qu'une incontinence plus ou moins importante. Tous ces troubles altèrent beaucoup la qualité de vie et en particulier le sommeil.

• Une *gêne dans l'activité sexuelle*. Une compression pelvienne voire un envahissement vaginal rendent les rapports douloureux. Le retentissement psychologique des séquelles thérapeutiques d'un cancer de la prostate est vécu parfois avec honte ou colère ; il mérite, comme toutes les difficultés sexuelles, d'être envisagé par le médecin (les médecins devraient systématiquement poser la question).

> ➤ *Les troubles fonctionnels
> d'origine neurologique*

Ils peuvent concerner le système nerveux central ou le système nerveux périphérique et proviennent de tumeurs rares ou de métastases en général dépistées à temps.

• *Au niveau du cerveau et du tronc cérébral*, qu'il s'agisse d'une tumeur primitive ou de métastases, de nombreux troubles déficitaires peuvent être provoqués : en particulier une hémiplégie droite avec aphasie ou une hémiplégie gauche. La paralysie de l'hémicorps se fait progressivement et non pas brutalement comme dans un accident vasculaire cérébral. Cette paralysie entraîne une dégradation majeure de l'état physique empêchant une vie normale, rendant dépendant des autres, avec en plus un espoir limité de récupération sous l'effet d'un traitement chirurgical, radiothérapique ou médical. L'aphasie, en plus, coupe la communication avec l'entourage : le malade comprend, mais ne peut pratiquement pas s'exprimer. Cela peut constituer un vrai drame pour lui et son entourage. Ailleurs ce sont des crises convulsives qui apparaissent, correspondant à une excitation pathologique d'une zone motrice du cerveau.

Qu'elles soient localisées ou généralisées avec perte de connaissance, ces crises sont très impressionnantes pour l'entourage. Le malade peut se blesser à l'occasion d'une crise généralisée et surtout en l'absence d'un traitement adapté, un état de mal épileptique peut survenir mettant en jeu le pronostic vital. La crise terminée, le malade se retrouve en situation normale. Mais sur le plan psychologique il se sent menacé en permanence. L'entourage médical a surtout pour mission d'informer et de présenter les différents spécialistes qui régleront les problèmes très spécifiques, dans le cas par exemple de la neurologie. Le cancérologue a pour mission d'effectuer au maximum les liens pour le malade et, si possible, de participer aux consultations spécialisées avec le confrère. À défaut, le médecin généraliste pourra effectuer ce travail indispensable de liaison.

• *L'atteinte du tronc cérébral est rare.* Elle se manifeste par des paralysies de nombreux nerfs crâniens donnant l'impression que plus rien ne va au niveau tête et cou (dysphonie, fausses routes, paralysies oculaires…).

• *La moelle épinière* est souvent menacée par des compressions extra-médullaires, essentiellement d'origine osseuse, vertébrale. Le risque est la constitution d'une paraplégie vite non récupérable si on la laisse s'installer.

Au total, reconnaissons que cette présentation peut paraître décourageante. Cependant, ces difficultés ne touchent pas les cancers les plus fréquents lorsqu'ils sont repérés à leurs débuts. Ici, ce sont surtout les cancers plus rares ou les effets des métastases qui se traduisent par ces gênes et leurs conséquences. Il est cependant honnête de conserver en mémoire ces possibilités d'aggravation afin de limiter la possibilité de se soustraire aux signes avant-coureurs qui ne manquent jamais de se manifester.

Le corps et la tête face
aux effets des traitements

De nombreuses personnes redoutent les effets des traitements plus que ceux du cancer. Chimiothérapie et radiothérapie ont longtemps gardé une mauvaise réputation, elles sont pourtant aujourd'hui beaucoup mieux contrôlées.

Rendu malade… par les traitements

Singulière maladie que ce cancer. Pas de symptôme initial. Pas de douleur qui signale un quelconque dérèglement de l'organisme. Puis ce passage à l'hôpital. On se demande s'il est possible de revêtir des pyjamas en plein jour, on veut bien s'allonger pour faire plaisir… La perfusion est installée. L'odeur est un peu étrange, acide… Et puis l'univers bascule. On comprend la nécessité d'être hospitalisé, on réalise que c'est pour de bon. Le fantasme d'invulnérabilité nous a quitté d'un seul coup. On se rappelle adolescent, le sentiment de toute-puissance qui permettait de passer des nuits sans sommeil ou de prendre des risques extravagants. On se sent à la merci de tout maintenant, dépendant et fragile. L'immensité déroutante de certains hôpitaux, l'impression d'être perdu dans un no man's land contribuent à une certaine impression de dépersonnalisation. Malgré de nombreux efforts d'humanisation (à la fois architecturaux et dus au personnel), la première nuit est souvent délicate, car c'est à ce moment que l'on réalise sa fragilité. Cette intense solitude, ces bruits inhabituels, ces gens différents des proches. Il n'est pas rare de rencontrer les malades en pleurs lors de la première nuit. C'est un moment très difficile que connaissent bien les personnels qui veillent sur le bon déroulement des soins. Il suffit que les infirmières ou les aides-soignantes leur disent quelques mots, les rassurent et parfois les invitent dans le poste infirmier pour que ce service qui semblait hostile s'apprivoise progressivement. Il est en effet paradoxal de ressentir le soin d'une maladie grave indissociablement lié à une coercition qui s'exerce brutalement sur un sujet désemparé par un changement auquel il ne s'est pas préparé. Toute l'importance de visiter le service et les chambres à l'avance a été bien perçue par l'encadrement hospitalier qui le propose dans certains cas. Enfin, les effets secondaires des traitements risquent d'être assimilés à une nouvelle maladie. En effet, ce n'est pas le cancer qui provoque l'alopécie, les vomissements, le malaise généralisé, c'est le traitement. En revanche, la fatigue peut lui être attribuée, de même qu'une certaine forme de ralentissement qui a longtemps été pris pour une dépression.

Ce paradoxe cancer/traitement est à l'origine de l'ambivalence que supportent médecins et soignants : ce sont eux, les « semeurs de mauvaises nouvelles », eux ensuite qui « installent » vraiment la maladie avec leurs thérapeutiques, eux enfin qui sont à l'origine de la perte des cheveux, des ennuis digestifs, des suites de la radiothérapie ou de la chirurgie. Il n'est pas étonnant que cette hostilité à l'encontre des soignants, se retourne ensuite contre le propre corps du patient. Pour certains patients, une chimiothérapie qui ne fait pas vomir n'est pas très efficace. D'autres exhibent au contraire leurs cicatrices ou leurs marques rouges laissées par le centrage en radiothérapie, comme autant de blessures de guerre. Enfin, l'investissement sur les traitements est tel que, lorsqu'ils sont terminés, un sentiment d'abandon peut submerger le patient et le conduire à une dépression réactionnelle… à la guérison. Comme un soldat qui rentre chez lui à la fin de la guerre, la fin des traitements se traduit par une forme de « silence » de la motivation qui permettait de tout supporter. Un certain nombre de soldats des tranchées de la guerre de 1914, qui avaient passé des semaines et des mois à attendre anxieusement dans la boue le prochain assaut, se sont sentis si démunis et si « tranquilles » lorsqu'ils sont rentrés chez eux, qu'ils ont sombré dans l'alcool. **Toutes les situations de stress chronique peuvent et doivent être prises en charge d'un point de vue psychologique.** Pour chaque personne, la nécessité d'une mise en pensées, puis en mots de cette peur, qui se transforme parfois en attente (de la mort réelle ou fantasmée), constitue la meilleure façon de limiter le psychotraumatisme. Psychotraumatisme visible lorsque le sujet reste à la fois horrifié par la menace et fasciné d'osciller entre la vie et la mort.

➤ *Les troubles fonctionnels et objectifs*

Les effets des traitements peuvent également être fonctionnels et objectifs, avec retentissement sur l'état général. Ils varient selon les médicaments utilisés mais ils sont souvent importants, mettant une limite à leur utilisation. Il arrive qu'à cause de ces troubles le malade se sente rapidement en plus mauvais état qu'avant le début du traitement. En l'absence d'explication claire, il peut tout à fait croire que le traitement ne marche pas et que la maladie évolue. Avec la radiothérapie, on observe volontiers d'abord une diminution des symptômes en rapport avec la maladie, puis une rechute de symptômes plus ou moins ressemblants aux premiers liés à une inflammation locale (une radiomucite). Sans explication médicale, le malade peut croire à une évolution de la maladie, voire à un traitement mal adapté (surdosage). À nouveau les échanges avec les médecins sont fondamentaux. Les radiothérapeutes sont d'excellents interlocuteurs, cependant ils n'osent parfois pas parler de peur de ne pas être exactement au courant de ce que le patient sait ou ne sait pas. Nous insistons ici encore sur la nécessité, pour les médecins, de suivre la méthode exposée dans la partie du livre sur l'annonce du cancer. D'abord écouter, demander au patient ce qu'il sait, puis parler.

➤ *Les effets de la chimiothérapie classique*

Avec la chimiothérapie classique, les effets hématologiques peuvent retentir sur l'état général par le biais d'une anémie contre laquelle on utilise des médicaments qui augmentent les possibilités de fabrication des globules rouges en évitant autant que possible les transfusions. En pratique cependant, le taux d'hémoglobine reste souvent au-dessous de la normale à un niveau considéré médicalement comme « tolérable ». Ce niveau est assez facile à obtenir et à maintenir. Le malade reste par contre avec une fatigabilité plus ou moins gênante… Les différentes chimiothérapies ont par ailleurs leurs propres toxicités le plus souvent réversibles : certaines donnent des polynévrites (paralysies des nerfs périphériques), d'autres des toxicités cutanées, outre la très fréquente chute des cheveux contre laquelle on utilise à titre préventif le casque réfrigérant. Les toxicités digestives sont parmi les plus fréquentes contre lesquelles existent maintenant des traitements préventifs efficaces. À noter qu'il en est de même pour les troubles digestifs provoqués par la radiothérapie de l'abdomen. Il existe enfin des toxicités pulmonaires, cardiaques, etc.

Pour l'interprétation de ces troubles il est nécessaire de tenir compte de la psychologie du malade. En effet, son inquiétude peut être amplifiée par ces effets secondaires et, réciproquement, l'inquiétude peut majorer les troubles qu'il ressent. Si on prend l'exemple de l'asthénie, elle peut être d'origine physique ou psychologique (dans le cadre d'une dépression, par exemple). La fatigue est aussi bien issue de la dépression et de son cortège d'impuissance et d'impression que personne ne peut aider. Mais la fatigue est aussi un phénomène dû aux médicaments qui circulent dans l'organisme et au changement de rythme de sommeil inhérent aux hospitalisations.

En pratique, pour agir au mieux pendant les traitements, il faut non seulement des médecins et des infirmières ayant l'habitude de ces problèmes, mais également une collaboration du malade. Il doit être en effet invité à s'exprimer. Même si infirmières et médecins paraissent très occupés, ce qu'ils sont effectivement souvent, le malade doit pouvoir être entendu. Un vrai dialogue est nécessaire. Il y a les choses que le malade n'a pas comprises et celles qui l'inquiètent. Il y a les troubles ressentis qui doivent être connus pour adapter le traitement en conséquence.

Dans le cas de la chimiothérapie, les difficultés (et les peurs) les plus connues sont les nausées, les vomissements et la perte des cheveux.

La mise en route des traitements va avoir un impact important sur l'espoir du malade. Mais celui-ci est souvent teinté d'ambivalence, surtout du côté des chimiothérapies. La diminution de l'odorat et la modification du goût sont souvent mises en cause dans le rejet de la chimiothérapie, mais parfois, ces symptômes sont liés à une dépression qui suit, par contrecoup, la forte charge anxieuse développée à l'occasion de la révélation du cancer et des diverses tentatives d'adaptation du patient. Il faut compter sur la réversibilité de ces changements. Cependant, certains conditionnements ont pu se réaliser à l'insu du malade qui associe dorénavant le lieu ou l'odeur de l'hôpital au réflexe nauséeux.

Dans le cas particulier des traitements chirurgicaux, ce sont les traitements mutilants qui posent les problèmes d'adaptation les plus difficiles. Des explications claires au préalable et, si possible, un contact avec un membre d'une association de mutilés du même organe permettent au malade de mieux supporter l'épreuve (« On peut vivre comme ça, on peut y arriver »).

Peut-on toujours rester le vaillant petit soldat de la chimiothérapie ?

Ainsi, Marie-Louise Peydomenge écrit-elle en 1995 alors qu'on lui annonce un passage par l'hôpital de jour : « Tout serait différent : le lieu collectif des perfusions nommé "salle conviviale", le temps limité de la durée de la perfusion, et, surtout, les réactions du corps bloquées par des antiémétiques puissants qui inhibent les contractions de la vésicule et les vomissements. Le Zophren avait, disait-on, modifié les conditions de réception des produits qui passaient "comme une lettre à la poste". J'entrais sceptique à l'hôpital de jour. J'en sortais quelques heures plus tard, sans vomissements, mais non sans nausées. Ce nouveau produit me semblait bloquer le système digestif, l'empêchant de réagir, comme s'il le paralysait... Et, durant la semaine qui suivait, boire, manger, éliminer devenaient des opérations quasi impossibles, comme si tout avait été verrouillé pour ne pas vomir. » Il s'agit bien sûr d'un témoignage unique qui n'a pas de valeur de généralisation. Mais dans le cas de cette patiente, la douleur des vomissements si pénible a pu être aménagée grâce à un médicament, dont l'avantage certes était de ne plus vomir, mais qui a apporté l'inconvénient d'une difficile sensation de blocage artificiel des réactions naturelles. L'adaptation, ce n'est pas toujours supporter courageusement tous les effets secondaires, comme un vaillant petit soldat. C'est aussi peser les intérêts et les inconvénients de chaque possibilité thérapeutique et parfois renoncer à certains aménagements plus inconfortables.

➤ *La fonction thérapeutique du groupe*

Nous avons déjà signalé combien l'isolement d'une personne atteinte de cancer était néfaste, non seulement psychologiquement, mais aussi physiquement. Le soutien des proches est indispensable, mais souvent insuffisant parce qu'ils sont parfois encore plus en détresse que le malade. Les professionnels qui soutiennent le malade ne peuvent pas aider au-delà du cadre qu'ils se sont fixé. Ce cadre leur permet aussi d'éviter une identification au malade, trop coûteuse psychiquement pour eux. Nombreux sont en effet les soignants qui paient cher cette absence de distance avec les malades, en termes de sentiment d'usure ou même de surcharge émotionnelle.

Restent les autres malades... Ils sont rencontrés partout. Dans les salles d'attente des consultations, dans les hôpitaux de jour lorsqu'ils ont leur chimiothérapie dans des box voisins, à la caisse de l'hôpital où ils vont payer leurs soins. Ce cadre informel favorise les relations de voisinage ou d'amitié. Il est dans la plupart des cas agréable de rencontrer ces personnes qui peuvent faire bénéficier les uns et les autres de renseignements utiles ou d'encouragements. Le cadre des groupes de malades permet, dans un registre sobre et régulier, d'affronter un certain nombre de témoignages aidant, ou parfois confrontant à une réalité complexe, mais toujours validés par le groupe et évitant ainsi de sombrer dans une exagération ou une minimisation des faits. Le groupe rend compte bien sûr de témoignages subjectifs, personnels, mais, pour autant, il s'est fixé pour objectif de créer des liens entre patients, de mutualiser des expériences pour mieux vivre la maladie.

Qu'est-ce qu'un groupe de malades ?

S'ils sont proposés systématiquement par les médecins américains comme faisant partie du soutien psychosocial favorable au traitement anticancéreux, les groupes de malades sont encore peu courants en France. Il existait en effet, dans les années 1990, une certaine méfiance du corps médical qui s'est transformée progressivement en un intérêt prudent, limité à l'amélioration de la communication avec les malades.

La question de leur organisation à l'hôpital doit être posée, étant donné le turn-over des malades et la faible durée du temps passé à chaque séjour. Les associations comme la Ligue contre le cancer peuvent, en revanche, jouer un grand rôle en proposant, dans un lieu excentré, des groupes réguliers (une trentaine de groupes pour la Ligue contre le cancer dans toute la France). Ainsi, des patientes atteintes d'un cancer du sein, des malades avec un cancer de la prostate se retrouvent très régulièrement autour de psychologues, de soignants ou de bénévoles formés. Dans d'autres associations, comme celle des stomisés (uro-, iléo- ou colostomisés), les groupes de parole manquent encore beaucoup en France, alors qu'en Belgique (Flandres), en Suisse et aux Pays-Bas, ils sont très nombreux. Plusieurs types de groupes sont proposés aux patients atteints de cancer.

• *Les groupes d'entraide.* Ils ont été, à l'origine, organisés par les malades eux-mêmes pour aborder les aspects pratiques des traitements. Ainsi, des patients atteints d'un cancer colorectal et porteurs d'une poche transitoire ou définitive ont-ils bénéficié de rencontres, sans animateurs mais avec des patients plus expérimentés et désireux de leur faciliter la vie.

• *Les groupes conviviaux.* Nombreux aux États-Unis, ils consistent en l'organisation par des associations d'anciens malades, d'activités pour ceux qui souhaitent se divertir ou se livrer ensemble à des tâches plus extérieures à la maladie, mais adaptées aux malades (sports, marches, ventes, artisanat). Ils débouchent souvent sur des actions nationales comme la marche du ruban rose aux États-Unis ou par l'intermédiaire d'un signe en guise de reconnaissance (port du ruban rose au revers de la veste pour les femmes atteintes de cancer du sein, ou aux États-Unis, inscription sur la plaque d'immatriculation de la voiture de la mention *cancer survivor*).

• *Les groupes psycho-éducationnels,* centrés sur l'information autour de la maladie, les traitements et les effets secondaires sur le plan physique, psychologique et cognitif. Ils sont souvent proposés au début du traitement, selon un programme précis, pour un nombre de séances court (S. Dolbeault *et al.,* 2003). Un certain nombre d'apprentissages de type cognitivo-comportementaliste sont divulgués aux malades : évaluer sa propre détresse psychologique, s'autorelaxer, modifier des pensées négatives. Des exercices sont effectués individuellement ou en groupe. Les thérapeutes conseillent et même suggèrent des tâches ou des modes de pensées alternatifs afin de diminuer l'anxiété ou la dépression.

• *Les groupes de parole* ont un cadre plus large et moins technique, ils peuvent rester ouverts à de nouveaux arrivants en cours d'année. Ils permettent l'expression des affects et des émotions, sans interprétation de la part des animateurs. Il existe une dynamique de ces groupes qui peuvent porter sur une durée restreinte, traitant des problèmes tout-venant dans un premier temps du cancer.

• *Les groupes thérapeutiques,* souvent d'orientation psycho-dynamique (les aspects inconscients du fonctionnement psychique sont reconnus), sont centrés sur la verbalisation de l'expérience et du vécu des patients, sur les souffrances psychiques liées aux représentations de la maladie, aux modifications de l'image du corps, aux problèmes psychologiques plus intimes. Ces groupes sont souvent proposés après les premiers traitements, pour les patients en rechute ou qui abordent des étapes existentielles difficiles, comme dans le cas du renoncement à certaines fonctions, de la présence de métastases ou à l'approche de la mort. La parole y est libre, le nombre de séances plus long. Ces groupes ont une portée thérapeutique : ils limitent le risque de décompensation anxio-dépressive, améliorent l'état psychique et permettent un accompagnement des patients jusqu'au bout de leur traitement ou de leur vie.

Qui peut animer un groupe de malades et quelles en sont les modalités ?

Il nous semble important qu'un spécialiste en psycho-pathologie ou psychiste (psychologue, psychanalyste ou psychiatre) formé à l'animation des groupes, soit l'un au moins des animateurs car, dans chaque groupe, se trouvent des malades qui ont pu être fragilisés psychologiquement par le cancer ou des événements difficiles. L'entrée dans un groupe devrait, par ailleurs, suivre une évaluation de l'intérêt du patient grâce à un entretien individuel fondé sur ses motivations, ses questions, son sens du partage des émotions, son stade de la maladie et son vécu des traitements. Il peut en effet être préjudiciable de proposer les groupes trop systématiquement. Leurs objectifs doivent rester regroupés autour de la création de liens lorsque la solitude est trop grande, de l'expression des émotions, du partage des peurs, de l'abord des situations taboues comme la sexualité. Ils permettent aussi de trouver des ressources dans un autre univers que celui de la famille ou des proches. Mais ils peuvent véhiculer parfois, de façon dommageable, des préjugés et des idées reçues sur certains traitements. C'est pourquoi la présence de psychistes connaissant bien la cancérologie est indispensable.

Les groupes de femmes atteintes d'un cancer du sein

Ces cancers atteignent environ 43 000 nouvelles patientes chaque année en France (depuis 2006). Les questions les plus fréquentes concernent les répercussions de la maladie et des thérapeutiques comme les douleurs, le sommeil, la fatigue, et les difficultés intellectuelles. Les effets secondaires des traitements (chimiothérapie, radiothérapie, hormonothérapie et thérapies ciblées) sont largement abordés dans les groupes sur un plan aussi bien pratique que plus psychologique. Les questions plus intimes autour de la ménopause, possiblement induite par les traitements, des conséquences de la chirurgie (amputation du sein, curage des ganglions axillaires), et les interrogations portant sur la reconstruction mammaire, sont des thématiques fréquentes. Pour Jean-Luc Machavoine, (2006), psychologue animant de longue date des groupes de parole, deux types de dispositifs peuvent être proposés dans le cas du cancer du sein. Les groupes des premiers traitements et ceux consacrés aux rechutes du cancer ou aux malades en situation d'évolution métastatique.

Le premier type de groupe de parole est naturellement consacré à l'échange spontané d'informations pratiques et au soutien mutuel dans les expériences des traitements. Les femmes qui ont réalisé une reconstruction mammaire peuvent aider celles, en attente d'une chirurgie réparatrice, à dépasser leur ambivalence, entre peur de la douleur et désir de retrouver une image féminine. Une femme de 63 ans qui, par exemple, doutait de l'intérêt de s'engager dans cette démarche, a pu ainsi dépasser ses propres préjugés (est-ce que cela vaut encore la peine à cet âge ?), en en débattant avec tout le groupe et en s'identifiant avec l'une des participantes, âgée de 65 ans, qui avait « osé » prendre cette décision et s'en trouvait satisfaite. Une femme, plus âgée que les précédentes, a, de son côté, puisé l'énergie dans le groupe, afin de recontacter son chirurgien, pour une reprise de ses cicatrices qui améliore sa vision d'elle-même, sans l'*a priori* négatif de son mari ou du groupe social qui sous-entendaient qu'à un certain âge, les aspects esthétiques de la poitrine sont secondaires chez la femme. Ces questions, abordées dans une confrontation d'expériences qui prend en compte la souffrance psychique, pourront dans la majorité des cas être rediscutées individuellement plus aisément avec l'oncologue.

Le groupe, lieu de partage des expériences et des angoisses

Le groupe de parole ne dépossède pas le médecin de sa relation avec le patient, bien au contraire, il peut la faciliter. Souvent, le groupe prend conscience qu'il n'a pas pour mission de répondre aux questions médicales personnelles des patientes, mais de faciliter, par leur mise en mots devant les autres, le dialogue avec le médecin. Le groupe de parole n'est donc pas un « syndicat de malades », comme certains avaient pu le redouter à la fin des années 1990 ! Il représente au contraire un véritable espace psychique où, par l'intermédiaire de la parole, peuvent être exprimées les difficultés les plus intimes, les souffrances les plus complexes, mais aussi les espoirs, les expériences qui, échangées avec empathie, permettront un renforcement des membres du groupe afin d'affronter plus librement leur destin.

Autre difficulté abordée dans les groupes, la question de l'image de soi qui est perturbée par l'idée d'« d'avoir le cancer en soi » (entité étrangère à soi et pourtant issue de son propre organisme) et par les traitements qui modifient la perception du corps et parfois même de l'identité. La sexualité peut être un thème majeur, mais qui dépend fortement de la « culture » du groupe, elle-même liée à la génération des participantes et à la nature des liens tissés entre elles et avec le(s) thérapeute(s). Les plus jeunes ont besoin de confronter leurs expériences parce qu'elles sont très anxieuses et qu'elles anticipent le pire. Les plus âgées restent souvent discrètes, mais évoquent, de manière substitutive, leurs rapports aux autres : rapports aux enfants, rapports au conjoint. Les questions pratiques servent de fil rouge en donnant un caractère de « légèreté » au thème. Cependant, derrière la curiosité à arborer un nouveau foulard ou à donner l'adresse d'un spécialiste de perruques « vraiment embellissantes et pas du tout ringardes », on retrouve la volonté de cacher la peur et parfois une certaine culpabilité. Ce thème est très souvent abordé dans les groupes. Outre la question du « pourquoi moi ? », la culpabilité de vouloir rester coquette, de rechercher les moyens de rétablir des relations sexuelles épanouies ou encore de garder son amant, vient en contrepoint des promesses faites par la médecine. Si, dans les premiers temps de la maladie, une forme de marchandage permet souvent aux patientes de dire : « Je me consacre entièrement à ma maladie, tout le reste est secondaire », le temps passant, le désir de mener une vie normale revient pour contrecarrer un investissement trop unilatéral de la maladie et des traitements. Certaines patientes craignent pour leur vie à l'idée de ne pas centrer totalement leur énergie sur leur traitement. Le groupe se veut souvent rassurant à cet égard, car pour ce dernier, il s'agit de différer l'angoisse de mort en s'occupant ailleurs. La peur de la récidive, du prix à payer se discute donc avec des patientes qui sont à des stades différents de la maladie.

Enfin, un dernier aspect mérite d'être abordé avec médecins et soignants : il s'agit de la question des plaintes et de la satisfaction des malades. Dans les groupes de femmes atteintes d'un cancer du sein, de nombreuses plaintes sont émises en situation initiale de traitement. L'importance du changement par rapport à la vie d'avant et le désir de reprendre au plus vite ses activités, jouent un rôle dans la difficulté à entrer dans le statut d'une malade. En revanche, dans les situations d'aggravation ou dans les groupes de patientes en rechute, les plaintes sont moins importantes, parce que l'enjeu a changé. Il ne s'agit plus de tenter au plus vite de retrouver son état initial, mais de protéger ses acquis et de partager l'expérience avec les autres afin de bénéficier d'un soutien dans une phase particulièrement difficile et angoissante.

Que faire avec les patients du groupe qui s'aggravent ?

Nous sommes partisans de laisser tout groupe vivre sa vie avec tous ses membres jusqu'au bout, y compris ceux qui risquent de désorganiser le « moral » des autres ou d'assombrir l'idée d'avenir des autres membres. Souvent, il existe un « contrat thérapeutique » dans le groupe qui se retrouve pour un an, puis qui, après un bilan, peut reprendre un cycle d'une année. Les liens qui se forment au sein des groupes de parole sont souvent de nature fraternelle, chaque membre partage son aventure thérapeutique avec les autres et son intimité psychique. La mort qui survient sous forme métaphorique, le plus souvent au travers des différentes histoires de pertes des uns et des autres, permet de préparer les plus grandes difficultés. Dans le cas de la perte réelle d'un des membres du groupe, la participation aux funérailles, les mots envoyés à la famille, la possibilité de parler au sein du groupe de la disparition est souvent pourvoyeuse d'une plus grande sagesse pour les autres. Chaque groupe de malades est une petite communauté originale unie pour le meilleur et pour le pire, sans déni de la possibilité que la mort advienne. C'est à cette seule condition (le plus souvent tacite) que la vérité des relations sera la plus tangible.

Les groupes de malades améliorent-ils la survie ?

De très nombreuses études ont eu lieu depuis les années 1990. Disons-le immédiatement, les résultats ont été décevants, après avoir provoqué un immense élan, du fait d'une recherche qui évoquait une survie augmentée de dix-huit mois en moyenne chez les femmes atteintes de cancer du sein métastasé du groupe (Spiegel *et al.*, 1989). De nombreuses équipes ont tenté de reproduire l'expérience sans jamais constater une plus longue survie chez les patientes qui participaient au groupe en comparaison de celles qui n'y participaient pas. En revanche, la plupart des études s'accordent à constater la meilleure qualité de vie des femmes qui suivent les groupes. Malgré la difficulté d'isoler des variables objectivables (soutien des proches, qualité de la parole des animateurs, particularité du cancer du sein dont les questions sont difficilement généralisables à d'autres cancers), nous retiendrons des travaux les plus récents (Spiegel *et al.*, 2007, Kissane *et al.*, 2007, Classen *et al.*, 2008) que les groupes de soutien, sans augmenter notablement la durée de survie, ont des effets favorables sur le sentiment subjectif de qualité de vie, ainsi que sur l'humeur.

➤ *Le paramètre de la qualité de vie*

La définition la plus complète de la qualité de vie revient, à notre avis, à Anne Fagot-Largeault, psychiatre et philosophe, professeure au Collège de France (1991) : « La qualité de vie, sous l'angle individuel, c'est ce qu'on se souhaite au nouvel an : non pas la simple survie, mais ce qui fait la vie bonne – santé, amour, succès, confort, jouissances –, bref, le bonheur. Sous l'angle collectif, la qualité de vie ne se réduit pas à la prospérité économique (niveau de vie et de développement), elle comporte des biens politiques (liberté, égalité, sécurité), des biens culturels (éducation, information, libre création), des ressources démographiques (taux de natalité convenable, population globalement en bonne santé, mortalité faible). » Cette définition est large, elle repose aussi bien sur la plus subjective réalité individuelle, que sur le sentiment de partager avec une société ses biens collectifs. Pourquoi ? La qualité de vie est saturée en facteurs sociaux, culturels et psychologiques. En médecine, lorsqu'on souhaite prendre en compte de façon humaniste la qualité de vie d'un patient, on lui demande tout simplement : « Quelle est votre qualité de vie en ce moment ? », ou encore, si le patient hésite, il peut lui être proposé un questionnaire à remplir relativement simple ou une échelle visuelle analogue lui permettant de se situer par rapport aux moments de son meilleur bien-être.

D'où vient ce concept de qualité de vie ? Deux secteurs de la médecine en développement vont nous aider à comprendre comment il est devenu une clé de la médecine occidentale : la médecine de catastrophe et les soins palliatifs. La médecine de catastrophe, dans les années 1970, fait redécouvrir avec horreur aux French Doctors la nécessité de sélectionner les malades (ou les dénutris, les accidentés, etc.). À cette époque, ils sont forcés d'adapter leur morale déontologique habituelle à une morale de temps de guerre, ils sont amenés à choisir les malades avec les plus grandes chances de survie en les relativisant par la possibilité d'une réadaptation simple dans un milieu non médicalisé (donc avec la meilleure qualité de vie compatible avec leur environnement). Dans un autre registre, le développement des soins palliatifs au Royaume-Uni, apporte un espoir face à la limite de la médecine (l'échec de prolonger ou de maintenir la survie à tout prix). Le nouvel objectif de l'amélioration des derniers moments valorise cette discipline et lui permet d'avoir droit de cité. Par conséquent, dans toutes les maladies chroniques, dans toutes les situations médicales extrêmes (secteur stérile, greffes), les équipes médicales vont rechercher la qualité de vie à défaut de prolonger la survie. Enfin, les limites économiques des recherches en laboratoire vont entraîner une concurrence basée désormais sur des améliorations de qualité de vie plus que sur de grandes différences thérapeutiques : la qualité de vie devient la variable principale à efficacité équivalente du médicament. Précisons que les laboratoires préfèrent aussi les recherches peu coûteuses de qualité de vie qui permettent facilement de remporter un marché et semblent éthiquement correctes plutôt que les lourds investissements des essais cliniques.

La qualité de vie ne se résume pas à la santé

Cependant, les médecins qui souhaitent établir des références mesurables se heurtent à la difficulté à mesurer la qualité de vie : « Elle ne se résume pas à la santé ni au bien-être, de même qu'elle ne peut être évaluée par des observateurs extérieurs ou en fonction de normes préétablies. La qualité de vie se définit comme l'ensemble des satisfactions et insatisfactions éprouvées par un sujet à propos de sa vie actuelle en général (Gerin *et al.*, 1991). »

L'EORTC (European Organization for Research and Treatment of Cancers) a mis au point de façon coopérative entre les pays européens, une échelle modulaire de qualité de vie. Son énorme travail de groupe n'a cependant pas permis, au départ, d'éviter certains défauts : recherche de performances en termes de santé, ajout d'items anxio-dépressifs, aspects subjectifs mis en parallèle, investissements justifiés dans les traductions y compris francophones (aujourd'hui l'EORTC QLQ-C-30 est traduit en 43 langues). La construction d'une échelle de qualité de vie s'avère être un travail de titan, mais cette échelle a permis de relativiser les différents traitements et de prendre en compte la qualité de vie dans le choix des traitements. Cependant, dire à un patient : « Vous êtes jeune, je vous propose un traitement difficile du point de vue de votre qualité de vie, mais qu'étant donné votre état général, vous avez toutes les chances de supporter », est risqué parce que cela implique de faire un pari sur sa force morale, son aptitude à accepter des troubles digestifs ou physiques certes transitoires, mais très difficiles, le soutien de ses proches, le tout pour des chances de survie peu supérieures.

La qualité de vie se veut globale et strictement personnelle. Elle permet au sujet de se poser en « méta-position » vis-à-vis de lui-même, c'est-à-dire de se regarder de l'extérieur et de juger de son état plus « objectivement ». Il n'existe pas de norme pour la qualité de vie, l'unique référence est le sujet lui-même. Ce qui est passionnant, c'est qu'une seule et même personne réalise l'importance de sa propre qualité de vie en remplissant son questionnaire et que cela l'aide à prendre conscience de ce qui compte dans sa vie. En comparant sa propre qualité de vie sur la durée d'un traitement, un patient peut réaliser les améliorations ou les déficits. Par exemple, un patient dyspnéique (sensation d'essoufflement très importante) avec une grosse tumeur bronchique, va voir sa qualité de vie très fortement augmentée dès la première chimiothérapie. En revanche, il va vivre des phénomènes digestifs très désagréables. Pour lui, le simple fait de pouvoir marcher à nouveau va être considérable, en revanche, son appétit étant faible, les nausées le dérangeront beaucoup moins. Pour un autre patient, les mêmes effets secondaires paraîtront rédhibitoires. Paul Gerin et Alice Dazord sont deux chercheurs français qui ont considérablement développé l'approche modulaire de la qualité de vie. Ils estiment nécessaire de prendre en compte tous les domaines de la vie : de l'alimentaire au besoin de rêver, de la mobilité au potentiel de réalisation personnelle. Pour eux, la qualité de vie ne peut s'évaluer qu'à partir de l'évaluation comparée entre deux moments de la maladie :

- du degré de performance en fonction de la nature de la réalisation objective (faire ses courses, dormir correctement, digérer, excréter sans problème) ;
- du degré de satisfaction lié à la réalisation effective des buts que le sujet s'est fixés ;
- de l'importance accordée à la réalisation de ses objectifs par le sujet ;
- de la distance par rapport à un but fixé ;
- de l'acceptation de ne pas réussir complètement ses objectifs et de l'adaptation par un déplacement des investissements.

Chaque patient peut, à chaque mesure, évaluer lui-même sa progression par rapport à son traitement et considérer le prix à payer pour le traitement en rapport avec le gain en qualité de vie.

L'évaluation de sa qualité de vie pendant la consultation médicale est une démarche très appréciée par les patients. Ils la jugent utile et même bénéfique, au point que la création d'un programme informatique permettant à un patient de comparer ses propres résultats, améliore la communication médecin-malade et le bien-être des patients (Velikova *et al.*, 2004).

Le suivi de la qualité de vie après le traitement

Ultérieurement, lorsque le traitement est fini, et le cancer apparemment éradiqué, la qualité de vie reste une question importante puisqu'il faut apprendre à vivre avec des séquelles plus ou moins invalidantes. Ces dernières peuvent être minimes ou, à l'opposé, très gênantes. Il peut s'agir de séquelles douloureuses, esthétiques, fonctionnelles. Des solutions plus ou moins parfaites existent pour chacune d'elles, mais elles exigent toutes une participation de l'intéressé pour en obtenir le maximum. Le soutien des professionnels est ici particulièrement utile non seulement pour leurs compétences mais aussi pour leur compréhension et leurs encouragements. L'empathie de ces professionnels, de même que le soutien de l'entourage à l'égard de ces malades porteurs de séquelles, permet à ces derniers d'avoir souvent une vie proche de la normale, du moins psychologiquement.

Les consultations de surveillance chez ces malades apparemment guéris sont indispensables pour s'assurer qu'il n'y a effectivement pas de rechute, pour déceler des séquelles d'apparition secondaire, pour s'assurer de la prise en charge correcte des séquelles connues, et pour apprécier l'état général et l'état psychologique. Pour les malades, ces consultations sont à la fois inquiétantes et réconfortantes. Inquiétantes à cause de la crainte de la découverte d'une rechute à cette occasion. Cette crainte est parfois paralysante dans les jours qui précèdent la consultation. Dans certains cas, le malade ne veut même plus venir aux consultations. « Il ne veut plus en entendre parler. » Il y a alors un déni de la rechute possible. Le malade se convainc mentalement qu'il est définitivement guéri… Contre ces craintes il faut autant que possible banaliser ces consultations en visant plus la surveillance à long terme des séquelles des traitements que la recherche d'une rechute. Elles peuvent enfin justifier une intervention psychologique ou psychothérapeutique (avec un psychologue habitué à ces problèmes, ou un psychiatre). Ces consultations sont également réconfortantes si elles confirment que pour l'essentiel « tout va bien ».

➤ *La prévention de la dépression d'après traitement*

Il existe cependant un piège qui doit être connu par les soignants et même l'entourage du malade : c'est la dépression paradoxale qui survient lorsque le traitement est fini et que tout apparemment va bien. Alors qu'auparavant le malade était constamment pris en charge par les membres d'une équipe, entouré, pris dans l'action, il se retrouve brusquement seul face à un avenir incertain sans rien pouvoir faire personnellement pour le garantir… Les soignants et l'entourage jugent, de leur côté, que la situation est excellente puisque le traitement a pu être mené à son terme avec succès et que le malade est retourné à une vie normale ou presque, comme avant d'être malade. Tous pensent que nécessairement le malade doit être content, à tel point qu'ils risquent de ne pas être suffisamment attentifs à lui et ne pas voir les signes d'une dépression, paradoxalement fréquente dans ces circonstances.

Le syndrome de Lazare
ou le patient donné pour mort

Pour la personne qui a reçu un jour un diagnostic de cancer sans préparatif de la part de son médecin, ou alors qu'elle-même n'était pas du tout prête, cette annonce a pu constituer une forme de traumatisme qui l'a laissée dans l'idée qu'elle était passée de « l'autre côté du miroir ». Certains patients se sont vus morts ce jour-là, ils ont désinvesti le futur, ils ruminent sans cesse le temps de l'annonce qui est devenu leur éternel présent. Ils sont poursuivis par des phénomènes de reviviscences (flash-backs) incoercibles, où, tel un cauchemar, la scène de l'annonce, en particulier les paroles dites ou les regards échangés, revient intégralement avec son effet de choc. L'impact du diagnostic est tel que la possibilité de mettre en pensées et en affects (mentalisation) les événements ultérieurs à la maladie semble impossible. Lorsque la guérison survient, si elle n'est pas plus aménagée que ne l'a été l'entrée dans la maladie, l'état de « mort psychique » qui caractérise les survivants traumatisés ne subira aucune variation. Le sujet restera dans un entre-deux, bien vivant physiquement certes, mais « mort à l'intérieur ». Lazare est « ressuscité » d'entre les morts, cependant, tout le monde le prend pour un défunt. Notre patient, traumatisé par la révélation de son cancer, se présente avec une dépression masquée lors de sa guérison. Cette dépression n'est pas, comme le plus couramment, caractérisée par la tristesse ou le pessimisme. Elle est plutôt marquée par le vide. Vide de la pensée, vide des affects, sont autant de symptômes qui brillent par leur présence « en creux ». La dépression se traduit plus ici par un ralentissement (encore attribué à la convalescence) et par une autoprotection qui permet d'éviter toute réactivation de l'angoisse de mort.

Autant, lorsqu'il était en soins, le patient a pu bénéficier de l'aide, de l'entourage des soignants et de sa famille, autant, avec l'annonce de la rémission, il se sent livré à lui-même, sommé par la société de reprendre ses activités. Soit d'autres symptômes physiques vont l'amener à consulter de nouveau, soit des plaintes, déplacées du côté d'un statut de victime qui ne saurait lui être reconnu, vont l'amener à ne pas être pris en charge comme il conviendrait. En effet, la Sécurité sociale a beau lui adresser des certificats de « maladie consolidée », il se sent toujours malade. Les réactions du monde médical sont assez classiques en l'absence d'un diagnostic psychopathologique de la situation. Les maux présentés par le patient pourront être explorés en tous sens par les médecins inquiets d'une éventuelle rechute, ou au contraire, pour peu que le patient ne sache pas bien s'exprimer, des investigations fonctionnelles seront menées sans objet jusqu'à la consultation chez le psychiatre. Cette consultation ne peut être que refusée par le patient qui ne se sent « pas fou », ou même si elle est acceptée, le traitement proposé ne sera pas suivi parce que la situation de traumatisme n'a pas été reconnue.

Le deuil anticipé par la famille

Ces patients « donnés pour morts » par eux-mêmes, peuvent aussi être « donnés pour morts » par leur famille. On vient de voir qu'une annonce traumatique peut amener une personne à désinvestir totalement sa vie telle qu'elle la menait jusqu'à présent. Mais les proches d'un malade atteint de cancer ou d'une autre maladie mortelle peuvent, à leur tour, être convaincus inconsciemment qu'il va mourir prochainement et se livrer progressivement à un deuil anticipé. Ici, les proches « retirent » littéralement l'amour qu'ils ressentaient pour la personne vivante et le reportent sur ce qu'ils partageaient antérieurement. Ces familles parlent de leur proche au passé, elles manipulent des photos d'avant et parfois, elles abandonnent quasiment le malade à l'hôpital, ne le visitant qu'exceptionnellement pour se convaincre que, décidément, « son état ne s'arrange pas ». Des cas de ce type ne se présentent évidemment pas par hasard. Soit les relations ont été idéalisées, par exemple lorsque le malade est un enfant dont la maladie vient rompre le charme de la beauté, de l'innocence et de tous les bienfaits narcissiques qu'il apportait à ses parents. Soit le malade est un vieillard pour lequel la mort est déjà anticipée de longue date et chez qui la maladie grave est une forme de soulagement préconçu, dans l'espoir de changements importants, succession, passage de témoin intergénérationnel. Enfin, les deuils anticipés surviennent lorsqu'un malade ne tient plus son rôle familial et perd son statut. Il est progressivement remplacé par un autre parent qui va étendre son territoire à la maison (parfois la fille aînée qui se substitue inconsciemment à sa mère malade). On comprend bien ici que les affects dépressifs ressentis par le malade, lorsqu'il revient à la maison définitivement, soient fondés. Il doit reconstruire un rôle au sein du groupe familial alors qu'il en est implicitement exclu. Le cumul de ces difficultés avec l'impossibilité de reprendre une activité à l'extérieur et celles, plus intimes, liées aux changements de comportements du fait de la fatigue, de la dépression et de l'anxiété, peut amener des dissensions telles, que le divorce soit envisagé. Avant d'en arriver là, il est clair que la limitation des aspects traumatiques de l'annonce du cancer et que l'accompagnement psychologique souple, et à proposer à la demande du patient ou de la famille, sont une bonne façon d'échapper au deuil anticipé. D'autre part, le cancer, comme d'autres changements majeurs de la vie, doit parfois être accepté comme un tournant irréversible qui ne permettra jamais de reprendre la vie à l'endroit où on l'avait laissée, lors de la révélation. C'est un phénomène bouleversant dont il est préférable de tirer les conséquences enrichissantes (il y en a toujours) plutôt que de remâcher le passé. Le travail psychothérapique, voire psychanalytique, permet de revenir sur ces aspects qui n'avaient pas été intégrés par le patient. Pour certains, le cancer a un rôle d'« analyseur » de leur vie (Derzelle, 2008). Non pas d'analyste, bien que certains s'en servent pour comprendre leur vie qui se voit littéralement éclairée par les conséquences de la maladie, mais bien de déclencheur de sens, dans un monde où règne un certain conformisme. Les nombreux témoignages écrits, plus ou moins romancés, ou, au contraire, réalistes, montrent que l'épreuve ou parfois l'aventure du cancer apportent une dimension totalement nouvelle à la personnalité.

L'écriture, une façon de survivre au cancer

Nous avons étudié (Bacqué, 2006) une trentaine de témoignages publiés dans des livres ou dans des revues médicales ou littéraires après 2000. Ces documents ne forment pas l'exhaustivité des publications de patients, mais un bon échantillon de l'expression écrite de malades, d'anciennes malades accompagnées (ou pas) de leurs amies, de leur médecin. C'est une écriture de femmes. Pourquoi ? D'un point de vue émotionnel, elles n'hésitent pas à reconnaître et à partager ce qu'elles ressentent. Elles perçoivent sans doute une certaine autorisation sociale à le faire, contrairement aux hommes qui n'auraient pas, dans notre société, la possibilité de manifester leurs émotions, surtout si elles les font paraître faibles. Ces femmes qui écrivent sont atteintes dans leur corps, qui plus est, pour la majorité, au niveau de leur poitrine. Elles supportent mal l'attaque fantasmatique de leur intimité dans la « transparence » que leur fait subir la médecine. La crudité des représentations iconographiques (radios, IRM, scanners) de leur corps est une atteinte des enveloppes identitaires qui permettent de préserver le moi de l'intrusion.

Merci à Anne Matalon, Sylvie Froucht-Hirsch, Andrée Philippot-Mathieu, Anne Juttant, Lydie Violet et Marie

Desplechin, Annie Ernaux, Marie-Louise Poeydomenge (et toutes les autres dont nous avons consigné les références p. 386), leur œuvre permet à d'autres malades de trouver un soutien fort, mais aussi à tous les professionnels du soin de se confronter à la part profonde du malade, celle qu'il a peu le temps de dévoiler et de partager avec eux.

Que disent les témoins du cancer ?

La vie avec le cancer se caractérise par le dualisme. La domination du corps sur l'esprit (le cancer « mène la danse », « On n'est plus qu'un dossier médical », « Je suis vécue par la vie ») donne l'impression d'une passivité face aux événements. Le sujet n'est plus la personne atteinte de cancer mais le cancer lui-même. L'impression de subordination par des objectifs étrangers à ses désirs comme les investigations médicales et biologiques – « Encore subir ! », « Attendre, toujours attendre ! » – permet d'établir un lien entre la soumission aux stéréotypes sociaux qui encadrent la population féminine et la sujétion par le médical. Tous ces écrits, non professionnels, proviennent de femmes. Les témoignages d'hommes atteints de cancer, dont nous disposons, comme ceux de Jacob Zighelboim, qui est aussi oncologue et propose une véritable méthode thérapeutique pour vivre avec son cancer, ou de David Servan-Schreiber qui a mis au point un site consacré à la guérison, montrent un désir de tirer une leçon transmissible de leur cancer (qu'ils en dégagent ou pas des bénéfices personnels est une autre question). Les femmes qui écrivent ne cherchent pas à intellectualiser leur expérience, elles ne donnent aucune leçon. Elles expriment sans gêne leurs sentiments, leurs difficultés intimes et plus domestiques, et ceci est peut-être lié aux représentations sociales du sexe féminin, mais leur spiritualité apparaît au premier plan alors qu'elle a été longtemps déniée par les religions et les sociétés masculines qui avaient avantage à exclure les femmes de l'expression publique. Nombreuses, parmi ces femmes, sont fatiguées du « discours sur le combat contre le cancer ». Ici aussi « cet ennemi », contre lequel est déployé un arsenal de traitements et de techniques, provient d'un discours très masculin, qui ne correspond pas à la vision de ces patientes. Mais face au sentiment de condamnation, se manifeste une immense solidarité entre malades, entre femmes (souvent leur médecin) et aussi parmi leurs amies. La confrontation à la mort est sans cesse discutée, elle facilite les défenses et surtout la régression psychique : croyances magiques, marchandage avec la vie, tentation de tout abandonner. Ce qui frappe cependant, c'est la dimension de transcendance qui apparaît chez toutes. La « maïeutique » de la rencontre avec l'événement mortel est ici très puissante, elle rompt avec « l'usure inséparable de la condition humaine » selon Mircea Eliade, cité par Éric Dudoit (2007). La maïeutique désigne en fait « la méthode selon laquelle Socrate, fils de sage-femme, se flattait d'accoucher les esprits des pensées qu'ils contiennent sans le savoir » (*Le Robert*, dictionnaire alphabétique et analogique de la langue française). Le cancer permet de découvrir sa « vraie » personnalité, il est facteur de changements profonds de l'âme. Étrangement, le cancer est un facteur d'humanisation de la vie…

Oui, aujourd'hui, médicalement 50 % des cancers sont guérissables et pourtant, peu d'études s'intéressent à la qualité de vie et à l'évolution psychologique des personnes qui ont vécu cette expérience. Il s'agit en effet ici d'un autre type de guérison, qui est dénommée en psychanalyse la « guérison psychique ».

Le cancer apporte à certains une nouvelle dimension psychique mais aussi l'impression d'une nouvelle temporalité dans une existence qui semblait linéairement toute tracée. La prise de conscience de sa mortalité restaure la spiritualité d'une personne désormais singulière que le risque de disparaître rend précieuse et originale.

➤ *Qu'est-ce que la guérison psychique ?*

Nous avons vu qu'existaient plusieurs interprétations de la maladie :

- la « maladie du malade » est unique, personnelle, elle est vécue subjectivement par lui ;
- la « maladie du médecin » est une entité plus objective, mais plus théorique. Mise à distance par les manuels, elle permet au médecin de conserver une capacité d'observation et de raisonnement. Elle le sépare, en revanche, de sa compassion et l'exonère parfois d'émotions qu'il pourrait partager humainement avec le malade dans la relation qu'il établit avec lui.

Nous avons également compris qu'existaient plusieurs types de guérisons :

- la « guérison pour le médecin » est fondée sur la disparition des symptômes de la maladie, signes objectifs décrits par les examens biologiques ou iconographiques ;
- la « guérison du malade » est plus complexe. Elle est souvent liée à la disparition des signes de maladie (à tel point, parfois, que cette disparition entraîne l'arrêt des traitements, alors que la maladie est encore présente sous forme non perceptible et qu'un redémarrage de l'activité infectieuse est tout à fait possible lors de l'arrêt anticipé de l'antibiothérapie, ou lors de l'interruption d'une chimiothérapie orale trop tôt du fait de la disparition de la fièvre).

Mais dans le cas d'une maladie grave comme un cancer, la peur de mourir a été telle que malgré la disparition de tout signe, malgré l'assurance du médecin, le patient doute profondément d'être sorti d'affaire. Il accepte la garantie médicale, mais conserve l'angoisse de mort au creux de son inconscient.

Le patient ne retrouve pas, en fait, son insouciance de l'immortalité comme jadis...

L'immortalité psychique remise en cause par le cancer

Il nous faut, pour comprendre, revenir à la notion de mort pour l'inconscient. Comme le petit enfant qui conserve, jusqu'à l'âge de 6-7 ans en général, l'étonnante propension à nier sa propre mortalité, l'adulte garde une partie de soi qui n'est jamais tout à fait convaincue qu'il va mourir. Cela relève d'une forme de clivage du moi : une partie sait qu'elle va mourir, c'est un fait posé, c'est même le fait le plus certain de tous les événements qui surviennent dans une vie. Dans l'autre, il y a une forme de relégation : « Je sais que je vais mourir, mais on verra demain, j'y penserai plus tard... » Nous agissons tous de cette façon, même si lorsque nous philosophons, nous pouvons sans conteste montrer que nous réfléchissons très profondément à cette finitude. Tout ceci est alors largement construit à l'aide de mécanismes de défense qui nous protègent de l'angoisse de mort. Nous le savons bien, puisque, sans préparation, la véritable confrontation avec la mort se traduit par des réactions physiques de peur (accélération cardiaque et respiratoire, contraction musculaire) et psychiques (refus, angoisse, panique).

Dans le cas des cancers, nous savons maintenant qu'une révélation traumatisante a pu briser cette protection qui nous permettait de reléguer sans cesse à plus tard la peur de mourir. Or, cette protection a été acquise très précocement. Il s'agit d'une défense installée dès les premières relations maternelles. La mère donne à son enfant un sentiment de toute-puissance. Pour peu qu'elle souhaite le réconforter, même dans les situations difficiles, une mère a le don de calmer, de rasséréner son enfant en lui redonnant les conditions initiales qui ont entouré sa naissance : odeur maternelle, babillage, portage, prise dans les bras, chaleur. Ces conditions, appelées par Freud « pare-excitation », sont physiques à l'origine. Elles sont intériorisées psychiquement et forment la base du narcissisme, c'est-à-dire de l'amour de soi. Cet amour de soi est indispensable pour se procurer les conditions minimales de survie. Parfois les bases du narcissisme sont fragiles et l'individu ne va pas se protéger suffisamment, il risquera alors des accidents, prendra trop de risques. Parfois ces bases sont les seules à apporter une satisfaction et le sujet se centre trop sur son narcissisme au détriment des relations avec autrui. Le narcissisme se trouve donc sur un continuum. Très « dilaté » pendant l'enfance (ne dit-on pas que les enfants sont égocentriques ?), il est centré pendant la vie mature sur la réalisation de projets qui le maintiennent dans un équilibre entre l'intérêt pour soi et pour les autres. Avec le vieillissement, le narcissisme se rétracte, il reste plus facile à satisfaire que les autres et, souvent, les relations s'amenuisent au profit de la recherche de confort... La maladie stimule le narcissisme parce que le sujet se sent en danger. Le cancer fait vaciller le narcissisme parce que la peur de disparaître passe au premier plan.

La peur de mourir peut prendre la place des autres investissements pendant longtemps, en particulier quand le patient se sent seul ou que les signes d'aggravation augmentent. Mais lorsque, au contraire, le rythme s'assagit et que l'annonce de la rémission survient, qu'une guérison est envisageable, alors le patient devrait récupérer son système antérieur : mettre la mort et les dangers pour le narcissisme de côté, se consacrer à l'illusion d'une vie... longue et bien remplie. Ceci s'appellerait la guérison psychique. Il s'agirait à nouveau de trouver l'énergie de refaire des projets, dans une configuration optimiste. Pour Sylvie Pucheu (2004), psychologue clinicienne de longue expérience en cancérologie, « la guérison psychique du cancer serait l'équivalent d'une répression efficace au niveau du moi, visant l'effacement des affects fauteurs de troubles (angoisse de mort, dépression liée à la perte), tout en maintenant la représentation (du cancer) à laquelle le sujet devient alors indifférent. Cette représentation ne semble plus affecter le comportement, ni le discours du sujet. Elle n'est pas déniée, c'est-à-dire exclue du champ de la conscience, car elle est toujours prête à réapparaître (sentiment de vulnérabilité persistant). Néanmoins, pensées et émotions peuvent continuer à fonctionner dans tous les registres de la vie et l'harmonie du moi est retrouvée ».

Le retour du sentiment d'immunité psychique envers la mort est-il possible ?

La guérison psychique pose donc la question d'un retour du sentiment d'immunité psychique envers la mort. Pour ceux que l'annonce du cancer aura traumatisés, il sera difficile de revenir à cette innocence. Un travail psychothérapeutique permettra une acceptation progressive de leur mortalité. Cette notion de « travail » découle de l'expression freudienne « travail du rêve » (*Traumarbeit*, 1900). Elle a été ensuite appliquée au deuil (travail du deuil) puis à la maladie (travail de la maladie). C'est un processus d'élaboration psychique qui transforme des matériaux bruts comme les représentations disparates du rêve en une combinaison permettant leur manipulation par la pensée. Pour les autres qui ont été atteints par le cancer et ont vu leur sentiment d'immortalité juste effleuré, le retour à la légèreté de l'existence est possible. Toutefois, ces personnes restent sensibles à la perte et trouvent en général un autre dynamisme. Elles ont envie de changer de vie parce que leurs repères ont évolué. Elles relativisent désormais leur existence tout comme les « petits soucis » de la vie qui trouvent désormais une nouvelle échelle. Grâce à leur capacité de narration, ces anciens malades ont la possibilité d'échanger avec des proches et sont souvent à l'origine de groupes conviviaux plus ou moins militants dans le domaine du cancer. Ils ont cependant intérêt, avant de se lancer dans le domaine associatif, à faire le point des motivations latentes qui les lancent du côté de la solidarité avec les nouveaux malades. L'altruisme est souvent révélateur de recherche de bénéfices inconscients qui doivent être sondés : triomphe de la santé retrouvée devant des malades chroniques, maîtrise de la bonne santé testée sans cesse, fuite en avant devant l'angoisse de mort... Toutes les associations connaissent l'écueil du volontariat qui consiste à se convaincre de la différence entre aidant et aidé. Le concept de guérison psychique s'avère donc très opérationnel pour comprendre et évaluer les vocations bénévoles chez les anciens malades. Résumons-nous : la guérison psychique n'est pas forcément contemporaine de la rémission ou de la guérison du cancer. Elle tarde souvent et le patient reste angoissé comme au premier jour. Elle ne signifie pas que le patient retrouve son état psychique d'avant. Elle suit au contraire un important remaniement des valeurs du patient. Après ce travail psychique de la rémission, le patient trouve souvent une nouvelle sagesse qui lui permet de pondérer les événements de la vie différemment. Tout patient est « à risque » de vouloir s'exonérer du travail de la guérison, il risque alors de s'engager prématurément dans une activité bénévole auprès d'autres malades. Cette activité de volontariat n'est jamais « gratuite » et doit au minimum voir évaluer les bénéfices inconscients attendus.

Ceux qui restent inquiets

Certains patients continuent d'osciller sans cesse entre peur de la récidive (syndrome de Damoclès) et impression d'avoir vécu entre parenthèses le temps de leur maladie. D'autres végètent au contraire dans une dépression à bas bruit, présentent des troubles de la concentration, un épuisement physique, une incapacité à exprimer leur désir et même un état de dissociation de leur personne. Ainsi, ils peuvent donner l'impression que tout va bien en reprenant une activité plus ou moins automatisée, mais à la moindre difficulté, ils présentent une régression de leur attitude, se sentant dans le danger le plus vif, dépendant à l'extrême de leurs proches, paralysés par un futur qui leur semble inatteignable.

Ces patients ont été fragilisés pendant leur cancer ; comme dans le mythe, ils ont regardé l'interdit en face et se sentent « changés en statue de sel ». La mort est en effet un interdit dans toutes les cultures. Nous connaissons bien les mythes grecs d'Orphée qui va rechercher Euridyce dans l'au-delà, ou d'Ulysse qui visite Achille dans les enfers. Tous deux transgressent la frontière entre la vie et la mort. Ils paieront à leur manière cette aventure. Chez les personnes qui ont vécu un traumatisme, qui « se sont vues mortes » l'espace d'un instant, la sensation d'avoir bravé l'interdit est la même. Elles perçoivent le prix à payer qui réside souvent dans le fait d'être poursuivies par les images de leur mort. La psychothérapie leur permettra d'élaborer et de dépasser ces images sidérantes pour les intégrer progressivement. Elles ont donc besoin d'un accompagnement particulier. Les psychologues des unités de psycho-oncologie connaissent bien ces patients pour lesquels une psychothérapie doit être mise en place avec un cadre précis, rassurant. Le fait pour ces patients de revenir dans les lieux hospitaliers a un caractère paradoxalement rassurant. Le suivi doit pouvoir être assuré sur plusieurs années. Cela peut sembler long, cependant la possibilité de laisser parler le patient librement autant qu'il le désire sur les conditions traumatisantes du vécu de son cancer, est finalement d'un coût moindre que la prise d'un traitement antidépresseur ou d'anxiolytiques à vie ou d'une tentative de suicide pour dépression masquée.

Que faire pour que l'hospitalisation se passe au mieux ?

Si nous récapitulons les moyens d'améliorer la prise en charge hospitalière du cancer, nous insisterons sur la nécessité :
- du dialogue installé dès le début avec le médecin et toute l'équipe d'hospitalisation ;
- grâce à des présentations du service (les lieux), des personnes (les intervenants), des traitements (les explications) ;
- de l'expression des patients dans un contexte dédramatisé grâce à des interventions diverses mais personnalisées de professionnels stables (personnes de référence qui resteront si possible les interlocuteurs du patient) ;
- de la participation à des activités collectives (ateliers d'art, d'écriture, de conseils pratiques alimentaires ou sportifs), des groupes conviviaux avec des anciens malades, des groupes de parole de malades ou thérapeutiques ;
- de la possibilité d'accéder à des informations permanentes comme des sites Internet, des plaquettes et des vidéos éditées par le service hospitalier, les courriels de tous les personnels concernés ;
- d'un dialogue intime avec un psychologue, pas seulement présent pour les difficultés psychiques, mais surtout pour prendre du recul au travers de la narration de son histoire et de la rencontre avec la maladie.

➤ *Lorsque le cancer est toujours présent*

Mais malheureusement, il y a aussi les malades dont le cancer est toujours présent, qu'il y ait eu une phase initiale de guérison apparente ou non. Ici, le traitement ne s'arrête pas. Aux éventuelles conséquences de la maladie en évolution s'ajoutent les désagréments des traitements, d'autant plus difficiles à supporter qu'on n'en voit pas la fin, et avec des bénéfices qui paraissent de plus en plus discutables au cours de l'évolution. Les traitements spécifiques du cancer sont alors entrepris dans un but palliatif, pour ralentir, autant que faire se peut, la marche de la maladie et pour réduire les troubles liés directement au développement des localisations tumorales (les compressions). Lorsque les effets antitumoraux des traitements spécifiques s'épuisent, se pose la question de leur arrêt.

La présence symptomatique de la maladie traduit en effet l'échec du traitement spécifique anticancéreux. C'est le domaine des soins palliatifs, des soins seulement symptomatiques, des « soins de support ». L'accompagnement du malade et de ses proches sur le plan psychologique devient alors aussi un élément essentiel du traitement. Dans cette situation, se pose le problème technique et psychologique de l'arrêt des traitements spécifiques, essentiellement de la chimiothérapie. Il arrive en effet un moment où la chimiothérapie est de moins en moins bien supportée et de moins en moins efficace parce que des doses correctes dans des temps normaux ne peuvent plus être données mais également aussi parce que la tumeur devient progressivement résistante à la chimiothérapie. Le malade sait alors que cette chimiothérapie, bien que mal supportée, est donnée, pour empêcher la maladie de se développer, à défaut de la supprimer. L'arrêter donne au malade la certitude que sa mort inévitable est prochaine, puisque le traitement du cancer a échoué. D'un autre côté, le malade est quand même soulagé de ne plus avoir à subir les inconvénients de la chimiothérapie. Une adaptation de l'équipe soignante à la personnalité du malade est ici souhaitable. L'information sous-tendue par l'arrêt de la chimiothérapie met le malade en face d'une réalité qui peut être d'une brutalité excessive. Or, un arrêt de la chimiothérapie pour donner à l'organisme le temps de récupérer et reprendre ultérieurement cette chimiothérapie ou une autre lorsque cela sera possible, est d'autant mieux accepté qu'on explique au malade que la chimiothérapie actuelle est devenue plus nuisible qu'utile compte tenu de son retentissement sur l'état général. Et de fait, l'état général ne permettra pas, sauf exception, de reprendre une chimiothérapie qui serait à nouveau plus nuisible qu'utile, ce que le malade comprend bien puisqu'on le lui a déjà expliqué. Et le temps aura fait son effet : une certaine adaptation psychologique permettra alors de supporter la situation et cela d'autant mieux que, grâce aux soins de support engagés, le malade verra qu'effectivement il n'est en rien abandonné à son sort et que les troubles fonctionnels liés à la maladie, en particulier les douleurs, seront apparemment pris en charge efficacement.

Des soins palliatifs aux soins de support

Le malade entre alors dans le domaine du soin palliatif pur, constitué uniquement de traitements symptomatiques. L'arrêt des traitements spécifiques permet d'éviter l'acharnement thérapeutique. En pratique, il a l'avantage de supprimer les désagréments liés à ces traitements. Tous les traitements sont évidemment réalisés en accord avec le malade, qui reçoit les explications nécessaires. Dans le cas de l'arrêt des traitements spécifiques du cancer et du passage au stade palliatif pur, une difficulté psychologique est souvent rencontrée. Certains malades en effet vivent cette décision comme un abandon, comme une condamnation à court terme, le cancer n'étant plus gêné en rien dans son développement... En revanche, si on explique au malade qu'on arrête provisoirement le traitement pour le laisser récupérer sur le plan de la tolérance, ce sera compréhensible et mieux admis par le malade. Et de fait, il se sentira mieux à l'arrêt de ce traitement. Il faudra expliquer ensuite pour quelles raisons on ne peut pas le reprendre. Dans ces cas, le malade a souvent bien compris ce qui se passe sans qu'on ait besoin de mettre les points sur les i. Et il ne souhaite pas, en général, qu'on insiste sur le caractère purement palliatif de son traitement et donc sur la brièveté prévisible de sa survie. Dans ces conditions, il a besoin de sentir que, malgré son mauvais état, il ne sera abandonné ni par ses soignants, ni par ses proches. D'où l'importance de réagir contre la tendance naturelle à la mise à distance de ces malades qui inconsciemment font peur. D'où l'intérêt également des spécialistes des soins palliatifs qui peuvent aider les équipes soignantes à gérer le mieux possible, techniquement et psychologiquement, leurs cas difficiles.

Sur le plan institutionnel, il semble important qu'un phénomène de rupture entre traitement curatif et palliatif ne soit pas perceptible pour le malade. Mais on n'a plus besoin de lui mentir, on peut tout simplement lui expliquer cette possibilité qui d'ailleurs ne nécessitera aucun changement. S'il y a cinquante ans, « on parlait peu aux malades, sans hésiter à leur mentir ; un patron dictait au pied du lit pour le médecin de famille une lettre encourageante, qu'il annulait dans le couloir pour annoncer la fin prochaine du "sympathique client" » (Hoerni, 2008), aujourd'hui l'arrêt des thérapeutiques anticancéreuses ne signifie pas la mort. Comme on le voit, tous les soins continuent d'être pratiqués et permettent un certain maintien stabilisé. « Lors de sa visite, suivie par dix ou vingt étudiants, le chef de service ne s'arrêtait pas aux malades en fin de vie, pour lesquels "il n'y avait plus rien à faire" ». Bernard Hoerni, cancérologue et ancien président du conseil de l'ordre des médecins, décrit comment, lors de ses études médicales, la mort était littéralement exclue, au même titre que les mourants, des services hospitaliers. Bien que les médecins cancérologues considèrent l'approche de la mort comme très difficile, ils ont appris à accepter les malades jusqu'au bout. Cependant, les administrateurs hospitaliers ont tendance à juger le coût de ces patients comme dépassant les compétences du service d'oncologie. Les « soins de support » devraient permettre de dépasser ce problème économique en offrant systématiquement l'accès aux spécialistes de la douleur à tous les patients, aussi bien qu'au nursing ou aux psychologues. Dans cette déconcentration des soins et cette vision plus horizontale, on objectera bien sûr que la mort ne trouve plus sa place puisqu'on ne parle plus de soins palliatifs mais de soins de support (comme à l'américaine). Nous retrouvons ici notre débat de société sur la mort. Doit-on lutter contre le déni de notre mortalité ? Non, autant que possible, car notre culture l'appelle de ses vœux et que cela entraînerait une remise en cause de fond. Mais il est parfois nécessaire de faire face à sa propre mort, lorsque l'on a des objets matériels ou spirituels à transmettre, lorsque l'on doit dire adieu aux personnes aimées et renoncer aux projets inaboutis. Faut-il appeler les choses par leur nom et écrire le mot mort ou ses apparentés au frontispice des services hospitaliers ? Faut-il au contraire préserver les malades d'une issue fatale et limiter pour les soignants ce voisinage gênant ? Nous pensons que la progression vers la vérité des patients en phase terminale doit être extrêmement mesurée. À quoi bon les précipiter vers cet univers s'ils n'y sont pas préparés ? Ne risque-t-on pas la fuite en avant de certains qui diront : « À quoi bon lutter ? » Leurs familles, non préparées, seront aussi tentées de fuir. Alors, utiliser des euphémismes ?

« Jadis on croyait pallier la mort, aujourd'hui on la supporte », disait une patiente qui trouvait justement l'absence de bonne traduction du terme anglais *support* (qui signifie en fait encourager, aider, soutenir, appuyer, tuteurer) dans l'appellation « soins de support » comme la preuve que les Français ne parvenaient décidément pas à tolérer la présence de la mort dans un lieu de soins. Pour cette patiente, le passage des soins curatifs aux soins palliatifs était compliqué et elle ne souhaitait pas changer de service. Lorsqu'il lui a été expliqué qu'il n'en serait rien et qu'on la soignerait exactement comme jusqu'à présent, en évitant les effets secondaires d'une chimiothérapie devenue inutile, elle a accepté de « cesser le combat contre le cancer » et de profiter enfin de la vie.

Les progrès thérapeutiques

En cancérologie, comme ailleurs en médecine, les progrès sont pratiquement constants et concernent tous les aspects, du diagnostic aux différents traitements curatifs ou palliatifs, chirurgicaux, par les rayonnements, ou médicaux. Ces progrès, bien que nombreux, n'entraînent cependant globalement qu'une amélioration lente et modeste de la survie. En fait l'évolution est inégale selon les localisations. Certains cancers peuvent voir leur pronostic rapidement transformé alors que d'autres gardent toujours un pronostic sévère.

En pratique, il y a d'abord des progrès certains et des progrès vraisemblables à confirmer.

➤ *Les progrès certains*

Ils concernent essentiellement les matériels : tel instrument chirurgical, tel appareil d'imagerie. Les industriels ont alors vérifié au préalable, avant la mise sur le marché de ces appareils, leurs performances (y compris ce qui a trait à la sécurité). Le délai pour faire bénéficier les malades de ces progrès est malheureusement long dans l'ensemble, d'autant plus long que le pays concerné est peu développé. Mais le retard peut avoir aussi d'autres raisons comme une administration pléthorique et tatillonne, ou une volonté de ne pas trop dépenser pour la santé… au détriment de la qualité de la médecine. Les lenteurs administratives ont été utilisées pendant un certain temps, comme paravent pour masquer un refus volontaire du progrès. Par exemple, les appareils d'hadronthérapie, les plus performants, existaient en 2008 au Japon, aux États-Unis, en Allemagne, en Chine, mais il n'y en aura pas en France avant plusieurs années…

➤ *Les progrès vraisemblables*

Ils ont besoin, eux, d'être vérifiés dans le cadre d'essais. Tous les nouveaux médicaments sont choisis après études multiples (et coûteuses) au laboratoire portant sur leur efficacité et leur tolérance. Chez l'homme, après des études de tolérance, on réalise des *études thérapeutiques randomisées* comparant le nouveau médicament à un médicament de référence pour la même situation clinique, le malade étant dans un des deux groupes selon une randomisation (répartition au hasard, *at random*). L'efficacité et la bonne tolérance sont alors confirmées ou non. Si le progrès est modeste, ce qui est malheureusement souvent le cas, il faut un grand nombre de malades pour faire apparaître une démonstration statistique. Il n'est pas facile pour les groupes d'études nationaux de réunir un grand nombre de malades, d'où les essais internationaux et les méta-analyses qui, elles, réunissent les observations de plusieurs essais différents sur le même thème.

Les essais randomisés sont aussi utilisés pour valider ou non certaines conduites thérapeutiques utilisant des produits déjà connus. Il peut s'agir alors soit d'associations originales, soit de situations cliniques particulières, soit des deux.

En pratique, les essais positifs qui montrent une supériorité du groupe expérimental (celui qui teste le produit) sont les plus nombreux, ce qui est assez logique ; mais ils sont suivis de près par les essais qui ne montrent pas de différence significative. En effet, soit il n'y a aucune différence, soit la différence, en général positive, est tellement faible que le nombre de malades dans l'étude est insuffisant pour la révéler de façon statistiquement significative (ce que d'autres études, avec plus de malades ou une méta-analyse à partir de plusieurs études, avec un nombre de cas insuffisant, pourront démontrer). Quant aux essais négatifs, ils existent malheureusement, mais ils sont de loin les moins nombreux.

Les essais randomisés posent un *problème éthique*. En effet, si l'on fait un essai, c'est que l'on pense que le groupe correspondant à la nouveauté est vraisemblablement meilleur et que l'on veut en avoir la certitude, à l'avantage des malades futurs si cela est effectivement le cas. Pour le progrès thérapeutique, et donc pour les malades en général, l'essai est nécessaire et donc moralement justifié. Par contre, le malade à qui on propose d'entrer dans l'essai peut avoir l'impression désagréable d'être un « cobaye » qui ne sera pas forcément heureux de se retrouver dans le groupe de référence dont on cherche à savoir s'il est effectivement moins efficace... Il y a là une difficulté réelle. Pour l'essai, on a besoin que le malade accepte cette situation dans l'intérêt général des malades futurs. Il y est d'autant plus incité que s'il refuse, ce qui est son droit (sans aucun risque de rétorsion), il aura le traitement de référence qui est considéré à ce moment-là comme le meilleur démontré, alors qu'avec l'essai il a une chance sur deux d'avoir le traitement *a priori* le meilleur...

Des progrès sont également possibles par l'analyse précise et détaillée des résultats des traitements non expérimentaux. Il y a d'abord les *études rétrospectives* qui ont été les premières et ont contribué à de nombreuses améliorations. Elles sont toujours utiles bien que moins performantes que les *études prospectives*. Dans ces dernières, on prévoit d'enregistrer de façon méthodique beaucoup d'informations qui peuvent se révéler instructives lors des analyses ultérieures. Il s'agit là d'une supériorité sur les études rétrospectives qui ne peuvent s'appuyer que sur ce qui a été noté dans les observations par des médecins qui n'ont mentionné que ce qu'ils jugeaient utile pour un traitement ou une surveillance normale. Et même si certains médecins ont fait des observations détaillées, cela ne permet pas une étude puissante, démonstrative, car ces observations bien que développées ne contiennent pas forcément tous les éléments utiles et surtout elles ne concernent qu'une partie des observations. Le seul inconvénient relatif de ces études est qu'elles prennent beaucoup de temps au médecin...

À noter que toutes ces études ne s'intéressent pas seulement à la survie des malades (courbes de survie jusqu'à cinq ans et au-delà, survies moyennes, survies sans rechutes, etc.), mais également à la qualité de la survie qui peut maintenant être mesurée à l'aide de critères partagés par de nombreuses équipes avec donc des comparaisons possibles.

➤ *L'information du public*
en matière de cancérologie

Cette information est donnée par des médias, généralistes ou plus ou moins spécialisés, Internet et parfois des livres. Les informations concernant les progrès sont presque inévitablement incomplètes compte tenu de la complexité de la réalité difficile à expliquer en peu de mots à un public peu averti. Par exemple, une découverte fondamentale dans les mécanismes à l'origine du cancer ou dans les mécanismes permettant le développement ou l'évolution à distance du cancer est *a priori* porteuse d'espoir thérapeutique. Mais en pratique cet espoir peut très bien ne pas voir le jour ou survenir très tardivement, de nombreuses années plus tard. Ailleurs un produit nouveau s'est révélé efficace et bien toléré... mais chez la souris. Bien des études de tolérance et d'efficacité seront encore à entreprendre avant son utilisation chez l'homme, si tant est que ces études confirment l'intérêt du produit, ce qui est loin d'être garanti. Parfois, un scientifique de bonne foi qui sait qu'un progrès pour l'homme est possible le dit très fort parce qu'il le souhaite, ce qui est souvent interprété par les médias comme un progrès thérapeutique certain ou presque. Pour le malade inquiet pour son avenir, toutes ces informations sont à prendre sous réserve. C'est à son médecin, et en particulier à son cancérologue, qu'il doit s'adresser pour avoir les éclaircissements nécessaires et surtout sur ce qui le concerne lui, sans se perdre dans des thèmes hors sujet. En ce qui concerne plus précisément les informations trouvées sur Internet qui sont recherchées surtout par les malades et leur famille, elles ne se révèlent pas toujours exactes. En particulier, on peut trouver des informations pronostiques péjoratives qui peuvent ne pas s'appliquer au cas particulier du malade ou n'être plus conformes aux résultats obtenus par les traitements actuels. Ici également, il faut s'en référer aux médecins en charge du traitement, en rappelant que le cancérologue répondra toujours aux questions qu'on lui posera même s'il est effectivement très occupé.

Enfin, pour terminer, il faut rappeler l'existence d'associations qui contribuent à la lutte contre le cancer et en particulier la Ligue nationale contre le cancer, association ancienne, qui a des actions multiples, aidant la recherche fondamentale, aidant également les structures de soins à s'équiper contre le cancer, participant aux campagnes de dépistage, aidant enfin les malades directement sous toutes sortes de formes. Le malade peut également trouver là un soutien supplémentaire.

> ► *Peut-on dès maintenant prévoir*
> *les principaux progrès à venir ?*

S'il est certain que des progrès importants arriveront dans les années à venir, on ne peut en fait qu'avoir des présomptions sur ce que seront ces progrès importants.

Grâce à l'étude des caractéristiques intimes des cellules malignes dans les différentes variétés de cancers et dans les cancers propres à chaque malade (génomes ou ensemble des gènes, protéasomes ou ensemble des protéines cellulaires), des traitements beaucoup plus individualisés que maintenant pourront être appliqués à chaque malade avec des gains importants en efficacité, en tolérance et en réduction des séquelles et des complications.

La chirurgie continuera d'évoluer vers des traitements moins mutilants grâce à des procédés conservateurs et réparateurs. Elle sera en cela aidée par la robotique et la plus grande efficacité des autres traitements associés. Entre autres, il y aura une diminution des cicatrices visibles.

Pour le traitement locorégional, la radiothérapie gagnera en efficacité grâce à l'hadronthérapie et aux traitements radiosensibilisants qui pourront appartenir à différentes familles (produits de chimiothérapie anticancéreuse, produits chimiques d'autre nature, produits d'immunothérapie, agents physiques donnant une hyperthermie locale…). Ces mêmes agents physiques pourront être utilisés seuls, beaucoup plus que maintenant, avec ou sans agents renforçateurs.

Les traitements généraux, qui ont pour but essentiel d'agir sur les métastases, seront également plus efficaces grâce à de nouvelles molécules de chimiothérapie découvertes empiriquement, comme jusqu'à maintenant pour la plupart. Mais les molécules « intelligentes », créées pour perturber une activité biologique particulière de la cellule maligne dont on connaît les mécanismes, se développeront de façon plus importante. En particulier celles qui ont pour effet de dévasculariser les tumeurs. Les traitements immunologiques, qui n'ont toujours actuellement qu'une place modeste malgré une accumulation considérable des connaissances dans ce domaine, devraient obtenir enfin une place de choix dans l'arsenal thérapeutique.

Les séquelles et complications de tous ces traitements, moins nombreuses que maintenant, bénéficieront en plus de traitements et d'appareillages qui en réduiront souvent la gravité.

Enfin, des progrès importants concerneront la prévention et le dépistage. Une meilleure connaissance des facteurs cancérogènes et des états précancéreux devrait réduire le nombre des cancers. Mais il est à craindre que le nombre absolu de cancers ne diminue pas de façon significative malgré ces progrès à cause de l'augmentation prévisible de la durée de vie, la fréquence des cancers augmentant avec l'élévation de la moyenne d'âge. Le dépistage, quant à lui, sera beaucoup plus efficace car beaucoup mieux ciblé grâce à une meilleure connaissance des facteurs cancérogènes. En particulier, les facteurs génétiques favorisant l'apparition de tels ou tels cancers seront pris en considération pour la surveillance des personnes qui en seront porteuses.

CHAPITRE 6

Vivre au jour le jour

Comment faire pour continuer à vivre avec un cancer ? Comment conserver son rapport à l'existence, rapport au temps, rapport aux autres et enfin rapport à soi-même ? Le cancer produit un bouleversement psychique dans un premier temps. Il désorganise la vie, il crée un cataclysme dans ce que l'on croyait savoir sur soi et sur les autres. Il rapproche le curseur de la mort dangereusement et nous plonge dans la solitude. Ce n'est d'ailleurs pas toujours la solitude relationnelle mais c'est une solitude existentielle, épreuve qui peut aussi apporter beaucoup.

Comment faire face au cancer

Le cancer entraîne une soif de compréhension des phénomènes biologiques qui se déroulent à notre insu, des phénomènes psychologiques que nous connaissons bien imparfaitement et que nous maîtrisons avec peine. Il nous fait réinterpréter notre vie entière, à la recherche des causes de ce dérèglement. Car au fond n'étions-nous pas programmés pour vieillir graduellement ? Au lieu de cela, voilà une période d'une densité et d'une complexité incroyables puisqu'il s'agit d'assimiler à la fois des notions philosophiques comme sa propre mort (rien de moins), ses rapports avec soi-même, ses investissements dans les relations humaines et le monde, et enfin le sens de ce passage sur terre et de ce que nous en transmettons aux autres… Vaste programme… que nous souhaitons dédramatiser à toutes ses étapes, car elles permettent de créer une opportunité de réalisation de soi évidemment unique mais d'une incertitude effrayante…

➤ *Un changement extraordinaire*

En tant que thérapeutes, cancérologue et psychologue, nous travaillons exactement sur ce thème : celui du changement. Le médecin, spécialiste du changement entre l'état de bien-être et celui de maladie, réagit du côté du « faire avec ». Il tient en général un discours assez clair : « Vous avez un cancer, nous allons limiter au maximum ses conséquences sur votre vie, et en cas de trop grandes modifications, nous allons vous aider à aménager votre vie. » Le psychologue, psychanalyste, est dans une autre position. La demande de changement relève au contraire de sa pratique courante puisqu'il reçoit des patients qui souhaitent justement transformer leur vie (cesser de répéter les mêmes erreurs), changer de partenaire, changer de relations avec leurs parents, leurs enfants, leurs employeurs… eux-mêmes. Le psychothérapeute est donc un praticien du changement. Or les patients rencontrés en cancérologie ne viennent pas pour changer, bien au contraire ! Ils souhaitent freiner la pente dangereuse qui se présente, arrêter le temps et même revenir en arrière, quand ils vivaient encore avec légèreté…

Le cancer nous fait changer. Et ceci n'est pas négatif. Après nous avoir permis de revoir notre passé, il nous permet de construire le présent et le futur de manière souvent radicalement différente : plus sensible, plus relative, plus proche de notre essence originelle et de notre échelle d'être humain.

Voilà le petit parcours auquel nous allons nous livrer ensemble au fil des témoignages et des expériences, dans une approche pas à pas de la maladie. Bien sûr nous ne traiterons pas de tous les cas, mais nous aborderons les grandes difficultés que sont :
– l'acceptation du cancer ;
– les questionnements personnels qui suivent ;
– les retentissements psychologiques des traitements ;
– les ressorts du maintien de l'énergie psychique.

Nous avons vu que le cancer avait un poids phénoménologique très lourd, c'est-à-dire qu'en tant qu'événement, il apportait plusieurs significations nouvelles dans notre existence. Le cancer produit une rupture de la continuité d'une vie. Il diminue *a priori* la faculté de projection de soi dans l'avenir qui semble du coup n'avoir été assise que sur un leurre. Cette illusion d'une vie sans incident grave, d'une programmation possible repose sur une visibilité historique extrêmement récente et occidentale. C'est pourquoi d'ailleurs une tendance à rechercher de l'aide dans les philosophies orientales est retrouvée dans de nombreux témoignages : chi-qong, tai-chi, méditation, respiration prônée par le yoga, autant de techniques dans lesquelles tous (et surtout toutes) veulent se lancer. À changement, changement et demi ! Derrière ces propositions résident les mêmes idées. Dans un premier temps, on s'arc-boute sur son état initial, dans un second temps s'élabore un tout autre discours : « Ma vie n'était pas satisfaisante, elle a engendré un cancer, je vais changer ma vie pour chasser le cancer. »

Le changement est donc souvent le maître mot du cancer. Mais pour certains, c'est comme s'ils n'attendaient que le cancer pour changer. Changer de vie, renoncer enfin à de mauvaises habitudes, quitter la (les) personne(s) encombrante(s) de son entourage, changer d'attitude face à soi-même, être plus vrai, plus spontané.

Retour sur soi : l'interprétation du malade n'est pas forcément une vérité objective sur le cancer

Le questionnement personnel sur les causes du cancer trouve dans la régression psychique des éléments qui satisfont, dans un premier temps, la soif d'explication du malade. Ici aussi, le cancer produit du changement. Il faut non seulement supporter un bouleversement complet de ses anciennes valeurs et habitudes, mais accepter une certaine passivité assimilée à la période infantile et chassée de nos esprits axés sur l'autonomie. Le changement ne va donc pas seulement de l'avant, il revisite aussi le passé. L'annonce du cancer provoque souvent une régression psychique. Régresser n'est pas forcément négatif. Au contraire. En cas de choc ou de grande difficulté psychique, l'être humain a tendance à quitter le niveau de développement psychologique auquel il était parvenu pour retrouver un fonctionnement antérieur plus solide. L'enfance est en général une étape pendant laquelle nous nous sommes sentis protégés par nos parents. Y retourner, c'est retrouver un certain état de bien-être où l'on est aidé et réconforté par des personnes de confiance. Pendant l'enfance, nous avons longuement utilisé des mécanismes de défense qui protégeaient notre moi de l'angoisse. Prenons par exemple la pensée magique. Vers l'âge de 6-7 ans, l'enfant se pose des défis : « Si j'arrive à sauter deux dalles à la fois sur le trottoir sans tomber dans le caniveau, alors j'aurai une bonne note à mon exposé », ou encore l'annulation : « Papa m'a puni, mais ça ne compte pas, je vais lui montrer ce dont je suis capable ! » Tous ces procédés nous ont confortés dans l'enfance sur nos aptitudes à supporter certaines épreuves de la vie. À l'âge adulte, retrouver ces moments où l'on s'est cru fort, où l'on a tenu le coup, nous permet de nous rassurer et de trouver du réconfort. C'est ainsi que pendant longtemps, les partisans de la psychosomatique ont cru à la causalité affective du cancer.

Les patients présentaient parfois l'assurance de l'enfance dans la manière dont ils marchandaient ou dont ils rationalisaient l'arrivée du cancer : « Après le suicide de mon fils, m'est tombée dessus l'annonce du cancer du pancréas. Tout ça n'a jamais été qu'une continuité ! » En écoutant leurs patients raconter comment ils comprenaient que telle situation expliquait la maladie actuelle, médecins (depuis l'Antiquité), psychanalystes, psychosomaticiens ont longtemps fait l'hypothèse que le cancer résultait d'une suite d'événements malheureux. Non pas que ces derniers eussent été coupables de fausses interprétations, mais qu'à défaut de démonstration scientifique, ils acceptaient empiriquement la façon la plus fréquente dont les patients expliquaient et comprenaient la survenue du cancer. Ces explications portaient sur la présence objective d'événements graves, la liaison qu'ils faisaient avec le développement d'une tumeur cancéreuse était, en revanche, totalement subjective. La régression psychique consiste donc à retrouver des moyens mis en place dans l'enfance pour se protéger de l'angoisse. Elle ne permet pas cependant d'adhérer à une psychogenèse du cancer. Lorsqu'un patient en est convaincu, il est intéressant de lui permettre d'en discuter sans pour autant le contredire. Souvent, il se rendra compte de l'impact des événements malheureux à un autre niveau, plus psychologique. Il est parfois plus « simple » et rassurant d'imaginer le cancer comme résultant de difficultés majeures de la vie (deuils, coups durs), plutôt que de chercher à les analyser plus en profondeur, remettant en cause son propre rôle dans la survenue ou l'intégration des événements en question.

➤ *L'acceptation du cancer : le vécu intérieur*

Pour le patient, la prévention des aspects traumatiques de l'annonce du cancer passe autant par l'acceptation d'un discours sur la maladie, les mesures concrètes d'hygiène de vie personnelle et environnementale, que par l'information et la connaissance de soi. Il serait souhaitable de tirer profit des nombreuses circonstances d'annonce de changements multiples et variés, en marquant une pause réflexive à chaque fois. Et, lorsqu'il s'agit du cancer, ne pas hésiter dans un tout premier temps à revenir à cette capacité d'introspection et... **rechercher de l'aide**.

Tenter de créer une alliance avec son médecin ou avec d'autres partenaires, autres médecins, autres soignants, famille, est indispensable, mais dépend hautement de sa personnalité et de celle de ces interlocuteurs. Pour se redresser ensuite moralement, commencer, le premier choc passé, à mettre de son côté tous les atouts : appeler ses proches à la rescousse, tenir un carnet de bord avec toutes ses observations physiques et psychiques, toutes ses questions ; former « son » équipe avec son médecin généraliste, son cancérologue, son (ses) infirmières, ses aides à domicile, son psychologue, ses amis d'association, son groupe de parole. Rien n'est à négliger, quand on sait que le simple fait d'être mieux informé peut changer radicalement son confort et parfois plus encore.

Tenir son journal de bord du cancer

Le journal de bord est en tout premier lieu un écrit sur soi. Il peut être concis, destiné à relever les problèmes ou les remarques. Il peut se développer ensuite en journal intime, devenant alors une véritable œuvre personnelle, à laquelle on pourra se référer plus tard.

Les blogs sont des carnets de bord destinés à d'autres, des lecteurs concernés qui répondront ou non. Les blogs ont souvent une vocation altruiste, dans un second temps. Mais en tout premier lieu, le blog est un cri. Il n'est pas rare de lire un « AAAAAAAAAAAh » sur un blog. Il est censé exprimer le hurlement de peur, de rage ou d'angoisse qui est survenu lors de l'annonce du cancer.

Sur Internet, nous sommes donc allés lire les blogs des patient(e)s atteint(e)s de cancer et nous avons été frappés par les petits conseils, les encouragements, les détails difficiles mais importants pour tous qui y figuraient. L'écriture est une forme thérapeutique bien connue et très efficace en termes de mieux-être immédiat. Elle permet une expression émotionnelle, une compréhension des événements qui surviennent, une élaboration de sentiments parfois chaotiques, enfin, elle favorise le dialogue après, lorsqu'on a déjà remis en ordre ses idées par écrit. Ce qui nous a frappés est surtout la créativité des « bloggeurs » et « bloggeuses ». Ils additionnent à leurs écrits des photos, des dessins, des créations. Enfin, sur un blog, on trouve des points rarement abordés en face à face. La question des cheveux et des poils par exemple. Ce bouleversement intime de l'image du corps, passe rarement la barrière de la parole, elle est retenue par ce mélange de pudeur, d'appréhension et parfois de tabou.

Sur le blog, minimisées parfois par un pseudonyme embellissant ou idéalisant l'auteur, surviennent les questions ou les réponses personnelles les plus étonnantes, profondes, généreuses.

Dans les blogs des plus jeunes (l'association Jeunes solidarité cancer), les cris de révolte voisinent parfois avec une grande amertume sur la survenue de cette « saloperie ». Les plus jeunes ont moins de prévention à crier leur dégoût envers une vie qui ne leur offre pas toutes leurs chances. Enfin, les journaux de bord sont souvent des textes pleins d'énergie. Ils aident par l'identification ressentie à leur lecture, ils sont véritablement soutenants par leur quotidienneté, leur proximité, leur simplicité. La technologie qu'ils impliquent est simple, elle nécessite tout de même un certain niveau économique ou intellectuel. Il importe que dans tous les pays, les services publics puissent réserver la possibilité d'accéder à Internet gratuitement. Par ailleurs, les blogs ne limitent pas pour autant d'autres formes d'écriture, la plus évidente, loin d'être oubliée, étant la forme épistolaire. Écrire une lettre, débuter une correspondance est souvent l'origine du journal intime, qui n'est autre, en vérité, qu'une lettre écrite à soi-même...

Face au traumatisme

Depuis la fin de la Seconde Guerre mondiale, les Occidentaux ont gagné, grâce à leur croissance économique et technologique, des compétences telles que la longévité, la santé sont devenues des notions quasiment certaines pour la majorité. Le vieillissement est une nouvelle phase de la vie, au même titre que l'adolescence est devenue une période intermédiaire entre l'enfance et l'âge adulte, du fait de la possibilité de ne pas travailler immédiatement et du loisir de se laisser flotter dans l'indétermination d'une période de maturation.

En Inde, en Afrique, au Moyen-Orient pourtant, il est clair que personne ne présume d'une telle prolongation de soi. Nous nous sommes installés, dans nos civilisations européenne, américaine, japonaise, australienne, dans l'idée d'une espérance de vie qui inclut le vieillissement comme allant de soi. Qui plus est, de façon encore plus présomptueuse, nous faisons comme si la mort ne pouvait nous atteindre, ou du moins pas avant très longtemps. Cette idée de l'existence pleine et bue jusqu'à son saoul, assortie de l'idée d'une mort « parfaite », sans souffrance et sans conscience, est totalement contredite par la maladie grave (pas seulement les cancers, mais aussi d'autres maladies ou un accident). C'est la « belle mort » moderne, contrairement à la « bonne mort » décrite par Philippe Ariès, au Moyen Âge, quand hommes et femmes préparaient, leur vie durant, cet aboutissement.

Andrée Philippot-Mathieu (2004, p. 20), artiste et auteure d'un témoignage sur sa vie avec une leucémie, souligne cette contradiction : « Quelque part en moi, une force me poussait et m'empêchait de craindre la maladie. La mort devait m'emporter certes, mais plus tard, en douceur. *Un coup de gomme.* Je suis, je ne serai plus. Quoi de plus normal ? » Ce choc du rapprochement subit de la mort par le cancer, s'appuie aussi sur une perte d'identité, d'autant plus intense que l'on perçoit une sorte de déshumanisation lors de la rencontre avec le médecin ou lors des manipulations exploratoires. Françoise Stanton (2006, p. 77) remarque qu'elle n'est pas « victime d'un traumatisme » mais que « non, l'affreuse nouvelle ne fait pas basculer ma vie [...]. Elle perd simplement le sens d'avant », d'avant le coup de fil, telle une jeune fille son innocence. En revanche, « la vie physique, bêtement physique, prend le dessus sur celle de l'âme, du cœur et de l'intellect. Amalgame d'organes, de cellules, de glandes, d'os, de muscles, de canaux et de circuits, je ne deviens que cela. Mécanique en équilibre fragile qui occupe dès lors toute l'avant-scène de mes pensées ». Françoise a ici l'impression d'avoir perdu son statut de sujet. Nicole Alby, première psychologue à travailler en hématologie auprès du professeur Jean Bernard, avait déjà souligné cette « intrusion du biologique dans le fonctionnement symbolique » (1990), lorsqu'elle mettait en évidence le sentiment de perte d'identité des patients « réduits » à leur formule sanguine pour exister. Le malade se retrouve « corps », « mécanique humaine » au sens de Descartes qui avait décrit cette forme d'« horlogerie humaine » qu'était finalement le support de l'âme. Ceci conduit parfois à une terreur panique telle celle de l'« animal pris au piège » ou à une impression de décalage et parfois, pire, de dissociation, par exemple : « Une distance s'était installée entre moi et la vie, la vraie vie. [...] *J'étais dans l'après-moi*, ma pensée anticipait. L'idée de l'éventualité de ma mort projetait dans le passé tout ce que je vivais, au moment même où je le vivais et c'était une souffrance (Andrée Philippot-Mathieu, 2004, p. 25). »

Comment repérer en soi le traumatisme de l'annonce du cancer ?

Comment l'annonce est-elle vécue de l'intérieur ? La non-préparation est un facteur de traumatisme. Elle donne son caractère violent à l'annonce. Mais l'intrusion de la mort, par la présence du cancer en soi, est aussi traumatique. Vivre quelque chose à son insu, perdre subitement sa place, l'idée que l'on a de soi-même, ses capacités à parler, à réagir. Une perplexité envahissante bloque souvent les personnes qui apprennent une mauvaise nouvelle. Cela peut être comparé à celui qui se met subitement à délirer ou, plus simplement, au malaise qui nous submerge lorsque, parti pour accomplir un geste ou rechercher un objet, on se retrouve soudain sans but, parce que l'on a tout simplement oublié notre objectif. Cette perte subite de mémoire n'est pas bien grave, car on la retrouve après être remonté mentalement dans la série des gestes qui induisait le but final. Cependant, on reste penaud ou déçu ou encore inquiet face à cette démission de notre pensée. Il y a parfois un peu de cette humiliation et de cette honte dans l'état de traumatisme.

Au moment même du choc, se produit souvent une dissociation psychique, une sorte de coupure, de séparation de notre moi psychique. Elle résulte d'un véritable processus défensif du moi, qui, s'il n'était inconscient, pourrait être traduit par : « Je ne peux pas faire face à l'angoisse insurmontable qui me submerge, je me détache donc de la réalité insupportable. » C'est comme cela que l'on peut avoir l'impression de flotter au-dessus de la scène, ou encore d'être totalement indifférent à ce qui s'y dit. Voir la scène se dérouler sous ses propres yeux alors que l'on en est l'acteur principal et s'en sentir en même temps le spectateur, voilà l'une des sensations les plus étranges du traumatisme. En découlent des réactions automatiques : des réponses toutes faites, des gestes répétitifs. Le temps s'est arrêté ou bien l'impression qu'il s'égrène avec une lenteur étonnante empêche de réaliser ce qui se passe. Et pourtant, inconsciemment, tout a changé.

Après la scène traumatique, on retrouve les mêmes réactions émotionnelles : alternance de moments de sidération et de très grande réactivité affective (pleurer à tout moment, s'exalter soudain, avoir envie de fuir ou se sentir dans un état de fragilité extrême). Les phénomènes de reviviscences sont souvent vécus comme très intrusifs et incoercibles : n'étant pas « enveloppées » de pensées accompagnatrices, l'idée de la mort et les images de mort pénètrent l'espace psychique à tout moment, sans prévenir, et entraînent un sentiment de détresse. Ces images mentales correspondent au « film » de ce qu'on a vécu et qui repasse constamment en nous : le regard triste du médecin, la sonnerie du téléphone, l'odeur d'éther de l'hôpital, la couleur verdâtre des murs, la lampe rouge qui s'est allumée brusquement à l'arrivée d'un camion du Samu… Ces images n'ont pas été assimilées et transformées en souvenirs. Elles reviennent à l'état brut. Elles éveillent encore le même effroi, la même bizarrerie. Il arrive aussi que l'on se voie dans son cercueil ou physiquement dégradé pendant une rêverie éveillée, en rêve, ou dans un cauchemar. Ces images sont très angoissantes, elles entraînent des tentatives de contrôle mental ou une très grande vigilance pour les éviter. L'anxiété qui se dégage de ces moments de retour du traumatisme est tellement pénible et coûteuse en énergie que le grand risque de cet état post-traumatique est la dépression à moyen terme. Si vous reconnaissez dans cette description l'état dans lequel l'annonce vous a désormais mis, consultez un psychologue ou un psychiatre ou parlez-en à votre médecin.

La verbalisation face au traumatisme

La verbalisation de la situation, le fait de relier les images de la scène traumatique avec des pensées, des émotions et des sentiments semblent le moyen le plus efficace pour faire cesser l'état d'angoisse exacerbée. Le traitement du psycho-traumatisme est psychologique, mais la prise de médicaments contre l'angoisse est également aidante, à condition que parallèlement se fasse le travail de verbalisation par le patient. Des liens sont souvent faits par les patients traumatisés avec des scènes traumatiques de la petite enfance. On retrouve des mauvais traitements psychologiques ou physiques dans la petite enfance des personnes traumatisées qui présentent le plus de séquelles. Les femmes sont les plus fragiles à long terme, ce sont elles qui présentent le plus de dépressions. Patients ou médecins munis de ces connaissances doivent donc s'en entretenir ensemble, afin de pallier au plus près le risque de développer un état psychotraumatique durable.

Le cancer chez l'adulte actif est un obstacle sur une route prévue. Il vient charger la barque d'une vie souvent bien occupée. Avec lui ressurgissent des histoires de l'enfance qui expliquent subitement un comportement ou qui passent la barrière du refoulement qui nous avait permis jusqu'à présent de vivre sans en souffrir. Le retour de ces étapes douloureuses pèse autant que l'actualité de la maladie. La place des psychologues, psychiatres et psychanalystes est donc largement justifiée. Toutefois, il ne s'agit pas de proposer à tous une psychanalyse ! La psychanalyse n'est pas une indication, ni un désir de tous. Insistons cependant pour un entretien psychologique, deux étant même préférables, car le premier est une sorte de mise en pratique spontanée du travail psychique permis grâce à l'écoute et du soulagement apporté ; le second entretien est destiné à reprendre les effets psychiques du premier et préciser les modalités de la poursuite des entretiens, ou assurer de la disponibilité prochaine du professionnel.

➤ *Les questionnements personnels*

Au début, les hypothèses pleuvent de tous côtés, à la recherche d'une cause ou des causes de la maladie. Ces interprétations de la vie qui nous manquaient pour l'accepter. Pourquoi ?

Notre tempérament d'humain veut comprendre (plus que savoir), notre esprit d'Occidental ne tolère pas sa petitesse face à la Nature. Imaginons soudain une angoisse qui nous dépasse : on vient de nous annoncer qu'une météorite se précipite à toute vitesse sur notre terre, tout sera réduit en poussière… Que faire ? Ici la révolte est inutile, la météorite n'a cure des petites histoires humaines. Notre réaction égocentrée est la même face à la mort. Il est impossible de marchander avec elle, si elle constitue le dernier endroit dont nous ne sommes pas responsables (ou presque), le dialogue entre Culture et Nature nous dépasse. Nous faisons partie de cette Nature, mais nous refusons notre statut du fait de notre croyance en notre culture.

Une confrontation essentielle

La mort est donc « le » sujet du cancer, tous les témoignages, les entretiens s'accordent sur ce point : lorsque le cancer entre en scène, c'est bien la mort qu'il entraîne à notre rencontre. Cette rencontre est percutante. D'abord complètement décalée : on nous annonce la mort et on n'est pas malade. Ensuite de façon contradictoire : les traitements rendent malade et font approcher la mort de très près (vision des autres malades, malaises physiques, fatigue « à mourir »), enfin dans un mouvement de révolte : « Je n'y passerai pas…

enfin, pas encore... » La position médicale et soignante est souvent présentée comme une position offensive. Cette vision intellectuelle stimule parfois les médecins qui partent en lutte contre le cancer, « la fleur au fusil ». Il est dommage qu'elle conduise à son contraire, la position défensive qui semble correspondre aux soins palliatifs. Avec ce discours clivé : *cure* suivi de *care*, traitements visant à éradiquer le cancer *versus* traitements visant à limiter l'aggravation de la maladie et à maintenir le plus longtemps possible l'équilibre obtenu, on arrive à angoisser les malades qui redoutent (forcément) ce passage au palliatif, signifiant qu'il n'y aurait plus rien à faire... L'idée de soins continus ou de soins de support maintient ici l'espoir et évite bien des fractures artificielles (du soin et du « moral » du malade).

Combat, le grand mot est lancé, ce vocabulaire guerrier n'est pas forcément le plus adapté pour des personnes qui parlent surtout de se recentrer sur soi, de philosophie de la vie, de réflexion sur la mort. Par ailleurs, il existe aussi toute une série de savoirs, que les malades ont besoin de partager avec les médecins, les soignants, les scientifiques. Enfin des trucs, des pratiques à échanger, des adresses, des petites choses, indispensables quand on a mal au dos, quand on se sent affreusement fatigué ou que l'on n'a pas le courage de se préparer à manger... Ces savoirs ne peuvent être négligés dans le cancer parce qu'ils font partie de l'ensemble des modifications induites par la maladie.

Comprendre son cancer

La stupeur est une sorte d'arrêt sur image de la vie, qui se voit stoppée dans son cheminement par l'idée que la mort la guette de très près. La révolte qui suit correspond au sentiment qu'une barrière s'oppose à notre énergie pulsionnelle, c'est-à-dire à l'instinct de vie qui exprime notre élan vital et

Pourquoi moi ? maintenant ?
à ce moment-là ?

La période des pourquoi est bien connue dans la petite enfance. L'enfant de 2 ou 3 ans peut questionner ses parents et emmagasiner sereinement de nouvelles connaissances. Ses questions paraissent, aux yeux des adultes, anodines, légères, amusantes. Elles deviennent plus graves vers l'âge de 7 ans. « Pourquoi doit-on tous mourir ? » Elles se teintent souvent alors d'un sentiment d'injustice puis de révolte. Pour l'enfant, c'est une tentative de compréhension du monde et c'est aussi une façon de se socialiser en acceptant ce qu'autour de lui, il semble bon de ne pas repousser. Le conformisme social vient aussi de cette identification aux parents qui semblent à l'aise avec leurs réponses ou leur refoulement.

Face à la maladie grave, la plupart d'entre nous régressent. Un monde s'ouvre. Ce monde de la maladie, de la médecine. Monde abstrait de la pensée médicale, mais monde concret de l'hôpital et des structures soignantes. L'immersion dans cet univers nous plonge pareillement dans un questionnement adaptatif. De l'autre côté, la révolte gronde. Une fois le premier choc passé, le sentiment d'injustice surgit avec une intensité d'autant plus forte, qu'il se glisse dans l'intervalle qui précède les premiers traitements. La révolte se double parfois, se triple de celle des conjoints, des enfants, des amis. L'énergie à l'origine de la révolte doit être « récupérée » précieusement... Elle sert en général à s'informer, à consulter aussi, à obtenir des avis, à se préparer spirituellement à vivre les traitements.

notre goût des projets. Elle lutte contre les acquis, contre les interdits parentaux, contre le principe de réalité.

La révolte est souvent très forte à l'adolescence et nous amène à faire un parallèle avec cette période. L'adolescence est un mouvement avant tout biologique. La poussée hormonale qui accompagne la croissance, la constitution du corps quasiment adulte et sa sexualité potentielle, permettent à l'adolescent de désormais être à la hauteur de ses parents. Cette hauteur est celle de la sexualité, bien sûr : l'adolescent peut se comparer aux adultes d'un point de vue sexuel. Hélas, bien que plus mûr maintenant sur le plan physique, l'adolescent n'a aucune expérience de la sexualité (si ce n'est fantasmatique et autoérotique). Ce retrait, dans lequel il doit se maintenir, le rend furieux. Mais les adolescents garçons et filles doivent garder leur énergie vitale pour étudier... la patience... Il faut apprendre la patience pour différer les désirs ou trouver des compromis.

La révolte du cancer vient de cette limitation d'un potentiel de vie que l'on croyait illimité. Elle vient de ce blocage « injuste » de ses capacités. Elle vient de cette incompréhension.

Nous verrons qu'il existe une façon d'utiliser l'énergie dégagée par la révolte pour transformer, sur la durée, le contretemps du cancer en une véritable initiation à une autre façon de vivre sa vie.

Après cette première phase de révolte survient une lancinante période d'autoaccusations...

Aujourd'hui, de plus en plus nombreux sont les médecins, les psychologues et les psychanalystes à constater qu'il n'existe vraisemblablement pas de lien direct entre dépression et cancer, mais qu'en revanche, la dépression diminue le soin que l'on porte à son propre corps, l'attention qu'on lui accorde et, du même coup, allongerait le temps de signalement d'une anomalie grave. **Non, on ne fabrique pas son cancer avec son esprit.** En revanche, la dépression aggrave le vécu du cancer, elle le dramatise, elle en péjore le pronostic dans l'idée du patient, elle n'en facilite pas la prise en charge.

Ai-je fabriqué mon cancer ?
Suis-je coupable ?

Cette culpabilité est à la fois produite par le sujet et par la société. Depuis l'Antiquité, les médecins ont écouté certains de leurs patients leur raconter comment, d'après eux, la maladie venait les sanctionner après une faute ou encore les punir de survivre après la mort d'un proche. Dans les années 1970, l'idée d'un risque de cancer après une dépression s'est confortée à la suite d'études qui manquaient d'une méthodologie rigoureuse et dont l'interprétation était douteuse. Cependant que tous les médecins et épidémiologues s'accordaient pour prouver que la perte d'un conjoint doublait quasiment les risques de mortalité cardio-vasculaire des veufs pendant la première année, il était impossible de montrer la même chose pour le cancer. En revanche, une étude publiée dans une prestigieuse revue médicale en 1983 (Schleifer *et al.*), validait que la mort de l'épouse entraînait une chute de l'immunité reposant sur les lymphocytes T4. De là à démontrer que cette chute des lymphocytes favoriserait le développement du cancer… il n'y avait qu'un pas qui se heurtait à deux théories non encore validées : la dépression atteint les défenses immunitaires et la dépression augmente la multiplication des cellules cancéreuses.

Les résultats des études sont souvent contradictoires, mais on citera celle de Penninx (1998) qui montre que le risque de cancer est doublé lorsque l'âge et la dépression sont cumulés chez la même personne. Butow *et al.* montrent en 1999 que la dépression et les représentations des objectifs des traitements ont un impact sur la survie de patients atteints d'un mélanome métastatique. Si le lien entre dépression et cancer est complexe, il dépend toujours des définitions de la dépression et, encore plus clairement, du type de cancer et de l'état physique de la personne. D'autres paramètres doivent être aujourd'hui pris en compte et brouillent encore les pistes. Cela

n'a pas empêché l'immense succès de Fritz Zorn (c'est un pseudonyme) qui publie, en 1979, son fameux *Mars*. Ce fut un coup de tonnerre… Il affirmait simplement que sa tumeur était, métaphoriquement autant que concrètement, « des larmes rentrées ». « [...] toute la souffrance accumulée, que j'avais ravalée pendant des années, tout à coup ne se laissait plus comprimer au-dedans de moi ; la pression excessive la fit exploser et cette explosion détruisit le corps » (p. 79).
Les années 1980 furent difficiles pour les malades convaincus qu'ils auraient pu agir contre le cancer s'ils avaient exprimé leur tristesse. D'autres auteurs sans cancer comme Marie Cardinal (1981), dans *Les Mots pour le dire*, affirmaient eux aussi le lien psychosomatique qui unissait leur fragilité psychique à la seule expression que le corps puisse fournir : la maladie.

Anne Jutant (2008, p. 30) décrit sa propre expérience comme relevant de cette même dépression : « Anne-la-triste, tel était le surnom que me donnait mon professeur de danse lorsque j'avais 12 ans. Cette tristesse, je la sentais profonde, viscérale, inscrite en moi comme une fatalité, symptôme d'une blessure inguérissable, celle d'un père absent, d'un père manqué, d'un deuil impossible. [...] Par quel enchaînement de circonstances, la maladie apparut-elle quarante-neuf ans plus tard ? Comment m'étais-je tricoté cette grosse pelote de chagrin dans l'estomac ? La mutation de mes gènes et la prolifération anarchique de mes cellules au sein même du muscle de l'estomac seraient-elles le produit de ma rumination intérieure, le transposé biologique d'un état d'âme qui cherche à mettre du plein à la place du vide ? » La petite Anne (qui est devenue psychologue) a sans aucun doute, comme ses deux sœurs, souffert de l'absence de son père. Cette enfance difficile explique bien la dépression dans laquelle elle a toujours été plongée. Est-ce cependant ce qui est à l'origine de ses tumeurs ?

On ne peut pas accuser les malades de « délirer » avec leurs idées sur la formation de leur cancer. Médecins et psychistes sont vraiment convaincus aujourd'hui que cette recherche, cette enquête menée sur leur cancer est nécessaire à l'acceptation de la maladie. Simplement, il nous faut nous entendre sur la notion de culpabilité.

La culpabilité est normale dans le contexte de recherche des causes du cancer. Elle est en général compréhensible, parce qu'elle est fréquente dans le discours social. Elle fait partie du « travail de la maladie » et se transforme généralement en accord avec les soins, quitte à se laisser littéralement porter par l'équipe soignante.

La culpabilité est, en revanche, pathologique lorsqu'elle est totalement inadaptée, ne correspond à aucun élément de la réalité, aboutit à un abandon de soi. Cette culpabilité fait bien partie d'un syndrome dépressif qui mérite un soutien psychothérapique et parfois des médicaments.

Dans les deux cas, la verbalisation est importante. Dans le premier cas, la narration des causes du cancer va permettre l'intériorisation d'événements causaux qui vont être progressivement dégagés de l'attribution au cancer.

Dans le cas de la culpabilité pathologique, la possibilité de s'exprimer sera plus difficile. Le patient a alors souvent tendance à ruminer, à répéter plus qu'à élaborer. Le thérapeute doit alors rester à l'écoute jusqu'à ce que le patient, confiant dans la relation qu'il a installée avec lui, accède à un autre registre. Les antidépresseurs qui lèvent l'inhibition psychique permettent parfois de faciliter la mise en mots.

Suis-je responsable de mon cancer ?

La formule « responsable mais pas coupable » serait un peu simpliste ici. Nous avons vu, avec la question de la prévention et du dépistage, que les plus informés peuvent éviter sans doute toute une catégorie de cancers. Les plus démunis, bien sûr, n'ont pas le même accès à l'information, ils ont aussi des habitudes alimentaires et environnementales qui leur font prendre plus de risques. Les enquêtes épidémiologiques nous montrent les fortes inégalités du cancer. C'est pourquoi nous transmettons dans ce livre les informations les plus importantes. Dans la quête d'information à laquelle se livre le malade atteint de cancer, on retrouve l'énergie fulgurante qui suit la période de l'« onde de choc ». Elle permet de mettre en place un mécanisme de défense ambigu, la rationalisation. En cherchant à comprendre, on adoucit l'angoisse. Très prosaïquement, on se met à la place du médecin ou du chercheur, on isole la maladie de soi, on reprend le contrôle. C'est très confortable évidemment, mais, attention, cela ne peut durer qu'un moment. Les premiers traitements fatiguent et la difficulté à s'adapter à ce monde nouveau aussi.

Un médiateur-soignant pour comprendre le monde de la maladie

Pour comprendre, certains se servent d'intermédiaires. C'est un risque pour la famille qui tente de jouer ce rôle et qui peut s'effrayer à la lecture de ce qui attend leur parent ou conjoint. Elle peut aussi se sentir inefficace et abandonner la tâche. L'idée du médiateur est cependant excellente. Nous avons tous rêvé d'un médecin ou d'un professionnel de santé qui soit à la disposition des malades pour effectuer ces recherches avec eux, dans les meilleures conditions. « Mais je reconnais… mon médecin de famille ! » Ce serait effectivement la personne la plus indiquée pour cet accompagnement informatif et affectif. En a-t-il le temps et les moyens ? Les blogs et les témoignages que nous avons lus montrent toujours un médecin ou chirurgien ami qui accompagne l'auteur dans ses pérégrinations médicales. C'est sans doute, effectivement, la meilleure personne. Alors, pourquoi ne pas créer une nouvelle fonction dans les services de cancérologie et dans les autres disciplines médicales ou chirurgicales également ? La consultation d'annonce est censée permettre à l'infirmière qui prolonge la consultation médicale de jouer ce rôle d'écoute et de discussion. Par manque de temps et de formation, certaines consultations infirmières se restreignent malheureusement à commenter et à permettre de comprendre le traitement prescrit précédemment. Elles ne répondent pas aux questionnements plus complexes et plus larges que se posent les patients et qui nécessiteraient un interlocuteur plus « neutre ». Ce médiateur, que les malades appellent de leur vœu, devrait-il être bénévole (médecins et soignants retraités), ou encore en fonction tournante dans l'hôpital ? Il semble logique de rémunérer le médecin généraliste qui se charge d'expliquer sa maladie à son patient hospitalisé, il semble aussi logique de salarier celui qui est employé par l'hôpital pour le faire. Le bénéfice de l'embauche d'un tel professionnel soignant est évident : combien de décompensations psychiques limite-t-il ? N'assure-t-il pas une meilleure adhésion aux informations et aux traitements ? Et, surtout, combien de souffrances évite-t-il, d'interrogations aménage-t-il, à défaut d'avoir réponse à tout ? L'institution sanitaire manque souvent de créativité. Elle ferait preuve de surcroît d'humanité, en proposant aux malades cette médiation.

Je n'ai pas fumé, je n'ai pas bu,
j'ai mangé bio et j'ai un cancer…

Ce constat est fréquemment donné dans un souffle rageur puisqu'il confronte le sujet à l'absence de raison. L'injustice de ce bon comportement qui aurait « normalement » dû garantir l'absence de cancer montre encore l'idée que l'on marchande sa maladie de façon binaire. Ce raisonnement n'a pas lieu d'être face à la multifactorialité de l'origine des cancers, mais aussi face à l'ignorance que nous avons encore des autres causes de leur développement.

Il y a un sentiment d'injustice si l'on est convaincu que seuls ces trois facteurs président au fondement de la maladie. Les réponses ne peuvent être au même niveau que les questions. Si nous expliquons méthodiquement (comme le font souvent les médecins) au patient qu'il se trompe, nous délaissons l'angoisse cachée derrière ce constat. Comme le joueur d'échec dans *Le Septième Sceau* d'Ingmar Bergman (1957), on peut éventuellement temporiser avec la mort, lui demander un délai ou vouloir passer son tour… Cependant, on ne peut pas indéfiniment revendiquer que l'on n'est pas prêt ou que l'on a tout fait pour que la partie dure plus longtemps. Les aspects latents de ce discours méritent un questionnement du patient : il trouve injuste, honteux d'être atteint alors qu'il s'est bien conduit.

La discussion sur l'absence de cause du cancer est une forme de déplacement de justifications plus profondes, inconnues du malade. Un entretien psychologique permet parfois de les retrouver. Elles n'apportent pas forcément la sérénité au patient, bien que son besoin de cohérence soit peut-être alors comblé.

Contre l'angoisse, aller de l'avant

La place du patient victime qui égrène un passé d'innocence mène à une impasse. Pour changer le verdict, il est nécessaire de se prendre en main et d'aller de l'avant. Reprendre l'enquête, contacter de nouveaux témoins, élaborer des raisonnements plus subtils. On peut se perdre dans les hypothèses, être effaré par les risques encore inconnus, en savoir plus que son docteur sur les études épidémiologiques... Cela ne calme pas l'angoisse. L'éprouvé d'injustice du cancer est surtout révélateur d'une profonde angoisse sur sa vie passée. Elle mérite écoute approfondie et confiance dans l'effet apaisant du temps qui passe et qui relie progressivement les étapes de la vie.

Muni de cette réflexion sur soi et sur le déterminisme complexe du cancer, il n'est alors que temps d'opter pour plus de responsabilité face à la maladie. Difficile à faire en phase de traitements intensifs bien sûr, mais, lorsque les effets secondaires des traitements s'apaisent, lorsque le courage revient, pourquoi ne pas rencontrer les malades proches par le biais des associations ? Participer aux actions militantes de certains groupes et travailler à ne pas reproduire les conditions que l'on soupçonne de contribuer à la cancérogenèse, voilà une manière de se sentir plus constructif. Andrée Philippot-Mathieu, après avoir découvert que son activité d'artiste peintre lui a fait manipuler des produits dérivés du benzène impliqués dans le développement des tricholeucocytoses (leucémie caractérisée par des leucocytes en forme de cheveux) a, à la fois, canalisé son importante énergie, mieux compris pourquoi elle souffrait d'une maladie reconnue comme professionnelle, réfléchi intensément à sa vie, mais aussi milité pour une action citoyenne face au cancer. Voilà les questions issues de sa recherche :

« Pourquoi fabriquait-on encore tant de produits cancérogènes ?

— Pourquoi n'avoir pas réglementé mieux et plus tôt l'utilisation des dérivés du benzène, des hydrocarbures et des pesticides ?

— Pourquoi, alors que les dangers étaient connus, certaines entreprises avaient négligé toutes les règles de sécurité ?

— Pourquoi n'y avait-il pas une vraie campagne d'information concernant les risques de ces produits ?

— Avait-on vraiment tout fait pour les remplacer par d'autres ?

— Pourquoi avions nous tant tardé avant de prendre conscience de la pollution ?

— Pourquoi laisser les gens dans l'ignorance si longtemps alors qu'il faudrait les former dès leur plus jeune âge à une meilleure connaissance de leur corps et de ses exigences et aux bienfaits d'une hygiène de vie ? (2004, p. 46). »

Le questionnement que d'aucuns auraient pu croire stérile ou sans opportunité de réponse, dynamise ici les groupes de pression qui peuvent lutter contre le fatalisme ambiant. Beaucoup en effet soutiennent que le nombre de malades produits par la croissance des pays industriels serait le prix à payer pour l'augmentation de notre confort. Le coût n'est-il pas exorbitant ? Et surtout injuste, s'il est ignoré par les utilisateurs des produits modernes ?...

La question de la responsabilité du malade lui permet effectivement de reconnaître sa part de négligence personnelle, mais elle lui permet aussi de remettre en cause un système dans lequel il a baigné et qui peut, de son côté, remanier sa vision du monde. Le progrès a-t-il un coût non réductible ? Les institutions et les gouvernements doivent-ils rester passifs face aux conséquences de la transformation de la Nature ? Les citoyens peuvent-ils adopter le fatalisme ambiant et accepter de payer dans leur corps et leur âme les conséquences de l'évolution vers la modernité de la société ?

Une société qui abandonne ses citoyens aux vicissitudes d'un environnement dégradé n'est pas éthique, surtout si elle tient un discours politique manifeste de solidarité, alors qu'en aparté, entre hommes et femmes de pouvoir, le sacrifice de certains est considéré comme inévitable.

Le choix d'être responsable

Être responsable c'est aussi veiller, en tant que citoyen, à la prévention des cancers et agir pour approfondir les recherches lorsque le doute est émis sur le développement de pathologies en rapport avec des comportements nouveaux. Le renforcement en groupe de pression est une action forte qui a déjà été utilisée par des malades graves. Prenons l'exemple du mouvement mondial des patients américains et européens atteints de sida. Il a changé, de façon militante, le rapport à la maladie pour la première fois dans le monde. Les sociologues invoquent la force politique de ces malades jeunes, bien insérés dans le monde des intellectuels, du show-biz, avec un fort pouvoir d'achat, pour expliquer les étonnantes conséquences de mouvements comme Act-Up. Ces efforts ont-ils été accomplis parce que les pays occidentaux craignaient la contamination ou parce qu'ils redoutaient les réactions de malades riches et puissants politiquement ?

Les premiers états généraux du cancer (1999) ont eu un effet à peu près similaire en termes de mise au pied du mur des institutions. Le premier Plan Cancer, puis l'INCa (Institut national du cancer) ont été créés, une véritable démarche de changements a été mise en place. Les malades du cancer n'ont pas les mêmes caractéristiques que les jeunes et dynamiques malades du sida, cependant accompagnés par leurs proches, mieux informés, soutenus par leurs groupes d'appartenance et par leurs thérapeutes, ils peuvent veiller à participer aux améliorations de leurs soins, de leur prise en charge et de leur réhabilitation.

La question de la solitude

Si les premiers temps du cancer confrontent à la solitude, il est important de se prémunir de certaines impressions négatives engendrées par la maladie et l'hôpital. La solitude est acceptable pour beaucoup, mais elle peut être renforcée négativement par la peur, le changement de milieu, l'isolement du tabou et des représentations du cancer.

Suis-je seul à vivre cette épreuve ?
Quelqu'un peut-il me comprendre ?

Les hôpitaux modernes sont des ruches industrielles le jour, mais se vident entièrement la nuit, renvoyant parfois le patient à un désert humain, une fois passée l'heure des visites. Le malade retourne alors à sa cellule de moine et cherche le sommeil, souvent en vain. Le sentiment de déshumanisation engendre aussi un vécu de solitude morbide. La déshumanisation découle à la fois de l'absence de personnalisation des décors : l'ameublement, les vêtements, les appareils. Ces objets standardisés diminuent le sens de l'identité. Par ailleurs, nous l'avons déjà noté, l'uniformité et le dénuement sont difficiles à supporter dans certains départements comme certains services de cancérologie où de nombreux malades se retrouvent, sans cheveux, amaigris, sur des brancards, en pyjama ou chemise d'hôpital. Cette vision renvoie à une sorte de cour des miracles. Pire, elle rappelle des images traumatiques des camps de la mort nazis. Auschwitz, Buchenwald ou Dachau sont fréquemment cités dans la bouche des malades ou dans leurs écrits. Certaines femmes se comparent parfois aux femmes tondues lors de la libération de la France. Ces analogies expriment bien l'impression de victimisation perçue à l'hôpital.

Cependant, la solitude est difficile à rompre car personne ne peut se mettre à la place du patient. Les soignants qui le font, sont en grand danger de ne plus être capables de travailler.

« On ne demande pas au médecin ou à l'infirmière de pleurer avec nous sur notre sort. Dans ce cas, ils seraient d'une grande inefficacité. De même, si les autres malades racontent leurs malheurs, exhibent leurs cicatrices ou nous font part de leur dépression, cela ne peut que majorer la peur et la tristesse. Au fond, la solitude est préférable à un accompagnement défaillant », dit une jeune femme.

La façon dont est vécue la solitude, n'est pas liée à la maladie. Elle correspond à une phase primordiale du développement psychique : celle de l'attachement sécurisant (ou sécure) qui permet au jeune enfant d'être seul, mais rassuré par le souvenir de sa mère. Le souvenir de la mère relève, au départ, d'une démarche du bébé pour la faire ressurgir dans son espace mental. Puis, très rapidement, les qualités maternelles sont intériorisées et permettent à l'enfant de se sentir bien, non abandonné, malgré l'absence maternelle. Dans le cas du cancer, la menace de mort est un danger objectif pour le malade. Cette menace attaque frontalement la solidité du moi et donc l'aptitude à tolérer l'absence maternelle. Pour peu qu'existe une fragilisation narcissique qui entraîne le besoin d'un étayage affectif, alors le sentiment de solitude sera insupportable. Dans ce cas, des entretiens psychologiques permettront peut-être un soutien suffisant pour récupérer l'image maternelle étayante à travers le transfert. Le transfert effectué sur un psychothérapeute permet de substituer, dans un premier temps, un nouveau lien, riche de sentiments jusqu'à présent dédiés aux parents. Le patient pourra alors s'« appuyer » sur ce thérapeute contenant et sécurisant pour affronter la solitude de la maladie.

Les retentissements psychologiques
des cancers

➤ *La temporalité change*

Le cancer agit sur la perception du temps. D'illimité fantasmatiquement, le temps semble tout à coup compté et prochainement arrêté. Cette temporalité subjective du cancer est très ambiguë parce que si le temps s'allonge démesurément, c'est vers une finalité dorénavant tangible. Le temps est maintenant découpé en de nombreuses étapes au service de la maladie et de ses traitements. Nombre de malades n'acceptent pas de rester centrés sur la maladie et ses traitements pendant les attentes prolongées dans les cabines de consultation, dans les salles d'attente, sous les appareils de radiothérapie, avec la perfusion dans la veine. L'attente des résultats des examens de contrôle, l'attente des effets des traitements, l'attente redoutée mais bien consciente de l'éventuelle rechute...

Gwen Vineberg constate (*in* Lanctôt, 2006) : « Je suis différente de la personne que j'étais avant mon cancer des ovaires. D'un côté, j'ai beaucoup moins de patience devant les petites choses insignifiantes de la vie et devant ceux qui leur accordent trop d'importance. D'un autre côté, on dirait que ma patience envers ceux qui en ont vraiment besoin – les enfants, les malades – est presque illimitée. La sincérité est la valeur à laquelle j'accorde maintenant la priorité dans ma vie. » L'anxiété est en effet une valeur accordée au temps : temps qui passe trop lentement, et l'on s'angoisse de ne pas voir arriver l'événement que l'on attend (et redoute), temps qui passe trop vite et l'on s'angoisse de ne pas pouvoir profiter du moment.

Le cancer remet totalement en cause la valeur subjective attribuée au temps.

> ### *L'état anxieux*

Dans le cancer, l'attente est souvent anxieuse. Elle est, d'ailleurs, la source d'une anxiété intense et parfois extrême.

Ici, il nous faut insister sur le fait que l'anxiété est une façon spontanée d'anticiper, pour mieux l'éviter, le traumatisme qui nous guette. L'anxiété sert de « préparation » à un changement brutal. On comprend donc que pour prévenir de mauvaises nouvelles, il vaut mieux se préparer et anticiper ces difficultés. Pour éviter le traumatisme, on reste sans cesse sur ses gardes de manière à se protéger s'il survient.

Le problème dans le cancer est de se confronter à la fois à la peur et à l'anxiété. La peur de la mort, d'être diminué, de se dégrader, s'appuie sur des images que nous connaissons, mais que nous chassons régulièrement de notre esprit.

L'anxiété engendrée par le cancer est un état émotionnel composé de trois éléments :

1. la perception d'un danger imminent (l'annonce du cancer, de la rechute, de la mort) ;
2. l'attente de ces dangers ;
3. l'impression de désorganisation liée à l'impuissance devant ces dangers.

L'attente anxieuse est pénible car elle se traduit par des réactions physiques : tension musculaire, accélération du rythme cardiaque et respiratoire, sensations vertigineuses, crises de larmes. L'anxiété laisse la personne hypervigilante à son environnement, sursautant au moindre bruit, mais en même temps incapable de prendre une décision et incapable de mettre en route des comportements cohérents. L'anxiété ne supporte pas la passivité. Et pourtant, les états aigus d'anxiété se traduisent par une agitation intense doublée d'inconsistance : soit la personne reste aboulique (ne parvient pas à

exprimer sa volonté), soit ses actions sont futiles et désorien-
tées. L'anxiété se traduit sur le plan psychologique par un
doute profond sur soi-même et les soignants, l'impression de
ne plus rien contrôler ou de devenir fou. Sur le plan intellectuel, les difficultés à se concentrer et à mémoriser les nouvelles informations, poussent le patient à abandonner plus facilement la participation aux décisions.

Le cancer et les changements fréquents de la prise en
charge et de l'évolution entraînent un effort permanent
d'adaptation. Beaucoup de patients rencontrent leur cancérologue avec l'idée sous-jacente : « Que va-t-il encore m'arriver ? » L'idée de faire suivre la consultation médicale d'un
entretien avec une infirmière permet justement de réguler
cette adaptation. En reprenant ce qui a été dit par le médecin,
mais provenant cette fois de la bouche du patient, l'infirmière
met en évidence ce qui va changer. Si l'état anxieux est trop
important, un psychologue pourra, si ce n'est déjà fait, écouter les associations du patient. Pour certains, en effet, l'acceptation des changements entraîne un stress, un moment de
pression ou de tension intense qui conduit à un débordement
des capacités d'ajustement. L'accumulation de stress de ce
type risque de conduire à la dépression.

➤ *Cancer et dépression*

La dépression est-elle liée
à l'anxiété chronique ?

Cette question n'est pas résolue car de nombreux patients
sont déprimés avant l'établissement du diagnostic, puis tout
de suite après l'état de choc qui suit l'annonce du cancer.

Toutefois, chez toute personne bien équilibrée psychologiquement, la difficulté à s'ajuster au cancer, les stress nombreux, la perte de contrôle, les peurs peuvent aboutir à un état

dépressif. Cette continuité entre anxiété et dépression est caractéristique de la maladie chronique : l'hypervigilance fatigue énormément la personne qui va abaisser son niveau d'investissement de la situation, la conduisant à limiter ses efforts affectifs et concrets, et à se replier sur elle-même. Le repli est souvent lié à la peur et à la souffrance de l'existence. Pour diminuer ce vécu douloureux d'exister, le patient minimise ses relations et s'isole.

Ces conséquences paraissent normales dans un premier temps. Elles peuvent cependant s'aggraver et faire basculer le sujet dans la dépression pathologique.

Ce qui frappe dans la dépression pathologique c'est la culpabilité et la dévalorisation de soi. Ces deux symptômes doivent être disproportionnés par rapport à la place de la maladie cancéreuse pour que l'on puisse parler de dépression pathologique.

Le développement même de certains cancers est associé à une importante dépression

Peut-être à l'origine de la confusion entre dépression-conséquence du cancer et dépression à l'origine du cancer, la dépression qui inaugure le cancer est très connue des cliniciens. Les tumeurs du pancréas, du poumon, le myélome multiple entraînent une dépression telle qu'elle servait au diagnostic de certains médecins, avant même qu'ils aient procédé à l'investigation usuelle en cas de cancer suspecté. La localisation de la tumeur, les conséquences de la place de la tumeur qui peut entraîner un dysfonctionnement hormonal ou un trouble métabolique, ont des répercussions sur le psychisme qu'elles dépriment.

La dépression est aussi déclenchée par certains traitements

La corticothérapie, l'interféron, l'interleukine, certaines chimiothérapies à base de vincristine, vinblastine et tamoxifène agissent directement sur l'humeur mais peuvent voir leur proportion modulée en fonction de l'intensité des réactions dépressives et de la vigilance du médecin.

La chirurgie a aussi des conséquences dépressiogènes du fait du sentiment de mutilation et d'irréversibilité qu'elle entraîne. Ce sont ici des dépressions réactionnelles à l'ablation d'un sein, d'un testicule, à la pose d'une stomie, qui peuvent être soignées par la triple approche psychothérapique, adaptative (éducation de la stomie, reconstruction du sein, consultation du couple avec un sexologue) et médicale (traitement antidépresseur).

Un psychiatre peut recevoir le patient en consultation et évaluer la nécessité de traiter moyennant une compatibilité avec les chimiothérapies anticancéreuses. Derogatis trouvait en 1983 jusqu'à 56 % de symptômes anxio-dépressifs chez les patients atteints de cancer. Ces troubles étaient souvent mal repérés et sous-traités, et mériteraient une section à part dans les manuels de psychiatrie courants comme le *DSM (Diagnostic and Statistical Manual of Mental Disorders)*.

Aujourd'hui, il semble évident que le cancérologue doit rechercher *a minima* chez son patient, un vécu dépressif, tout simplement en posant la question : « Êtes-vous déprimé ? » (Chochinov, 1997) et en différenciant bien, dans la réponse, une tristesse adaptée aux différentes pertes liées au cancer, et une dépression pathologique.

Ainsi, en plus de la culpabilité disproportionnée et de la baisse de l'estime de soi :

– le retrait social ;

– la peur ;

– le pessimisme ;

Quels sont les symptômes
de la dépression pathologique ?

La question de la culpabilité excessive est souvent le point d'appel le plus explicite de la dépression. Le malade s'accuse non seulement d'être à l'origine de son cancer, mais, même s'il a fumé ou pris des risques évidents, cette culpabilité ne parvient pas à être transformée en responsabilité, c'est-à-dire à être assumée et acceptée. Ici, la faute est inappropriée et donne lieu à des autoaccusations comme « Je ne suis pas digne d'être soigné », « Je ne mérite pas qu'on s'intéresse à moi », « Laissez-moi crever… ». On n'entend pas toujours ce discours parce que souvent, la famille rassure excessivement son patient ou parce que le patient est déjà dans une posture de retrait, d'isolement et d'indifférence. Enfin, le patient est souvent de mauvaise humeur. Pessimiste, il récuse toute tentative de réconfort en soulignant qu'il « n'en vaut pas la peine ». Il plonge petit à petit avec la chute de l'estime de lui-même. Il rumine sur son sort, se sent inutile, pense de plus en plus à la mort, mais pas comme une issue angoissante : il l'appelle de ses vœux.

La question du suicide se pose souvent. Il peut également demander l'euthanasie.

Cet état peut survenir relativement rapidement. Il peut surprendre. C'est pourquoi il est important de préciser si l'on a déjà été déprimé dans sa vie, si l'on a pris des traitements ou été hospitalisé en psychiatrie.

et, d'autre part :
- la permanence des symptômes comme, par exemple, la présence d'une humeur triste toute la journée (non améliorée par un moment plus agréable comme le repas, une visite, une bonne émission de télé) ;

– la perte d'intérêt pour ce qui constituait les activités habituelles (n'écoute plus de musique, abandonne le journal, ne souhaite plus de visite) ;
– la perte de concentration ;
– l'indécision permanente ;

sont les manifestations de la dépression plus que les signes qui pourraient être confondus avec les complications habituelles du cancer comme l'amaigrissement, la fatigue ou le manque d'énergie.

La question du suicide

Il y a relativement peu d'études sur le suicide chez les patients atteints de cancer. Pourtant, la fréquence du suicide est presque deux fois plus élevée chez les hommes et 1,7 fois plus élevée chez les femmes que dans la population générale. Pour Hem *et al.* (2004), il est compliqué d'identifier le suicide des patients, parce que celui-ci a souvent lieu au domicile, que la famille le rapporte peu comme suicide et qu'il est souvent lié à un abandon des traitements, à un « syndrome de glissement », c'est-à-dire à un laisser-aller progressif qui conduit à la mort.

Les patients qui se suicident ont souvent une vulnérabilité psychique qui précède la dépression liée à la maladie. D'autre part, il est important de veiller à ce que **les sentiments d'impuissance et de perte d'espoir soient contrecarrés par la possibilité d'élaborer de petits projets, améliorés par de petits progrès.** Certains patients soulignent en effet l'insupportable basculement dans une autre phase de la vie : « Avant la vie me donnait en permanence, chaque jour depuis mon cancer, la vie me reprend ce que j'ai reçu. »

La fatigue est également un facteur suicidogène parce qu'elle confronte à l'impuissance physique et à la dépendance.

La douleur enfin est un facteur important. Pour Spiegel (1996), les patients qui souffrent de douleurs incontrôlées développent deux fois plus de syndromes dépressifs et anxieux. Les douleurs entraînent des prescriptions en tous sens qui, non seulement augmentent les risques d'incompatibilité médicamenteuse, mais aussi le risque d'intoxication volontaire.

Suicide et euthanasie

En fin de vie, la fragilité dépressive contribue à augmenter les demandes d'euthanasie aussi bien chez le malade que dans la famille. La douleur non régulée, perçue comme une charge impossible à alléger, va convaincre parfois toute l'équipe soignante de procéder à un acte qu'elle envisage comme compassionnel. À ce stade, il ne faut pas hésiter à consulter un spécialiste de la douleur. Souvent accompagné de toute une équipe formant une unité de soins palliatifs mobile, le médecin proposera la réévaluation des traitements, la mise en place de techniques nouvelles comme un cathéter intrathécal pour administration d'antalgiques majeurs. Une pause de quelques heures pour le patient, le cancérologue et toute la famille, grâce à des médicaments sédatifs, permettra de faire dormir le malade afin que tous revoient la situation d'un œil neuf au réveil. Les traitements antidépresseurs ne doivent pas être négligés même en phase palliative. Ils allègent la souffrance morale, permettent de retrouver un peu d'appétit et d'activité.

Comment distinguer, à l'approche de la mort, la tristesse normale de la dépression pathologique ?

La fin de vie implique une série de remaniements psychiques profonds qui entraînent une souffrance globale, d'ordre phénoménologique et même anthropologique. C'est pourquoi la présence d'antidépresseurs n'empêchera pas le patient de se poser les questions majeures qui découlent de l'approche de la mort. À l'origine, elles regroupent des peurs, des pertes, la tristesse de quitter ses proches, la déception de ne pas avoir accompli tous ses objectifs. Ce peut être un bilan de vie, tout comme la vision de toute une existence dans une société, une époque, il peut y avoir des regrets de quitter la vie et des satisfactions d'avoir partagé la grande aventure humaine.

Le chagrin accompagne en général cette évocation. Il fait partie d'un travail pré-mortem qui tente de trouver un apaisement dans les souvenirs et la préparation à quitter la vie. Ce chagrin est normal. Il n'a rien à voir avec la détresse dépressive qui accompagne la brutalité de la compréhension de l'arrivée de l'ultime étape. Équipe et famille ne doivent pas rejeter ce travail psychique en fin de vie qui peut s'accomplir avec l'aide d'un psychologue, d'un psychanalyste et, bien souvent, d'un ministre du culte ou de l'aumônier de l'institution soignante.

Si nous devions conclure sur l'importance des troubles anxio-dépressifs, nous dirions qu'ils forment la majorité des retentissements psychologiques du cancer et de ses traitements. Nous n'avons pas consacré de chapitre aux aspects psychiatriques de la maladie et de ses traitements parce que les effets secondaires des médicaments qui produisent des hallucinations ou des états délirants sont bien connus des médecins et des psychiatres et psychologues. Certaines localisations cérébrales des tumeurs et métastases sont aussi pourvoyeuses d'états délirants. Nous insisterons cependant sur un point : toutes les équipes soignantes d'oncologie doivent bénéficier d'une formation aux troubles psychiatriques. Grâce à cela, elles garderont les patients délirants ou soignés pour un accès psychiatrique dans leur service. Il nous semble en effet souvent délétère pour les patients, de se voir transférés en psychiatrie pour un épisode iatrogène (déclenché par les traitements). L'arrivée en psychiatrie peut être mal vécue, les représentations négatives de la maladie psychiatrique, les familles paniquées à l'idée que leur proche soit « devenu fou ».

En revanche, les symptômes anxio-dépressifs peuvent être facilement abordés en cancérologie. Leur impact est très important sur le vécu du cancer et sur sa dégradation morbide potentielle. Ils peuvent empêcher le patient de signaler ses symptômes cancéreux, d'accepter les examens et finalement de se soigner. La dépression majore la douleur physique, elle grève l'hospitalisation de nombreuses complications, enfin, elle dégrade considérablement la qualité de vie. On voit, à cette occasion, combien l'intrication des symptômes physiques et psychologiques a de conséquences sur la survie et la qualité de vie de la personne atteinte de cancer. Les équipes soignantes connaissent bien cette complexité. Les malades à leur tour peuvent prendre conscience de l'intérêt de signaler à leurs soignants tristesse, deuil, difficultés à accepter la maladie ou à entretenir des relations avec leurs proches.

➤ *L'image du corps*

Comment continuer à se sentir soi-même alors que son corps change ? Peut-on se percevoir entier psychiquement alors que l'on a perdu une partie de soi ? Retrouve-t-on son moi, quelle que soit la nature des transformations transitoires ou irréversibles de son corps ?

Nous avons cité à plusieurs reprises l'adolescence comme modèle, dans la vie humaine, de ce qu'engendrent les modifications corporelles liées au cancer sur le plan psychique. Transformation non désirée, vécue comme imposée, troublant le sentiment de soi ; trop rapide pour être acceptée, l'adolescence est une de ces transitions physiologiques qui conduit à un autre état psychique de la personne. Ce passage permettra à certains de garder l'impression de continuité avec l'enfance ; pour d'autres, au contraire, il marquera une rupture définitive avec le système familial et l'avènement d'une personnalité radicalement autre et profondément originale.

Les modifications de l'adolescence mènent à un nouveau statut qui sera, au bout du compte, accepté : il est porteur de promesses d'autonomie, de plaisirs et de place dans la société. Les modifications du cancer sont suspendues à un univers plus sombre, marqué par des craintes de dépendance, de restriction et de fragilité sociale. Le malaise qui découle de ces changements physiques relève en effet d'une modification trop rapide de l'image du corps.

L'image du corps, c'est l'image inconsciente de soi. Intériorisée très précocement, l'image du corps est l'idée du maintien, malgré le temps qui passe, du contour, du volume, de la solidité, de l'épaisseur et de la surface de son corps. La peau en est évidemment la limite. Selon Didier Anzieu (1974), psychanalyste qui conceptualise le « moi-peau », la peau est un équivalent du moi psychique en formant ce « sac » qui contient à l'intérieur, non pas des organes, mais un ensemble bon, différent d'autrui, continu malgré le passage du temps. L'image du corps est une combinaison de l'identité (je reste moi quelles que soient mes apparences, jeune, vieux, brun ou blond), de l'intégrité (je reste entier) et de l'image préférée de soi-même. Cette perception est une garantie de la conservation de l'identité malgré le temps qui passe. **Se sentir différemment le même, malgré la maladie, serait l'effet d'un changement « bien tempéré »**, au même titre que le schéma corporel est une garantie de notre permanence spatiale dans l'univers qui nous entoure.

Le schéma corporel et l'image du corps sont intriqués

Schéma corporel et image du corps se complètent aisément et restent discrets pendant des années, sauf accident. Le schéma corporel est un acquis neurologique à partir de l'expérience motrice du corps. Il est particulièrement résistant. Tellement résistant que si nous perdons un doigt, nous conservons l'illusion de sa place, de son volume et même de sa sensibilité douloureuse. C'est ainsi que les personnes amputées souffrent souvent de leur « membre fantôme », comme si celui-ci, bien qu'absent, revendiquait encore son appartenance au corps unifié. En revanche, un enfant qui naîtrait avec des jambes atrophiées ne connaîtrait absolument pas le manque physique d'un membre qui n'a jamais été inscrit dans son schéma corporel.

On s'est souvent demandé si le sein amputé pouvait procurer de tels effets. L'absence d'expérience motrice volontaire du sein irait plutôt dans le sens de l'absence de phénomène de « sein fantôme ». Pourtant, certaines femmes se plaignent de ressentir encore l'illusion de leur sein. Sur le plan sensitif, en effet, le sein est particulièrement innervé. Cette impression de manque est sans doute liée à la rupture de l'image du corps, à la perte de la sensibilité de leur sein reconstruit et à la sensation d'asymétrie, malgré les prothèses. L'absence de sein rompt l'image du corps, mais celle-ci peut être retrouvée dans un habillement adapté. En revanche, si la reconstruction du sein lui donne un aspect extérieur souvent satisfaisant, elle ne lui permet pas encore aujourd'hui de retrouver la sensibilité antérieure. La peur de sa fragilité, et parfois aussi d'une récidive, conduit certaines femmes à préserver ce sein des caresses et des contacts. Le (la) partenaire doit être particulièrement attentif(ve) à ces craintes. Rencontrer ensemble le cancérologue ou un sexologue permettra de réapprendre l'authenticité nécessaire à une relation de détente et de plaisir. La dissymétrie entre les deux seins est souvent difficile à vivre, mais comme toutes les modifications de l'image du corps, elle sera progressivement acceptée. De nombreuses femmes le prouvent avec provocation parfois, comme on peut le constater dans le domaine de l'art. Les émotions engendrées par l'atteinte du sein sont intenses, elles peuvent trouver une ouverture grâce à la peinture, la sculpture ou la photographie.

La place de la culture, nous l'avons dit, semble précieuse pour compléter les traitements, elle permet l'expression des émotions quand les mots manquent à reconstituer la continuité de l'identité bouleversée. Pourquoi ne pas proposer aux patientes et aux patients qui vivent ces variations brutales de leur image de les dessiner, les malaxer, leur redonner forme ?

Une image du corps résistante et souple

L'image du corps est plus souple que le schéma corporel. Elle correspond au sentiment vital d'être entier (intègre, unifié), le même (porteur d'une seule identité), toujours soi (quelle que soit l'époque de sa vie). L'image du corps rejoint ce que Paul Ricœur a appelé l'« identité narrative » (1990), c'est-à-dire cette façon de nous raconter consciemment et inconsciemment que nous restons le même, malgré les changements. L'image du corps a une souplesse progressive, mais elle résiste aux changements superficiels. Qui n'est pas sorti de chez le coiffeur, ou maquillée pour une grande occasion, transformé(e) littéralement ? Les masques, les travestissements sont autant de tentatives de quitter la routine de notre « vieux moi ». Mais il arrive qu'une nouvelle coiffure, qu'un style de vêtements très différent entraînent un sentiment d'étrangeté, même si la nouveauté de notre personne est très désirable.

L'attraction/répulsion
des images négatives du moi

Les enfants, et souvent les adultes, apprécient ces remises en cause à la fois bizarres et délicieuses, éprouvées dans les foires et autres cirques. Les « monstres » ont toujours été baladés avec succès et, bien que réprouvés, ils ont toujours provoqué la sourde envie de se confronter à l'Autre extrême. La passion de la laideur, le goût de la métamorphose émanent de traditions mythologiques ancestrales et font l'objet d'épreuves dans les rites de passage autant que de formes artistiques.

Les miroirs déformants nous amusent en renvoyant notre image grossie ou fine comme un fil de fer. Les logiciels de vieillissement artificiel nous permettent de nous imaginer dans trente ou cinquante ans tels que nous pourrions devenir si… les paramètres entrés dans la machine sont respectés par la Nature ! Freud lui-même (1919, *in* Jamart, 2008) évoque l'« inquiétante étrangeté » qui l'a surpris un jour qu'il avait oublié son propre vieillissement… Seul dans un wagon-lit, il vit soudainement entrer un homme d'un certain âge portant bonnet de voyage sur la tête et robe de chambre. Le maladroit s'était sans doute trompé de direction en quittant les toilettes pour retrouver son compartiment. Croyant se lever pour signaler à l'impertinent vieillard sa bévue, Freud s'aperçoit alors avec effroi que l'« autre » n'est que sa propre image se reflétant dans la glace de la porte. « Je sais encore que cette apparition m'avait foncièrement déplu », écrit-il… On imagine que Freud, à l'époque, ne passait pas un temps très long à se regarder dans les miroirs. Aussi le choc éprouvé par notre grand homme provient sans doute du fait que le vieillissement de sa personne a trahi sa représentation de son identité. Ne se regardant sans doute pas souvent en tenue de nuit, l'opportunité du miroir a produit un décalage avec l'idée que gardait Freud de lui-même. Cette idée rassurante, usuelle, de notre image nous permet de ne pas être penchés sans cesse sur elle. Elle a cependant tendance à s'inscrire de manière routinière dans nos pensées. Un changement subit des habitudes, et c'est l'événement : nous prenons subitement conscience de notre image et celle-ci ne correspond plus à l'idée de notre moi. Il y a rupture de la continuité, « je est un autre ».

L'image du corps est d'autant plus soumise à un décalage que le changement est brutal. Si l'on ne se voyait pas enceinte, la vision subite de soi avec dix à quinze kilos supplémentaires pourrait semer le même trouble. À l'inverse les personnes présentant une anorexie mentale se voient « grosses » dans leur miroir alors qu'elles atteignent les limites de la cachexie (maigreur morbide). Chez les patients déments, l'oubli peut aller jusqu'à cette image de soi. Ainsi, cette femme qui pénètre dans l'ascenseur de l'Unité-Alzheimer : « Celle-là, il faut la tuer ! » déclare-t-elle devant sa propre image reflétée par le fond de la cabine. L'oubli de sa propre image n'empêche pas, néanmoins, l'hostilité et l'ambivalence qu'elle se porte de s'exprimer...

Avec le cancer, le danger est dans la rapidité des changements et dans leur cumul.

➤ *La perte des cheveux : quelles ressources ?*

La perte des cheveux ou alopécie est considérée comme l'un des tout premiers (si ce n'est le premier) effets négatifs dus aux traitements contre le cancer. Les cheveux forment un élément culturel de la beauté indéniable ; outre leur couleur et la forme qu'ils donnent au visage, ils animent véritablement une personne par leur mouvement, leur flux, le reflet que la lumière imprime sur leur masse. La chevelure exprime la séduction, mais aussi la jeunesse, le côté vivant et libre d'une personne. L'absence de cheveux est plutôt associée, dans notre civilisation, à la toute petite enfance, au vieillissement et à la stérilité. Les cheveux sont manipulés dans toutes les sociétés : laissés libres et ils expriment l'absence de contrainte, la nubilité ou un statut d'enfant.

La perte des cheveux est différente de la perte des autres parties pileuses. Pour les sourcils, c'est le visage qui est coupé de sa capacité d'expression de jadis. Pour le pubis, c'est une expression intime qui souvent laisse aux femmes la douteuse impression de redevenir une petite fille. Pour les hommes enfin, la perte des attributs pileux est difficile également, lorsque la culture donne un rôle important à la barbe ou à la moustache, mais surtout parce que la pilosité est l'expression d'une virilité qui se passe de mots, concédant une forme de puissance intrinsèque à certains.

Mais revenons à la perte des cheveux, celle qui fait l'objet de la plainte la plus régulière, retrouvée dans les entretiens avec les patientes, sur les blogs et dans leurs écrits.

Deux aspects augmentent la perception douloureuse de cette perte : la rapidité avec laquelle elle se produit et la place qu'elle occupe au sein de l'accumulation de changements dus au cancer. Sur le plan hiérarchique, la chute des cheveux relève du premier plan. Dans le cas du cancer du sein, la chirurgie est première pour une biopsie diagnostique puis une tumorectomie ou une mammectomie (ablation de la tumeur ou du sein). Alors, commencent les chimiothérapies « adjuvantes » et la possibilité de perdre ses cheveux. L'annonce de cette alopécie potentielle est comme « la goutte d'eau qui fait déborder le vase », c'est à ce moment que les femmes pleurent, qu'elles se sentent le plus déprimées et dépréciées. Pourtant, elles sont confortées par l'idée que les cheveux repousseront, que cette étape n'est que transitoire. Mais si l'ablation du sein reste cachée et que les femmes peuvent en pallier l'absence par des subterfuges, l'absence de cheveux est immédiatement perçue par l'entourage.

La chevelure est pourtant l'objet de changements au cours d'une vie : blanchissement avec le vieillissement, réduction et même calvitie. Ces problèmes concernent aussi bien les hommes que les femmes et sont relativement peu acceptés.

Le croisement de l'alopécie avec le cancer est évidemment en cause ici. L'ablation du sein est en effet vécue, dans un premier temps, comme synonyme de l'éradication du cancer, tandis que la perte des cheveux constitue la preuve publique de la présence de la maladie. L'expression de la plainte au sujet des cheveux pourrait aussi se substituer à la plainte générale contre le cancer. On peut plus aisément se révolter contre l'atteinte de sa chevelure qui est présentée comme « non obligatoire » avec certains produits, alors que la révolte contre l'ablation du sein semble impossible. La mastectomie apparaît donc comme indiscutable mais reste latente, tandis que l'alopécie désigne, pour la première fois, la femme comme malade dans son environnement intime et plus large.

Les ressources
face à la chute des cheveux

Pendant les traitements alopéciants, la proposition de casque réfrigérant à porter durant la chimiothérapie présente une certaine efficacité. Mais le plus sûr consiste surtout à rencontrer des spécialistes de la coiffure et des perruques. Parfois, ce sont les foulards qui seront préférés ou les bandanas qui peuvent vraiment enjoliver un visage. L'INCa (Institut national du cancer) a développé une charte avec les revendeurs de perruques afin de garantir un service spécifique et des prix adaptés. Cependant, une jolie perruque coûte en moyenne de 400 à 500 €, remboursés d'environ 80 € par la Sécurité sociale. Si les mutuelles complémentaires peuvent apporter une aide, toutes les femmes n'en bénéficient pas. Alors, comment s'ajuster ? Se préparer dès l'annonce du cancer aux différents effets secondaires. Ne pas hésiter à faire appel aux infirmières qui ont souvent une très grande expérience des effets des chimiothérapies. Recourir aux associations pour connaître les meilleurs professionnels coiffeurs et perruquiers dans sa région. Les livrets de la Ligue nationale contre le cancer sont également utiles, ainsi que les ouvrages comme celui d'Astrid Le Mintier (2004), qui aident très pratiquement à vivre la chimiothérapie.

La repousse des cheveux semble un soulagement qui accompagne le sentiment de rémission ou de guérison. Certaines se comparent aux bébés qui prennent leur expression future en dévoilant progressivement la future forme de leur chevelure. D'autres ont l'impression d'une nouvelle identité.

Les cheveux repoussent parfois différemment, plus drus, plus fins, frisés ou plats. Ces changements entraînent des interrogations, des surprises ou des déceptions. Ils ne laissent jamais les femmes indifférentes. Les moments difficiles peuvent être partagés en groupes ou avec un psychologue. Seule l'identité narrative permettra en effet de rétablir la continuité avec la personne que l'on se savait être avant et la nouvelle, qui a affronté dans son apparence, désormais, les effets du cancer.

➤ *Les effets du cancer sur la sexualité*

Ils sont en continuité bien évidemment avec les modifications de l'image du corps. Ils posent une première question de communication avec le médecin.

Les cancérologues interrogent trop peu souvent leurs patients sur leur sexualité. Pourtant, avec délicatesse, il est possible de demander à une femme si elle éprouve le désir de poursuivre sa sexualité ou si son mari (compagnon, compagne) est encore proche d'elle. « Vos relations intimes sont-elles comme avant ? » suggère Dominique Gros (2005). Le sénologue, avant de rechercher les possibilités thérapeutiques, s'accorde des temps de discussion avec la patiente, et, lorsqu'elle le désire, avec son compagnon. Il soutient qu'il est possible d'aider une femme, un couple à reprendre confiance et à s'exprimer librement au sujet de ce qui ne va plus. Il est possible de dire à une femme qu'elle est belle et que son corps n'a rien à craindre des caresses. À son conjoint, le médecin peut expliquer (avec son accord) que sa femme redoute de ne plus lui plaire comme avant et qu'elle a besoin de tendresse. Le médecin ne doit pas se contenter de s'attarder au dysfonctionnement des organes. **Quelle que soit l'atteinte de la sexualité, la blessure physique d'un organe sexuel a des retentissements profonds sur toute la personne. De même, quel que soit le cancer, la peur de mourir et la fatigue liée à**

la maladie et aux traitements ont des conséquences sur la sexualité.

Questionner sur la sexualité fait donc partie du rôle du cancérologue. En amont, lors des premiers entretiens, le médecin aura pu sonder le malade sur ses relations avec ses proches. Il parvient ainsi à établir une certaine connaissance de la sexualité du patient. Celle-ci est souvent difficile à aborder chez les personnes âgées du fait des préjugés qui circulent à leur égard. Or, les nombreux sondages montrent une très nette amélioration du vécu des femmes et des hommes âgés de notre époque, vis-à-vis de leur désir et de sa satisfaction. La ménopause ne voit pas le désir des femmes diminuer, en revanche, la société continue de renvoyer aux « vieux » l'image de l'obscénité de leur sexualité. Ainsi, des hommes atteints d'un cancer de la prostate ont peur d'être pris pour des « obsédés » et n'osent pas demander à rencontrer un sexologue. Certaines femmes atteintes d'un cancer du col de l'utérus trouvent que leur maladie véhicule plus de tabous que le cancer du sein, comme par exemple l'idée qu'elles seraient des femmes « faciles » et contaminantes.

Point important, de nombreuses femmes françaises ont peur que leur cancer entraîne une rupture de leur couple. Or, les ruptures conjugales ne sont pas plus fréquentes après un cancer du sein que lorsqu'il n'y a pas de maladie. En général, lorsqu'un divorce est prononcé, c'est que les relations étaient déjà difficiles avant la maladie. La ménopause induite par les traitements du cancer n'entraîne pas plus de plaintes que celle qui est naturelle chez la plupart des femmes. Cependant, nombre d'entre elles n'osent pas aborder ces problèmes avec leur médecin, alors qu'il existe de multiples aides possibles.

Le cas de l'hormonothérapie fréquemment prescrite dans les suites d'un cancer du sein, pose le problème de la diversité des réactions des femmes. Elle est considérée comme altérant la libido et entraînant une sécheresse vaginale. Or toutes les femmes ne présentent pas ces effets ou, du moins, toutes ne s'en plaignent pas autant. L'effet peut être transitoire et s'estomper à la reprise de la sexualité. Au contraire, l'hormonothérapie peut stimuler le désir sexuel et, parfois, ne pas convenir aux habitudes du couple. Le principal est de savoir que de petits moyens (des crèmes lubrifiantes aux techniques de relaxation) peuvent aider une grande cause et que, de plus en plus, les connaissances sont divulguées du sexologue au cancérologue, de l'infirmière hospitalière spécialisée au médecin généraliste et à l'infirmière de ville.

Faut-il devenir poète en pensant à ses amours passées ?

Deux infirmières stomathérapeutes (D. Patte et A. De Jonghe, 2005) ont une grande expérience dans les soins de plaie. Elles rencontrent tous les patients qui leur confient, beaucoup plus parfois qu'aux médecins, leurs « petites difficultés ». Une femme de 40 ans refuse de se faire opérer d'un cancer du genou car elle ne s'imagine pas faire l'amour avec la jambe raide ; un patient subissant une mutilation importante et une impuissance, dit que son couple va « mieux qu'avant » parce qu'ils se comprennent mieux depuis la menace du cancer. De nombreux conjoints témoignent d'un changement de registre : plus de compréhension, plus de tendresse.

Certains gagnent en humour, ainsi cet homme qui, après une chirurgie de la prostate, parle de ses mystérieuses MMS : « À 20 ans, c'était Matin, Midi et Soir ; les premières années de mon mariage, Mardi, Mercredi et Samedi ; après vingt ans de vie commune, nous faisions l'amour en Mars, Mai et Septembre. Après l'opération de la prostate, c'est maintenant… Mon Meilleur Souvenir… »

Le cas de la prostate

Avec l'amélioration des techniques de dépistage et de diagnostic, ce sont environ 60 000 nouveaux cas de cancers de la prostate qui sont découverts chaque année. Or, les trois quarts des opérés d'un cancer de la prostate présentent des difficultés sexuelles. La chirurgie altère lourdement la fonction érectile, rendant impuissants la majorité des patients et faisant disparaître l'éjaculat dans 100 % des cas. Soulignons cependant que les améliorations des techniques peuvent subitement modifier ces résultats, comme cela a pu être constaté en comparant la prostatectomie radicale à « ciel ouvert », à celle sous laparoscopie. La radiothérapie a un retentissement moindre, mais avec des effets retard (50 % des troubles de l'érection auront lieu dans les deux ans). L'incontinence urinaire est un fréquent problème qui joue non seulement sur le bien-être du patient mais augmente singulièrement son anxiété. La question mérite d'être non seulement systématiquement abordée en profondeur pour ces patients, mais, de plus, elle pourrait être mieux tolérée par leur participation à un groupe de parole.

Dans la sexualité après cancer, les malades doivent certes affronter la menace de mort, mais ils sont aussi touchés directement dans leur corps extérieur, leur apparence externe globale et celle, plus intime, qu'ils peuvent exposer pour séduire ou plaire à leur partenaire.

Dessiner son malaise ou sa gêne...

Dans un premier temps souvent, la menace du cancer fait refouler au second plan l'atteinte de la sexualité. Les patients ne se plaignent pas ou cachent la réalité en suivant le médecin sur son terrain, celui des aspects techniques. Le médecin peut toutefois réinstaurer la relation :

MÉDECIN — Aimeriez-vous me parler de sujets plus intimes (plus secrets, plus personnels) ?

PATIENT — Des petites choses… Mais, Docteur, le plus important est qu'on ait pris le cancer à temps !

MÉDECIN — Souhaiteriez-vous que nous en parlions maintenant ?

PATIENT — Les effets secondaires, euh…

Dans ce petit extrait, le médecin perçoit bien la gêne profonde du patient qui n'arrive pas à aborder le sujet de la sexualité. Il reste cependant non intrusif grâce à ses questions ouvertes. Plutôt que de se lancer dans un discours thérapeutique utilisant des mots aux fortes résonances émotionnelles telles que Viagra ou « injections intracaverneuses » qui vont bloquer le dialogue, le médecin pourrait poursuivre cette ouverture en proposant au patient de dessiner ce qui ne va pas : « Il est parfois difficile de mettre des mots sur ce qu'on ressent, si vous le souhaitez, vous pouvez dessiner ce qui ne va pas… »

Sans plus de précision, le médecin sera alors étonné de constater les représentations que les uns et les autres ont de leur sein, de leur dos, de leur appareil génital. Il ne s'agit évidemment pas de comparer ce dessin à une quelconque réalité anatomique, mais de permettre une expression de l'indicible. Ce dessin ne fera pas l'objet d'une interprétation, d'ailleurs le patient l'emportera avec lui. Cependant, en demandant au patient s'il veut en parler, un certain déverrouillage de la situation est souvent obtenu. Le vagin, l'utérus, les ovaires sont difficilement imaginables pour certaines. De nombreux hommes ne perçoivent pas les liens entre appareil génital et urinaire. Les douleurs sont complexes à exprimer, les gênes ou malaises diffus encore plus… Le dessin est souvent utilisé avec les enfants, mais les adultes y trouvent aussi une meilleure façon d'exprimer angoisse et souffrance. Aucune fonction d'évaluation ici, mais un biais pour retrouver la parole sur les sujets tabous…

La place du partenaire

La sexualité implique la prise en considération de la relation avec un (des) partenaire(s).

Il est impossible de considérer la sexualité sans envisager celle du couple formé avec le partenaire sexuel. D'où l'importance des entretiens à trois ou à quatre (couple, médecin, psychologue, infirmière ou sexologue). Les problèmes sexuels sont souvent liés à une diminution du désir (désir pour l'autre et désir pour soi), une absence d'orgasme, une baisse de la sensibilité vaginale, un trouble de l'érection, des douleurs ou des difficultés lors des rapports sexuels. Les problèmes psychologiques dépassent l'atteinte de la fonction sexuelle et englobent l'angoisse, la dépression, l'image du corps, le plaisir et la satisfaction.

Nous sommes frappés de constater que la dépression atteint de manière beaucoup plus intense les femmes que les hommes quel que soit leur statut, malade ou compagne de malade. Jouent en effet, en plus de l'atteinte directe de la sexualité, le cumul avec une annonce traumatisante de la maladie grave ou de ses conséquences, une fatigue jusqu'alors inconnue, une culpabilité de ne plus assumer les rôles jusqu'à présent détenus (surtout maternel), enfin, les problèmes de communication et pour terminer des stéréotypes sociaux.

Les femmes ont souvent besoin de se sentir désirables pour exprimer leur désir, tandis que, bien souvent chez l'homme, cette question est évacuée au profit de l'intérêt (soutenu socialement) pour la performance sexuelle. Nous pouvons cependant conclure qu'il est difficile de contrôler les projections qui surviennent de toute part. Les soignants s'imaginent la sexualité des malades, alors que quelques questions ouvertes leur permettraient de l'aborder avec authenticité et efficacité. Les patients sont souvent embarrassés par leur souci de ne pas envahir leur médecin avec des questions « domestiques », ils craignent aussi les préjugés qui considèrent les hommes comme généralement obsédés et les femmes comme inhibées. Des plaquettes dans les salles d'attente, pourraient détendre l'atmosphère en abordant simplement et avec humour les principales difficultés. Il existe toute une documentation à la disposition des patients. Les médecins et les infirmières peuvent, de leur côté, les donner explicitement aux patients, en leur demandant de les lire et de leur en reparler.

➤ *Une vie au jour le jour facilitée
par une information et une écoute permanentes*

La vie au jour le jour peut être grandement facilitée, nous l'avons vu, par les conseils pratiques et les informations divulguées à grande échelle par les associations ou les institutions. Cependant, plaquettes, affiches, ne remplacent jamais un échange approfondi. Les médecins et les soignants se renvoient souvent la balle : « Les pansements ? Vous verrez cela avec l'infirmière stomathérapeute. » « Vous avez mal ? Il faudrait en parler au médecin… » Les patients se sentent parfois indésirables lors de ces remarques qui ne veulent pas les rejeter mais transmettent une idée éclatée de la prise en charge. C'est bien sûr la réalité, mais l'argument de la « prise en charge globale » est souvent utilisé en cancérologie ou en soins de support. La coordination hospitalière est souvent fonctionnelle mais ne parvient pas à créer un « esprit », une « culture », entraînant une douloureuse impression de démultiplication des intervenants et d'une errance du patient.

Un médecin référent peut cependant chaleureusement réunir ou superviser ces fonctions différentes, une infirmière coordinatrice ou référente peut aussi réguler les interventions et faire le point avec le patient au sujet de ses différentes « activités thérapeutiques ».

Vivre au jour le jour ne signifie pas incertitude, mais accueil de la nouveauté. Chaque patient est différent et présentera différemment complications ou rétablissement. Un patient ne peut être partenaire de soins si l'interlocuteur est fuyant, pire : indéfinissable !

La permanence de l'écoute est un critère qui transcende chaque épisode de la maladie. Elle peut exister à l'hôpital si des conditions de disponibilité sont ouvertes aux médecins et aux soignants. L'optique de la productivité des soins semble cependant rétrécir les possibilités d'échange social nécessaires à la confiance et à l'échange.

Ainsi, lorsque les médecins hospitaliers abordent l'intimité des patients, qu'ils ne s'étonnent pas de les voir relativement évasifs. Parler de sa sexualité, de sa tristesse, de son insatisfaction ne peut répondre à un questionnaire systématique. Les aspects intimes de la vie ne peuvent s'appréhender qu'à partir d'une relation franche et profonde établie non par contrat mais dans l'humanisme et l'éthique professionnelle.

Ces réflexions se veulent avant tout constructives, car au fatalisme de certains malades répond l'acceptation gênée des soignants et des médecins. Les malades ont cependant pris la parole et forment des groupes ouverts à la discussion. Il semble que leur représentation dans l'espace public soit porteuse d'espoir, parce que cette nouvelle manière de se penser malade comme sujet, comme acteur social, apporte une valorisation du débat. Plus qu'un écrasement sous les contraintes économiques, nous souhaitons mettre en exergue cette nouvelle donne pour créer un espace de réflexion sur les rapports à la maladie, à la mort et aux échanges humains.

CHAPITRE 7

Le rôle des proches

Des proches enfin pris en considération…

Avec l'amélioration des traitements des cancers, la durée de vie des patients a considérablement augmenté. Mais la guérison reste dénommée, avec prudence, « rémission de longue durée ». Ce qui en revanche est appelé, à l'américaine, « survie chronique » (*chronical survival*) est encore considérée comme une phase liée à la maladie et constituée par la surveillance régulière des symptômes ou de traitements des séquelles du cancer. Dans ces conditions, les proches jouent un rôle continu autour de leur malade atteint de cancer, quel que soit le stade de celui-ci. Dès l'annonce de la maladie, les proches développent un certain nombre de réactions qui peuvent alarmer le malade comme le rasséréner. Autant le malade peut s'inquiéter du futur de ses proches, autant les proches sont à risque… Ils peuvent présenter un traumatisme « par procuration » lors de l'annonce de la maladie (ils la ressentent eux aussi comme un choc, mais indirectement). Ils peuvent se déprimer en voyant changer leur parent, s'angoisser considérablement, autant qu'être capables de soutien et d'amour.

Les proches paient toujours un certain tribut à la maladie cancer. Ils se sentent bien souvent seuls et portent le poids de la culpabilité, de l'insatisfaction et de l'ambivalence à l'égard de la maladie et du patient. S'ils perdent leur malade, ils se sentent « vidés » par la lourde épreuve de sa maladie et mettent parfois des années à se remettre du deuil.

Pour ne pas devenir un « deuxième patient potentiel », les proches d'un malade grave devraient clairement être informés sur la maladie, être aidés à la mise en place d'une nouvelle organisation compatible avec les soins, bénéficier d'un soutien psychologique avec des professionnels pour faire face aux émotions négatives.

Leurs représentations de la maladie jouent sur leur façon de l'accepter mais aussi d'en avoir peur. Leurs valeurs culturelles peuvent, en revanche, faciliter ce parcours avec l'autre malade et ils peuvent en sortir grandis.

➤ *Qui sont les proches ?*

Avec l'augmentation des cancers, nous sommes tous les proches d'une personne qui a, ou a eu, un cancer.

Les 320 000 nouveaux cas de cancer par an (depuis 2005), font qu'environ un million de personnes vivent avec la maladie et que tous les Français connaissent quelqu'un atteint de cancer dans leur entourage. Mais pour autant, entourage ne veut pas dire proche. Le proche n'est-il pas le *significant one* des Anglo-Saxons, c'est-à-dire la personne significative, pas forcément celle de la famille, mais l'ami à qui l'on peut parler, confier ses états d'âme ?

Mais attention, il semble que le proche, personne privilégiée qui peut accompagner les moments douloureux, la remise en cause, le lâcher-prise, les crises existentielles, ne soit pas la même que cet « aidant naturel » qui peut se charger des tâches difficiles, tâches administratives, mais aussi aide concrète, la nuit par exemple quand aucun soignant ne peut se charger de donner à boire ou de passer le bassin.

Il y aurait donc un proche de l'intimité du corps et des tâches domestiques et un proche de l'intimité de l'âme et des questions spirituelles. Il est rare que l'on trouve ces deux dimensions dans la même personne.

Au risque de la proximité

Souvent les familles se plaignent : « Je m'occupe de lui tous les jours, il est souvent de mauvaise humeur, il lui arrive de passer sa colère sur moi, dit la fille aînée de cet homme malade. Il suffit que ma sœur, qui vit à douze mille kilomètres, l'appelle, pour qu'il se montre enjoué, lui confie sa peine. Il raccroche le téléphone radieux… Il se tourne vers moi… Je le vois reprendre son visage tordu de souffrance et de peine. C'est injuste… » La relation malade-proche ne se crée pas du jour au lendemain, elle s'échafaude à partir d'un long vécu relationnel… Comme dans toute famille, les gens ne se sont pas choisis. Même s'ils ont désiré un enfant, ce dernier, en grandissant, les déçoit ou les remet en cause. Pour certains, cela peut tourner au cauchemar… Nous pensons à toutes les belles-filles contraintes de s'occuper de leurs beaux-parents vieillissants, malades ou pas d'ailleurs. Au Japon, ce problème est largement débattu dans les médias : comment concilier son travail, sa vie de jeune femme et la traditionnelle prise en charge de la belle-famille ? Le Japon est le pays dont les habitants ont la plus grande longévité au monde… C'est pourquoi ils sont particulièrement avancés dans le domaine de l'aide aux soins à domicile. Leurs robots, par exemple, sont intégrés aux lits médicalisés et facilitent le retournement des malades alités. Mais si la technologie compense l'absence de personnel, elle ne remplace pas encore le sourire et la bonne entente…

Pour les conjoints, la situation est spécifique. Dans notre système occidental, la plupart restent soudés, contrairement à d'autres cultures où la maladie de l'épouse entraîne encore trop souvent un abandon (Maghreb, Inde). Mais la maladie du conjoint crée une rupture dans nombre de projets : partenariat dans l'éducation des enfants, dans la construction d'une lignée, dans une vie rêvée comme paisible (« Nous avions toujours pensé à cette retraite tranquille ensemble. Avec le cancer, tout fout le camp... »). Les conjoints sont des proches de premier plan, mais ici aussi, les représentations qu'ils se font de leur rôle vont se traduire par des renoncements, un isolement dangereux. Le changement de leur mode de vie sera ici nécessaire.

Les cercles de proches

Les familles françaises ont considérablement évolué depuis la Seconde Guerre mondiale. Le faible nombre d'enfants les a transformées, le plus souvent, en familles nucléaires. D'autre part, la montée des familles monoparentales et de l'individualisme croissant se traduit par plus de solitude et la quête d'un partenariat avec des professionnels de l'aide.

À une famille verticale, basée sur la solidarité entre les générations, succède une famille horizontale, ouverte sur les relations avec les amis, le concubinage, les partenaires homosexuels ou l'homoparentalité, même la vie en communauté parfois... Bien des associations d'aide et même des soignants se trouvent inclus dans cet entourage horizontal. Nous pouvons schématiser cette idée par différents cercles concentriques.

Dans le premier cercle, on trouverait le conjoint, le seul proche choisi, avec les amis. Celui auquel on a pu confier son intimité par l'amour, la sexualité, les buts de vie communs. Ce proche-là est à garder dans le meilleur état possible. En effet, c'est lui qui va le plus pâtir des conséquences de la maladie.

Si, par ailleurs, le couple veut préserver le désir et la globalité de sa relation, il a intérêt à ménager la relation avec ce « proche, le plus proche ». Lorsqu'une relation amoureuse se rapproche des soins techniques, le désir risque de se fondre dans l'épuisement des affects.

Dans le deuxième cercle figurent les parents, la fratrie et les enfants, tous les liens familiaux distants d'une génération ou d'un degré. Cette famille n'est pas choisie, mais elle est souvent la plus disponible. C'est elle qui va accomplir les tâches les plus difficiles, mettant à mal ses sentiments. Elle est d'autant plus fragile qu'elle va rarement se plaindre, considérant qu'elle forme l'aide « naturelle » du malade. Ce sont souvent les interlocuteurs du médecin généraliste et de l'infirmière. En effet, il est rare que les cancérologues soient entretenus des problèmes domestiques des malades. En revanche, les soignants du « terrain » sont sollicités en permanence par la famille pour pallier les difficultés nombreuses qui s'attachent au soin à domicile.

Dans le troisième cercle, on trouvera les amis, les voisins, les membres plus éloignés de la famille. Ce sont ceux qui « remontent le moral », ceux qui permettent les petites actions qui rendent la vie plus douce. Ils agissent le plus souvent ponctuellement, mais avec une grande qualité. On ne peut toutefois pas compter sur eux pour une action de longue durée.

Le quatrième cercle est composé des organisations hospitalière et sociale. L'hôpital offre un soutien moral et soignant, mais il est difficile de le prolonger au-dehors. Cette continuité peut parfois être obtenue si les soins de support transcendent l'artificielle frontière entre extérieur et intérieur. Au domicile, les soignants peuvent devenir des proches. L'infirmière libérale ou le médecin généraliste, les personnels des réseaux de santé et de l'hospitalisation à domicile. Tous restent des professionnels, mais il arrive qu'exceptionnellement, amitié ou histoire commune aidant, un soignant devienne un proche au sens du développement d'une amitié ou de liens affectifs forts.

Au total, il serait idéal que chaque malade du cancer se trouve des proches dans les différents cercles. Pour les conserver et ne pas leur faire payer trop cher le coût de l'amitié, de l'amour ou même du professionnalisme, il apparaît que la diversité et la multiplication d'appartenances soient nécessaires. Ne pas faire tout porter à la même personne, mais participer à l'organisation de la répartition des charges entre les personnes.

La personne de confiance

Avec la loi du 4 mars 2002 dite de « démocratie sanitaire », a été créée la notion de « personne de confiance ». Tout malade peut désigner une personne qui partage le secret médical. Elle peut avoir accès à son dossier médical, l'assister dans ses démarches de soins, faire le lien avec les équipes médicales et enfin détenir ses souhaits en cas d'impossibilité de les exprimer pour les décisions de fin de vie et de don d'organes.

La personne de confiance peut être un membre de la famille, un proche ou le médecin traitant du patient. Elle est révocable à tout instant et est nommée à chaque hospitalisation.

Aujourd'hui, l'intérêt pour la personne de confiance est encore assez faible, étant donné sa nouveauté et une certaine faiblesse de l'information. Les nouveaux hospitalisés ne comprennent pas très bien qui désigner et croient, en donnant un numéro de téléphone, qu'il s'agit de la personne à joindre en cas d'aggravation ou de besoin.

Chacun d'entre nous, régulièrement, doit se poser la question de sa personne de confiance. En effet, il ne s'agit pas toujours de la même en fonction des années. Par ailleurs, on peut s'interroger sur le « cadeau empoisonné » qui pourrait être donné à un proche qui ne saurait pas prendre les décisions ou se sentirait coupable de les avoir prises, des années après. Lorsqu'il s'agit de son médecin traitant, cela devrait signifier qu'existent une très bonne compréhension et une très bonne connaissance de ce médecin. Par ailleurs, ce médecin est-il d'accord pour accomplir des démarches qui incombent parfois à la personne de confiance, comme se rendre à l'hôpital pour discuter des problèmes du patient ou des directives de fin de vie ? Ce poids mérite considération avant de désigner la personne de confiance.

La famille traditionnelle et la famille imaginaire

La famille imaginaire est là, aux débuts du cancer. On se confie à ses amis, on parle à ses proches. La famille traditionnelle revient quand ça va mal, lorsque le cancer ramène le malade à la maison. Le passage entre les deux accompagnements fait souvent l'objet d'une prise de conscience difficile, car il signe l'aggravation d'une part et la régression de l'autre. De nombreux patients ont le sentiment de « retomber sous la coupe de leurs parents », tandis que les parents en question retrouvent le bénéfice d'exercer à nouveau certaines prérogatives sur leur « petit ».

Chaque famille fonctionne de manière particulière. Chaque malade a des rapports spécifiques avec sa famille. On observe simplement des familles au fonctionnement plus souple, flexible, laissant une liberté à leurs membres, tandis que d'autres vivent dans des espaces (psychiques) fermés et rigides. Enfin, dans les grandes villes, ce sont plutôt des familles aux attitudes aléatoires, dont l'espace est diversifié. Ces familles recomposées, ou fragmentées en micro-unités, restent floues et irrégulières.

À la manière de l'individu, chaque famille tente de préserver son équilibre qui parfois sacrifie la place des uns pour conserver les valeurs ou les mythes familiaux. Ces bases de la famille peuvent aider le patient à supporter la déstabilisation de la maladie. Elles peuvent aussi le contraindre douloureusement à tenter de suivre des principes incompatibles avec elle. Les questions de la stérilisation du malade, celle du don de moelle osseuse à un membre de la famille « banni » se posent avec beaucoup d'acuité dans certains services d'hématologie par exemple (voir l'excellent ouvrage de Jacques Ascher et Jean-Pierre Jouet sur ce thème).

Être conjoint d'un patient atteint de cancer

Les épidémiologistes ont, de longue date, montré qu'être marié (ou avoir un compagnon, ou une compagne) était un gage de meilleure santé. Cependant, les conjoints des malades du cancer sont les plus affectés par la maladie. Ils sont même parfois encore plus perturbés que le malade lui-même. Ainsi, leur niveau d'anxiété et de dépression est au moins égal à celui des malades dans de nombreuses affections cancéreuses (nous ne parlerons pas, ici, des conséquences très importantes sur le conjoint de la maladie psychiatrique, cardiaque ou du diabète). D'autre part, le fait que le malade présente une certaine détresse psychologique a pour conséquence une « contamination » du couple, quels que soient le cancer et le stade de la maladie.

Les différences entre hommes et femmes découlent ici de leur rôle respectif et des représentations que les époux se forgent de leur rôle. Ainsi les époux sont particulièrement dépendants de l'état émotionnel de l'épouse malade, tandis que les femmes craignent beaucoup plus les données médicales objectives.

Les hommes sont centrés sur le recours à leur épouse en cas de besoin, en revanche, les femmes disposent d'un éventail relationnel plus grand et cherchent de l'aide auprès de personnes extérieures. L'un d'entre nous avait déjà observé ces particularités dans le domaine du deuil (Bacqué, 1997), puisque ces données trouvent leur origine dans une sociologie familiale propre à l'Europe : les femmes, même lorsqu'elles travaillent (ce qui est le cas de la majorité des Françaises), ont davantage accès à des recours extérieurs au couple. Ce sont elles qui entretiennent le réseau familial, y compris de leur belle-famille, ce sont elles qui organisent le réseau amical, enfin, ce sont elles qui ont recours aux réseaux sociaux (employés de maison, aide ménagère, auxiliaire de vie). Les hommes restent centrés sur leur épouse et présenteraient une plus grande dépendance matérielle, mais aussi affective. Soulignons cependant que tous ces résultats d'études sont très dépendants de la génération du couple, de sa culture sociale et de son éloignement ou de sa proximité d'une grande ville.

Si 50 % des cancers atteignent des personnes de plus de 65 ans, cela signifie que les couples sont majoritairement à la retraite et ont du temps à se consacrer réciproquement. Cela signifie aussi qu'ils ont moins de force physique et qu'ils ont un peu plus de difficultés à s'adapter aux changements induits par la maladie et les traitements. Chez ces personnes, on observe des phénomènes de régression classiques lorsque l'horizon est limité par la maladie : la « parentification » consiste à retrouver des relations déjà développées avec un enfant et à les reprendre avec un adulte. Ces relations ont déjà été décrites dans les familles dont l'un des membres est touché par la maladie d'Alzheimer. Outre le fait que les enfants du malade se sentent devenir son parent au sens matériel et moral du terme, la parentification, dans le cas du cancer, ne repose pas sur une inversion des rôles comme avec son parent dément, mais sur le fait d'adopter des attitudes parentales avec un conjoint du même âge que soi. La parentification pose le problème d'une désexualisation de la relation qui peut ne pas convenir à l'un des conjoints qui s'en plaindra amèrement. La situation est relativement fréquente pour les personnes stomisées à la suite d'un cancer colorectal. Quel que soit le conjoint touché par la maladie, les malades sont accompagnés par leur conjoint à toutes les consultations et souvent, pour apprendre les soins de stomie (poche destinée à recevoir les produits de la digestion). Il n'est pas rare de voir l'épouse aider au nettoyage et au changement de poche, tout en prenant un intérêt croissant à nourrir le malade. Lorsque les deux conjoints s'accordent sur les bénéfices retrouvés, l'absence de plainte n'entraîne aucune intervention. Mais ce sont souvent les jugements des soignants qui vont se manifester. Lorsque le malade se plaint de l'intrusion de son épouse, alors un entretien médiatisé par un psychologue peut améliorer les choses.

Des rôles incertains

Tous les malades le disent, tous les proches le constatent, il est très difficile d'être celui qui aime et celui qui nourrit, nettoie. Pourtant, chaque mère, chaque père a connu ces plaisirs et… cette ambivalence. Prenons le cas de l'adorable bébé… Même la mère tout-amour capable de changer son nourrisson, de lui donner à boire et à manger, se lasse en situation d'exagération, quand bébé a la colique, pleure et vomit… Alors imaginez le vieux mari ou la vieille épouse… Quand on a aimé une personne en pleine santé, peut-on encore lui donner la béquée, changer son lit souillé ? Tout cela évoque la dévotion, la sainteté, des principes judéo-chrétiens de charité, de solidarité, de gratuité, de don, de sacrifice…

En anthropologie, cette idée de « gratuité » a été largement étudiée. Tout don appelle le contre-don. Il y a toujours un bénéfice dans l'abnégation de soi. Et d'ailleurs, n'est-ce pas totalement humain que d'obtenir une contrepartie à ces actes de soutien d'autrui ? La prise de conscience de l'échange est un élément positif de la relation. Il vaut mieux qu'il soit perçu rapidement plutôt que d'entraîner une culpabilité rétrospective. Une femme insiste : « Moi aussi j'avais des bénéfices quand, à la pharmacie par exemple, je pouvais dire : "J'ai un grand malade à la maison…". »

D'un point de vue psychologique, par ailleurs, la sensibilité humaine aux attachements précoces est suffisamment grande pour que l'intérêt pour le maternage soit vite retrouvé. Mais certaines femmes se réalisent à ce point qu'elles deviennent vite de véritables « tyrans domestiques ».

Les groupes de parole d'aidants sont indispensables pour que chacun perçoive, puis réalise, combien la maladie grave de son conjoint met en évidence des processus cachés révélateurs de sa personnalité profonde. Nous avions parlé du cancer « analyste » ou co-analyste du malade, mais ici le cancer révélerait des mécanismes inconscients *chez le conjoint* du malade. Ainsi, dans les moments de crise du patient atteint de cancer, 20 à 30 % des conjoints sont aussi déprimés et en détresse (ce qui est sans doute une sous-estimation car les conjoints « avouent » en général moins leur inquiétude).

Pour les soignants cependant, il existe une règle d'or : ne pas juger. En effet, dans certains systèmes familiaux par exemple, on ne parle jamais du cancer. Or ceci n'est pas forcément négatif, ni ne correspond à ce que les soignants appellent « déni ». C'est en réalité une forme de relégation (une partie de la réalité reste dans l'ombre). Ce qui compte, c'est la congruence entre les membres de la famille. Si tout le monde suit la règle, établie tacitement, de ne jamais aborder le nom de la maladie, l'équilibre sera maintenu.

Pour d'autres, on sera surpris de voir que la régression de l'un correspond au désir de surprotection de l'autre ou que l'évitement est repris par tous, ou encore que l'un des membres, critique sévère de la situation, dispose inconsciemment une parade à une angoisse beaucoup plus profonde. Ce qui est essentiel pour le patient est de ne pas être trop isolé ou couvé jusqu'à l'étouffement par les autres.

Bien que l'on observe une augmentation de la satisfaction des conjoints lorsqu'ils sont impliqués et bien informés de la situation de soins, les soignants auront à cœur de ne pas les y enfermer. En effet, les conjoints ont besoin de moments pour souffler, changer de rôle, retrouver une identité distincte de la maladie ou de leur conjoint malade.

Sans moi, la vie continue...

Paula est une jeune femme de 35 ans atteinte d'une tumeur bronchique très évoluée. L'ensemble de l'équipe soignante s'accorde pour la libérer au plus vite après chaque traitement afin qu'elle rejoigne ses trois filles et son mari. La psychologue la retrouve un soir en pleurs dans sa chambre. Elle vient « passer le week-end à l'hôpital ». Absente longtemps lors de la dernière cure pour une infection, elle est rentrée au bout d'un mois chez elle pour une courte pause. Son mari et ses filles lui offrent un nouveau parfum. Elle est très étonnée car elle est très attachée au parfum qu'elle porte depuis son adolescence. Le mari lui en donne la raison : « Ton parfum nous fait trop penser à l'hôpital, on ne le supporte plus... » Paula a évidemment « entendu » que c'était elle qu'on ne supportait plus et s'est sentie subitement exclue de sa propre famille. Elle connaissait les signes d'alerte induits par le lieu de la chimiothérapie, qui déclenchent en anticipation les nausées et les vomissements. Mais Paula ne pouvait pas imaginer que son propre parfum, associé à un endroit angoissant par sa famille, donnerait lieu à un « rejet en bloc ». À l'occasion de ce moment de crise, elle peut exprimer émotionnellement tout ce qu'elle a retenu comme colère et comme changement progressif du lien avec ses proches. Elle se sent en effet « embarquée sur un autre navire ». Cette métaphore du voyage lui permet d'exprimer le fait qu'elle se sente moins révoltée qu'avant à l'égard d'un « prochain voyage ».

« Quand on va mourir, on croit que tout s'arrête pour ses proches. Je viens de me rendre compte qu'eux aussi avaient besoin de leur petit confort. L'hôpital qui rentrait à la maison en même temps que moi et mon parfum... Et puis, c'est vrai, j'ai exagéré en m'en aspergeant littéralement pour supprimer l'odeur des médicaments... » Paula sourit en prononçant ces mots, au fond, elle se satisfait aussi du confort trouvé dans sa chambre d'hôpital, celle que le cadre infirmier du service s'arrange toujours pour lui trouver quand elle revient. « Au fond, vous êtes un peu ma deuxième famille... »

Les enfants
dont un parent est malade

Nous sommes partisans d'une vérité « aménagée » aux enfants. Notre expérience, celle des médecins et des psychologues, celle des enfants qui ont maintenant grandi et parlent de leurs sentiments vis-à-vis des adultes lorsqu'ils étaient petits et de leur vie affective maintenant, confirment très nettement l'importance de parler, de prendre le temps d'expliquer à un enfant, la maladie de son parent.

L'annonce traumatique de la maladie cancer modifie les réactions d'un adulte. Ce dernier transmet « involontairement » son angoisse de mort à ses enfants. Face à la détresse de ses parents, l'enfant ressent confusément la fragilité de l'adulte et n'ose plus échanger. Très rapidement, l'enfant se mure dans le silence. Souvent, les parents ne sont pas d'accord sur ce qui doit être dit à l'enfant. Mais, comme beaucoup de médecins, ils ne prennent pas le temps d'écouter l'enfant sur ce qu'il sait déjà... Un enfant remarque toujours que sa maman est fatiguée, qu'elle a changé... Bien sûr ses hypothèses peuvent être fausses ou faibles, mais cette approche progressive qui consiste à lui demander ce qu'il en pense est une bonne entrée en matière. Les explications à l'enfant vont être simples et non agressives, les mots maladie, mort ne doivent pas rester tabous... « Maman est très malade... », « Papa a une maladie grave... », « Mamie est très fatiguée, elle risque de mourir bientôt, nous allons la voir, cela lui fera très plaisir, mais elle risque d'avoir maigri ou d'avoir besoin de dormir beaucoup... ».

« Je n'ai jamais su ce qui s'était passé... »

Les témoignages d'adultes sur leur compréhension de la maladie de leur parent sont souvent secrets. À la faveur d'un travail psychothérapique ou psychanalytique, ils vont retrouver ces moments indicibles en mettant, pour la première fois, des mots sur cette expérience. Quand on est petit, en effet, on n'a pas à sa disposition un langage juste ou suffisamment élaboré pour exprimer des sentiments. Les émotions ressenties alors, sont enfouies profondément car leur rappel est trop douloureux. L'absence d'élaboration perdurera jusqu'au moment où un cadre thérapeutique suffisamment sécurisant permettra l'accès aux émotions sans désorganiser la personne. C'est le cas de cette jeune femme qui accepte de témoigner au sujet de sa mère défunte d'un cancer (Colsenet, 2004). Des années plus tard, elle témoigne de la confusion de ces moments pendant lesquels, petite fille d'à peine 10 ans, elle tente de comprendre les contradictions des adultes, leurs bizarreries.

Ainsi, le jour de la mort de sa mère, on annonce à la petite, sur le chemin de l'école : « Ta mère est guérie ! » Elle arrive rayonnante à la maison et rencontre alors toute la famille en pleurs, prête pour les funérailles. Son sentiment de trahison est intense, elle se fait la promesse intérieure de ne plus jamais croire les adultes et développe, d'après elle, une adaptation de surface qui lui donne une « personnalité caméléon ». Elle tente sans cesse de s'ajuster au monde des adultes, comme elle l'avait déjà fait avec sa mère : « Elle était toujours fatiguée, toujours inaccessible puisque malade. Donc je ne lui parlais pas. » Pour éviter d'aggraver son état, la petite rompt les conversations avec sa mère et perd son authenticité, elle ne s'autorise plus à réussir à l'école. Elle refuse de se rendre à l'enterrement parce qu'elle sent qu'elle ne compte pas. Sa peur de mourir se transforme en peur de vivre.

Danielle n'a pas revu sa maman, elle n'est pas allée au cimetière parce qu'on ne lui a jamais demandé son avis... Lorsqu'elle atteint l'âge auquel sa mère est tombée malade, elle s'est crue aussi atteinte d'un cancer, elle est alors poursuivie par des cauchemars terribles, elle plonge dans une dépression grave à l'occasion du croisement de plusieurs événements : la mort de sa grand-mère, son licenciement et la naissance de son fils. L'absence de sa mère sonne creux comme le vide de l'espace générationnel qu'elle aurait dû occuper, il y a télescopage entre leurs identités, l'absence de mots vrais sur les choses la conduit à se sentir trompée, hors de la vie. Elle conclut par cette supplique : « Dire la vérité aux enfants, seulement la vérité. Merci ! »

Ce témoignage précieux montre les difficultés principales des enfants :

- le monde n'est pas seulement rempli d'adultes qui « savent », ils sont au contraire démunis face au cancer (et bien d'autres difficultés) ;
- les adultes malades sont éprouvés psychologiquement et ne sont plus capables d'aider leurs enfants ;
- les adultes de l'entourage cachent la vérité. Les enfants ne peuvent plus leur faire confiance ;
- les enfants ne peuvent plus s'appuyer sur l'adulte malade. Comme eux, ils sont atteints dans leur fantasme d'invulnérabilité, ils sont menacés dans leur chair comme dans leur lignée.

➤ *Les défenses des enfants contre l'angoisse*

Les enfants sont inquiets pour leur survie quand un parent est malade. Ils questionnent sur ceux qui restent : qui va me faire à manger ? Maman est malade, qui viendra me chercher à l'école ? De nombreux enfants présentent des défenses qui renforcent leur solitude ou qui empêchent les adultes d'être à l'écoute. Ce petit garçon dans le cabinet du psychologue observe poliment les marionnettes posées dans un coin. Il affirme avec conviction qu'il est là pour jouer, « surtout pas pour parler ! ». Tel autre ne s'intéresse qu'aux jeux de guerre et formule en envoyant une pique sur un chevalier : « Au moins un ennemi que j'ai les moyens d'abattre ! » Dans un groupe d'enfants, un garçon de 5 ans est censé ne rien savoir de la maladie de sa maman. Il demande peu après dans un groupe thérapeutique : « Papa, être orphelin, qu'est-ce que c'est ?... »

Les attitudes des enfants sont très souvent authentiques. Lorsqu'il y a des défenses dont l'énergie farouche protège leur moi fragilisé, elles sont perceptibles par l'intensité du blocage ressenti. Ces défenses protègent de l'ambivalence et de la culpabilité qui produisent toutes deux une angoisse de longue durée. Danielle Colsenet souligne : « La culpabilité de la mort de son parent est difficile à abroger. Pour mon cas, cela a duré près de trente ans. »

Il semble souvent étonnant qu'un enfant éprouve de la culpabilité pour la maladie d'un de ses parents, mais cela peut être compris à partir du constat, fait par l'enfant, du changement de son parent : « Si maman est malade, c'est peut-être que j'ai fait des bêtises », ou encore « que je ne l'ai pas assez aimée », ou enfin, l'enfant reste dans une attitude égocentrique, faisant tourner son monde autour de sa personne, il conçoit la maladie comme venant de l'extérieur et lui donne un sens en termes d'échange univoque de causalité : « Si ceci, alors cela. »

➤ *Une ambivalence pour le parent malade qui peut le blesser*

L'ambivalence est complexe et inconsciente. L'enfant ne peut tolérer qu'une personne aimée puisse, par moments, être indisponible, le décevoir, ne pas correspondre à cette figure totalement bonne qui l'a accueilli, dès sa naissance. La découverte progressive des défauts (des mises en défaut) des parents, entraîne des sentiments d'hostilité tellement puissants, que l'enfant, ne les supportant pas, rompt la relation avec l'être aimé. L'illustration courante de ce phénomène est celle de l'enfant qui quitte la personne qu'il aime et refuse de lui dire au revoir. Cette opposition à marquer rituellement la séparation permet d'éviter la tension qui consisterait à reconnaître la future absence.

Avec le cancer, ce sont non seulement les bons parents qui sont atteints, mais les parents qui étaient « normaux », en bonne santé, compétents. Un enfant peut être agressif avec sa mère qui a perdu ses cheveux et ses sourcils. Alors qu'il se plaint d'être tout seul à la sortie des classes, il clame : « J'ai pas envie qu'elle vienne me chercher à l'école. Mais surtout, qu'elle ne mette pas cette affreuse perruque ! »

L'autre ambivalence très délicate, liée à la maladie grave d'un parent, est celle qui consiste, pour l'enfant, à s'engouffrer dans les bénéfices secondaires des absences du parent : « Papa n'est plus là pour m'interdire la télé… Je peux même me coucher avec Maman dans son lit. » L'enfant insiste pour montrer combien il a de la chance, mais c'est en général pour tenter de combler le manque. L'excellent livre *Maman a une maladie grave* peut aider les enfants à comprendre ce qu'ils ressentent sans pouvoir l'exprimer (Juvigny, Labbé, 2007), il peut être lu avec l'enfant et relu avec d'autres parents et l'enfant. Il permet de faire le tour des difficultés habituelles des enfants : incompréhension, rage de la frustration, envie de réparation, solitude…

➤ *Parler de la maladie…*
et c'est la mort qui pointe

Les représentations de la mort chez l'enfant dépendent de celles de ses parents. Elles suivent l'avancée en âge de l'enfant et, surtout, la constitution de son moi. Cette prise de conscience s'opère environ vers l'âge de 7 ans. Avant cet âge, il peut y avoir, selon les expériences des enfants, une maturité variable, mais une loi doit être respectée, on ne peut pas prétendre faciliter l'appréhension de la mort chez un enfant, si ses parents sont eux-mêmes opposés à cette avancée. C'est pourquoi dans certains services hospitaliers, les groupes d'enfants dont les parents sont malades ont lieu parallèlement avec les groupes de parents. Pour certains, le support qui permettra d'entamer le débat sera un petit film ou l'histoire d'un enfant dans le service. Pour d'autres, les réunions partiront d'un entretien familial autour d'un conte comme deux belles histoires de Sophie Rostopchine (comtesse de Ségur), *Blondine, Bonne Biche et Beau Minon* et *Le Bon Petit Henri*. Ces contes traitent de façon symbolique et universelle, les thèmes de la maladie d'un parent, du sentiment d'abandon lié à l'absence parentale, de la rivalité fraternelle, de la frustration de l'attente… Pour les enfants qui n'ont pas encore 7 ans ou qui ont beaucoup de difficultés à verbaliser, à dessiner ou à jouer, la lecture d'un conte peut faciliter le début d'un travail psychique. Un conte des frères Grimm, *Les Sept Corbeaux*, permet, de plus, d'affronter la différence des sexes et la rivalité spécifique qui y est liée. Le principe est le même pour chacune de ces médiations thérapeutiques : faire appel à la culture pour la narration des conflits constants dans tout développement de l'enfant et donner à ce dernier, la possibilité de s'identifier à un compagnon, tout en se distanciant de son histoire personnelle. L'enfant parvient alors à dépasser les difficultés qui l'empêchent de mentaliser la situation actuelle et trouve un allié de type parental pour l'aider à grandir. Il existe aussi les petits livrets réalisés par l'association Sparadrap sur la maladie grave à la manière de ceux des Anglais et destinés aux enfants qui peuvent les dessiner et les garder avec eux pour les relire plus tard (voir page 385, la liste des livres et des films).

➤ *La fraternité mise à mal par le cancer*

D'autres difficultés des proches apparaissent dans la fratrie. Françoise Dolto a été l'une de ces petites filles, à laquelle la grande sœur malade a été préférée. Elle a compris très rapidement que la place qui lui était échue dans sa famille résultait de la peine liée à sa sœur malade et surtout à l'amour fou dédié par sa mère à la grande sœur. Chez les Marette, la mort de cette jeune fille déclenchera une frustration immense d'amour, mais spécialement chez Françoise, ce sera une vocation dont l'humanité ne peut que se louer, celle de devenir « médecin d'éducation », puis notre grande psychanalyste. Le dépassement de la culpabilité chez Françoise, lui permet de transgresser les interdits maternels (« Tu ne passeras pas ton baccalauréat ! »), puis bientôt, les frontières de classe sociale et enfin de se réaliser dans l'intérêt pour les enfants malades au sens large. Elle sublime ainsi la réparation de cette sœur malade et de cette mère souffrante, tout en inventant littéralement la psychanalyse d'enfants. La créativité, le génie sont les indices d'un compromis réussi chez Françoise Dolto, tout comme ils s'observent aussi chez des enfants en deuil, des enfants malades et tous les enfants résilients après le traumatisme que constitue, au sens propre comme au figuré, l'abandon des parents (Bacqué, 2003).

« Comblé » comme un enfant malade, frustré comme l'enfant d'à côté...

Les groupes de fratries d'enfants malades sont les bienvenus dans les services hospitaliers, comme dans les réseaux de santé qui pourraient les mettre en place en dehors de l'hôpital. Animés par des psychologues ou des psychanalystes, ils permettent aux enfants d'exprimer des sentiments pas toujours très positifs : jalousie, envie, culpabilité, angoisse de l'identification ou dépression...

Le premier point est le désir de réparation du parent blessé. Tout enfant ressent les affects dépressifs de ses parents. Il tente alors de faire son possible pour le « réparer » afin qu'il lui donne encore de l'amour. L'autre sujet de plainte est que la plupart des enfants, dans une famille où se trouve un grand malade, se sentent délaissés. Les parents sont constamment à l'hôpital ou bien ne sont pas vraiment disponibles ni présents. Leur pensée est ailleurs, chez l'autre...

Certains enfants profitent de ces groupes pour se plaindre de petites frustrations qui en disent long sur leur ressenti (Bass *et al.*, 2005). Ainsi, une grand-mère couvre de cadeaux à Noël son petit-fils malade, tandis que les autres enfants ont... un présent ordinaire. L'un des garçons lui demande pourquoi. Elle répond : « Tu n'es pas malade toi ! » Les autres enfants du groupe témoignent : eux aussi sont beaucoup moins comblés que l'« autre » malade... « Faut-il être malade pour avoir des cadeaux ? Et quand mon frère sera guéri, que se passera-t-il ? Faudra-t-il continuer à lui donner des cadeaux pour qu'il reste en bonne santé ? » s'inquiète un des enfants...

Les parents ont beaucoup de difficultés à partager avec leurs enfants la maladie d'un des frères et leurs angoisses. Certes ils veulent les protéger et ont raison de ne pas les confronter à leur incertitude. Les enfants doivent continuer à rester à leur place, tandis que les parents pourraient tenter de se faire aider à sortir de leur torpeur pour rester conscients des besoins des autres enfants de la famille.

Les services de cancérologie sont capables aujourd'hui d'apporter un précieux réconfort aux parents et aux frères et sœurs d'un petit malade. Mais qu'en est-il du côté de l'enfant atteint de cancer ?

La vérité « aménagée »
à l'enfant malade

Nous sommes dans le même cas de figure que précédemment. Selon l'âge de l'enfant, les adultes vont pouvoir *très progressivement* lui dire quelle est la nature de sa maladie, ses conséquences, les handicaps ou les séquelles irréversibles qu'elle laissera. Mais comme pour l'annonce de la mort d'un proche, l'annonce de son cancer par ses parents risque d'être totalement bouleversée par la détresse explicite des parents. L'un d'entre nous, qui a une longue expérience du suivi et du soutien des endeuillés, connaît bien l'écueil rencontré par les parents qui ont finalement renoncé à annoncer la perte d'un proche : l'angoisse de ne pas se contrôler et d'être submergés par la tristesse leur fait préférer le silence.

Dans le cas du cancer, les parents ne peuvent pas cacher longtemps la nature de la maladie. Même les plus petits entendent le mot et peuvent le répéter. Quelles que soient leurs représentations de la maladie, il vaudra mieux lui donner son nom (car ce sont les grands qui sont effrayés) et permettre au dialogue de s'installer. Si le nom de la maladie n'est pas là, on constate des faux-fuyants, des secrets, des embarras qui vont bloquer les échanges, si précieux pendant cette période difficile. Le médecin est un bon médiateur du diagnostic de l'enfant, à condition de faire cette révélation en deux temps. Tout d'abord révélation aux parents de l'enfant malade, de façon à permettre aux émotions de s'exprimer dans leur intensité et leur spontanéité. Ensuite, les parents et l'enfant réunis.

➤ *Le cancer, est-ce que ça fait mourir ?*

Question que les parents aimeraient éviter à tout prix et qui les plonge dans l'angoisse. Pourtant, à nouveau, il semble préférable de répondre honnêtement à cette question. « Le cancer peut faire mourir, mais nous avons les moyens, les traitements qui soignent ta maladie. » Comme pour les adultes, un enfant, un adolescent a besoin de renseignements précis, justes, tout en recevant l'espoir d'une stabilisation ou d'une guérison.

Mais l'enfant, loin de se laisser abattre, va rapidement faire le point sur sa maladie. Il en mesure les conséquences : fatigue extrême, symptômes douloureux ou pénibles, peur des examens et des piqûres, isolement à l'hôpital. En échange, il gagne pas mal de choses agréables : les parents, les proches se sont littéralement métamorphosés. Ils sont devenus particulièrement gentils, craintifs même... L'enfant regrettera vite cependant qu'ils ne le traitent plus normalement. Certains camarades s'adressent à lui en chuchotant... « Déjà mort ? » pourrait-il se demander avec humour noir, mais parfois il reconnaît que ces manières le tracassent, lui qui aurait envie de crier, de danser... À l'école, le tableau est encore pire. Contrastent avec les attitudes contrites des professeurs et du directeur d'établissement, les petites méchancetés des autres enfants. Méchancetés classiques qui le rassurent, si elles n'étaient pas si directes : « Alors, y paraît que tu vas crever ? » La curiosité cède souvent le pas à la toute-puissance infantile. Sûrs d'eux, les autres enfants en profitent lorsqu'ils sont en groupe pour se moquer ou jouer les curieux : « Ça fait comment d'avoir un cancer ? » Mais à deux, ça se passe vraiment mieux. Beaucoup d'enfants développent une très grande amitié pendant leur maladie. Même sans prononcer un seul mot sur le cancer, ils écoutent mieux et parlent de façon plus vraie.

➤ *Vers la maturité*

En pédiatrie, les relations sont souvent de très grande qualité. Médecins et équipes soignantes restent très ouverts, plus disponibles. Les améliorations des antalgiques et des examens ont considérablement diminué les douleurs. Les visites des familles sont autorisées plus largement, de nombreux parents peuvent dormir à l'hôpital à tour de rôle ou dans des appartements familiaux non loin. Les psychologues, qui y travaillent depuis les années 1970, ont pu amener de nombreux aménagements. À l'époque de Jean Bernard, les petits leucémiques n'avaient hélas qu'une survie bien courte. Nicole Alby, psychologue, se chargeait alors plutôt des familles et des frères et sœurs de ces enfants. Ginette Raimbault, psychanalyste et chercheure dans le service de néphrologie du professeur Royer, tentait de faciliter la vie psychique des soignants qui supportaient mal la souffrance des enfants et de leurs parents. Ces psychologues-psychanalystes précurseurs ont considérablement modifié l'atmosphère de drame qui régnait autour de la maladie de l'enfant. D'autres options ont vu le jour comme l'École à l'hôpital qui permet aux enfants de poursuivre leur scolarité, la musicothérapie, les arts plastiques qui permettent une expression extraordinaire du vécu dépressiogène de la maladie. Ces trois types d'activités ont pour fonction de banaliser la maladie, de stimuler la créativité des enfants, mais aussi de limiter le sentiment d'attente et d'ennui qui isole les enfants. Elles augmentent la résilience de l'enfant, son aptitude à résister et à rebondir face à l'agression ressentie. D'autres ateliers ont une vocation distractive non négligeable quand les petits et les plus grands appréhendent telle investigation ou tel traitement sur leur corps. Les Clown Doctors tentent de les visiter et de leur changer les idées par l'humour et le jeu. Ces techniques « recouvrantes », au sens amené précédemment, c'est-à-dire qu'elles ne s'adressent pas en profondeur au psychisme de l'enfant, mais lui permettent de faire face dans l'instant à des événements indésirables, sont tout aussi intéressantes qu'une psychothérapie plus « découvrante », permettant un travail psychique plus approfondi. Les psychologues-analystes s'en chargent, proposant des entretiens ou des psychothérapies aux enfants qui ont établi un transfert avec eux. Le transfert peut être médiatisé par une technique comme le jeu ou le dessin. L'intérêt de la psychothérapie est que, librement, l'enfant peut aborder successivement les difficultés liées à cette interruption de sa vie « normale ». Beaucoup d'enfants se sentent en effet coupables et punis en étant exclus des choses de la vie. La séparation d'avec les proches (Oppenheim, 1996), les changements affectifs liés à la maladie, le fait de « sentir son corps », l'angoisse d'être malade et la peur de mourir, la tristesse d'être différent, sont souvent abordés et dépassés par certains enfants qui peuvent hélas mourir de leur cancer en ayant été soutenus jusqu'au bout.

➤ *Quand un enfant aborde sa propre mort*

De plus en plus rare, puisque environ 80 % des enfants atteints de cancer vont être guéris, la mort d'un enfant atteint de cancer est déchirante et souvent vécue comme révoltante par les familles et les soignants. Pourtant, il n'est pas rare qu'un enfant, qui a pu accomplir un certain chemin avec ses parents, ses soignants et son psychothérapeute, aborde sa mort avec une certaine philosophie (Raimbault, 2005). Résilience ou déni, diront les uns, incroyable pulsion de vie ou capacité de clivage total qui permet de vivre l'instant, diront les autres. Aucun systématisme ne peut prédire ou interpréter la mort d'un enfant... Les principes qui nous permettent de la supporter sont beaucoup plus larges. Ne pas couper le dialogue, rester disponible, parler avec l'enfant, mais ne pas hésiter à lui dire que dans bien des domaines, les adultes ne savent pas non plus répondre. Cette assertion n'est pas angoissante pour l'enfant, elle est vraie tout simplement et elle permet de poursuivre le chemin avec lui. Nous avons observé que souvent, c'est l'enfant qui va mourir qui accompagne ses parents... Un souci de protection réciproque les anime bien évidemment, mais en l'occurrence, l'enfant a l'impression de laisser ses parents derrière lui. Ce qu'il imagine être un départ peut le stimuler, bien qu'il redoute considérablement la rupture de l'attachement. L'enfant a besoin de s'assurer que malgré la séparation, il continuera d'exister dans le cœur de ceux qu'il aime. Plutôt que de répondre à l'enfant : « Mais non, tu ne vas pas mourir », il vaut mieux le laisser exprimer jusqu'au bout sa pensée. Beaucoup d'enfants confieront en effet à leurs proches un dernier projet, certains voudront distribuer leurs objets personnels, se satisfaisant de leur continuité comme une prolongation de leur propre existence. Ces moments très éprouvants sont cependant ce que l'enfant peut intuitivement proposer de mieux à ses parents pour leur permettre un travail de deuil qui les amène à survivre et puis à vivre, même séparés définitivement de lui.

CHAPITRE 8

Mettre toutes les chances de son côté

Si nous avons comparé la révolte du patient atteint de cancer à la frustration adolescente, c'est que la façon dont un certain nombre conçoit, après coup, sa trajectoire avec la maladie rejoint celle de cette période de transition. Pour de nombreux patients, jeunes ou vieux, la maladie est non seulement une épreuve, mais elle forme un parcours initiatique qui, comme dans toutes les initiations, va métamorphoser leur corps, leur faire côtoyer la mort, arrêter le temps, modifier leurs attachements anciens, et finalement changer leur manière de concevoir leur vie. On ne s'étonnera pas, dans ces conditions, que les patients atteints de cancer soient si sensibles aux propositions thérapeutiques de toutes sortes (y compris les méthodes non validées) : il en va de leur vie bien entendu, mais ils ont aussi besoin d'un guide en ces périodes tourmentées, de la même manière qu'un adolescent idéalise souvent à cette époque un maître, un ami de ses parents ou encore un thérapeute.

Les malades sont en quête de tout ce qui pourrait les aider à se sentir mieux lorsque le cancer entre dans leur vie, alors qu'ils étaient à peu près équilibrés.

Nous pensons que la meilleure façon de maintenir leur bien-être psychique durant la maladie passe par trois niveaux. Leur personne, leur groupe familial et amical, le groupe élargi, sont les trois domaines sur lesquels ils ont des chances de pouvoir agir tout le long de leur maladie.

Les 14 ressorts du maintien de l'énergie psychique

1. La prévention

Nous avons vu que la meilleure façon de limiter l'annonce traumatisante du cancer est d'être largement informé pour prévenir la maladie. Le rôle et le pouvoir du citoyen consistent à rester disponible aux connaissances et à trouver les médiateurs pour se les faire exposer et les experts pour les valider. Sur le plan politique, cette forme de militance permet aussi de faire jouer les forces des lobbyings nationaux en cas de rétention des informations environnementales. Les pays semblent agir séparément, mais de plus en plus les entités internationales, les associations européennes et aussi planétaires sont actives (n'oublions pas que 12 millions de nouveaux cas de cancer sont recensés dans le monde chaque année). Bientôt, les associations de malades s'uniront aux associations écologiques pour agir sur les pollutions industrielles pourvoyeuses de nombreux cas de maladie.

2. Le dépistage

Les risques du dépistage sont liés à sa sous-utilisation, comme à son excès d'utilisation. Il y a sous-utilisation lorsque les populations concernées n'acceptent pas d'être dépistées, comme par exemple dans le cas du cancer du sein, les femmes âgées et rurales répondent moins à l'invitation à passer la mammographie. Il y a excès d'utilisation du dépistage quand celui-ci met en évidence des cancers qui n'auraient jamais évolué sur le temps qui reste à vivre à la personne. Ici aussi, l'intérêt d'avoir un médecin généraliste de confiance qui sera susceptible de guider les démarches est fondamental. Les campagnes officielles doivent aussi engager régulièrement des évaluations de leur intérêt, les associations de malades devraient plus souvent proposer des débats avec leur propre comité scientifique pour en discuter.

3. La conduite à tenir
en cas de découverte d'un cancer

L'importance du médecin de famille reste constante. Cependant, il est indispensable de rapidement constituer « son équipe » avec son généraliste, son ou ses cancérologues, mais aussi son infirmière libérale, son kiné, son assistante sociale et un psychologue en cas de nécessité.

La loi du 4 mars 2002 a installé la notion de « personne de confiance » (voir p. 274). Ce peut être le médecin de famille. Mais la personne de confiance, si elle est habilitée à seconder le patient sur son « parcours de soins », a surtout la responsabilité de pouvoir être consultée si le patient se trouve hors d'état d'exprimer son consentement. La personne de confiance défend souvent les intérêts personnels voire familiaux du patient. Il nous semble plus logique que personne de confiance et médiateur du système de soins et des informations médicales soient distincts. Dans tous les cas, ne pas hésiter à solliciter et, si possible, faire venir son médecin généraliste à l'hôpital pour non seulement expliquer, mais aussi prendre des contacts avec l'équipe hospitalière.

4. Constituer son dossier médical

C'est un *véritable et indispensable « travail »*, il doit être le plus rigoureux possible. Il s'agit de collecter les doubles de tous les examens, de récupérer les comptes rendus, les dates de consultation, les avis médicaux et d'autres spécialistes, afin de ne pas perdre pied dans les différentes stratégies thérapeutiques. **Le patient est aussi un excellent clinicien, pour lui-même.** Il peut noter aussi bien ses symptômes que ses impressions. En découleront des questions à poser aux cancérologues comme au généraliste. Quelques synthèses régulières permettent de ne pas se sentir envahi par la documentation, ou de traîner avec soi des kilos de dossiers. Les médecins réservent un *a priori* positif pour les malades-partenaires auxquels ils s'identifient plus facilement, alors que les malades vindicatifs sont angoissants et mettent des soignants en position défensive plus que coopérante.

5. Le choix des traitements

Si l'on estime avoir besoin d'un deuxième avis médical, ne pas hésiter à en parler franchement à l'équipe initiale et leur demander de photocopier tous les résultats d'examens de façon à ne pas avoir besoin de les refaire.

Les essais thérapeutiques placent les patients dans l'idée fantasmatique qu'ils seraient des « cobayes ». Au contraire, entrer dans un essai donne la garantie d'être suivi extrêmement précisément sur le plan des effets secondaires et d'avoir autant de visites médicales qu'on le désire en cas de difficultés de compréhension. Tous les essais sont effectués en comparaison du traitement standard. Les malades ont donc au minimum les effets de ce traitement déjà connu. Mais, puisque nous accédons aux temps utopiques de la démocratie sanitaire avec, selon la loi Kouchner, la possibilité d'avoir connaissance de son dossier médical, les patients peuvent aussi être mieux informés sur leur participation à l'essai thérapeutique. Qui en est le promoteur (un organisme scientifique, un laboratoire) ? Qui sont les centres qui y participent ? Les résultats lui seront-ils communiqués ? Autant de connaissances et de suivi qui manquent encore singulièrement dans la plupart des essais cliniques.

Dans un domaine proche, il est nécessaire de bien distinguer les thérapies complémentaires (qui accompagnent les traitements standardisés) des thérapies alternatives qui proposent dangereusement de se substituer aux traitements reconnus. Cette décision de remplacer les traitements standardisés et validés par des thérapeutiques alternatives peut avoir des conséquences dramatiques, si elles sont suivies durablement. Quel que soit le choix (malheureusement parfois guidé par l'angoisse ou par un charlatan influent), il est crucial d'en parler à son (ses) médecin(s) et de rechercher des avis avant de s'engager. La médecine par les plantes, que l'on aurait tort de prendre pour inconséquente, présente des contre-indications et des effets antagonistes des médications officielles qui méritent d'être soulignés.

6. Manger...

Au Royaume-Uni où l'un d'entre nous a travaillé, existent, depuis les années 1980, des cliniques spécialisées dans les suites du cancer. Ces maisons de repos permettent aux malades de se réalimenter progressivement mais aussi d'apprendre à cuisiner avec des diététiciennes formées aux conséquences des cancers sur le plan alimentaire. Ainsi, non seulement les patients bénéficient-ils d'une alimentation de haute qualité, macrobiotique, équilibrée et surtout appétissante, mais, de plus, ces repas sont compatibles avec les effets émétogènes (nausées, vomissements) et les modifications du goût propres à de nombreuses chimiothérapies anticancéreuses. Les patients peuvent sortir renutris de ces cliniques, mais aussi forts de nombreux conseils et pratiques pour poursuivre leur régime chez eux, avec leur famille. Certains grands chefs parisiens proposent des recettes adaptées dans certains documents (voir p. 384). De nombreux sites et associations ont également leurs conseils maison. On aimerait assister cependant plus fréquemment à la collaboration des médecins nutritionnistes et des cancérologues sur le thème de l'alimentation et du cancer (L'INCa propose aujourd'hui, sur son site, ses recommandations reposant sur la synthèse des études internationales sur la question – Réseau national alimentation cancer recherche).

7. Pratiquer un sport

La fatigue est une conséquence désastreuse de la maladie et de ses traitements. On ne s'imagine pas pratiquer un sport dans ces conditions... Et pourtant, si le médecin l'accorde et si le souffle n'est pas trop limité par l'anémie ou une défaillance respiratoire temporaire, il est possible de marcher, de faire des exercices, voire de courir pour certains. À nouveau, le désir doit être là, mais rien n'est contre-indiqué. Quant à la fatigue, elle est souvent liée à la fonte musculaire qui augmente la douleur et l'effort de chaque mouvement. Des muscles qui restent actifs entraîneront moins de fatigue qu'une musculature abandonnée. La Ligue contre le cancer propose au mois d'octobre les marches, les courses en l'honneur du « ruban rose » qui désigne, comme aux États-Unis, le signe de ralliement des femmes qui ont ou ont eu un cancer du sein. Les patients atteints de cancer sont aussi capables de faire des exploits, tels ces malades japonais qui ont gravi le Fujiyama ou Lance Armstrong qui a repris la course de vélo en compétition.

8. La détente, la relaxation

Pourquoi se priver ? Certains privilégieront les massages, d'autres préféreront les effets thérapeutiques de la relaxation. Les deux techniques ne sont pas comparables, mais elles apportent détente, mieux-être, approche philosophique, avec le yoga. Ces thérapeutiques font partie de ce que l'on appelle, depuis les années 1980, les « thérapies recouvrantes », car elles permettent de déplacer la focalisation sur la maladie en retrouvant des sensations corporelles primitives. La relaxation permet de différer la centration sur le corps malade, en l'instrumentalisant, partie après partie.

Pour certains, la détente passera par une séance de coiffure, de manucure ou un rendez-vous chez l'esthéticienne. Le changement de registre dû au cancer permet à de nombreuses femmes de laisser tomber la défense qui consistait à rester sans cesse occupée, à toujours rendre service ou au contraire à se laisser exploiter par le rôle dévolu à la maîtresse d'intérieur. Elles peuvent enfin prendre soin d'elles-mêmes !

Les hommes, quant à eux, trouvent parfois bénéfice à relâcher la tension et à se laisser porter par la détente physique plus qu'au stakhanovisme des terrains et des salles de sport.

9. Le soutien psychologique

Avoir un cancer n'est pas la meilleure opportunité pour commencer une psychanalyse, bien que certains s'y prêtent et profitent du changement pour franchir le pas. Il est, en revanche, conseillé de demander un accompagnement et un soutien psychologique à l'hôpital ou chez soi. La plupart des régions mettent en place la possibilité de bénéficier d'entretiens psychologiques à la maison. Ces consultations sont prises en charge par la région et les réseaux de santé. Ici aussi, rencontrer un psychologue psychothérapeute, c'est trouver une chance de prendre conscience des troubles engendrés par le cancer ou précédant le cancer, c'est aussi mieux s'« aménager » psychologiquement. La première façon inconsciente de réagir au cancer ou à tout autre événement angoissant, c'est d'utiliser ses mécanismes de défense. Ceux-ci sont parfois coûteux en énergie. La seconde façon de ne pas en souffrir est donc de tenter de s'adapter au cancer. Certains croient trouver une adaptation en s'isolant ou en restreignant les visites (il existe aussi des entourages nocifs), d'autres tentent de s'adapter en recherchant de l'aide. Mais le soutien familial, pourtant naturel et spontané, n'est pas lui-même adapté. Il déclenche à son tour de la souffrance chez les « aidants ». L'aide psychologique d'un professionnel est plus constructive. Au contact du psychothérapeute, le malade conçoit un nouveau sens de ce qu'il vit, il retrouve son identité au cours de sa narration, pas celle qui préexistait au cancer mais une autre, plus ancienne (le malade régresse vers un niveau psychique de son enfance ou de sa jeunesse) ou totalement nouvelle. L'épanchement fait du bien parce qu'il permet de libérer des tensions, la relation pleine et entière avec le thérapeute crée un véritable soutien dans l'alliance, la régulation des émotions, la validation du vécu subjectif.

10. Le travail et l'argent

Pour certains, le cancer est une pause, mais pour d'autres, il semble indispensable de poursuivre les activités investies. Il n'y a pas de norme dans ce domaine. Si une personne se sent capable de poursuivre ses activités, elle ne doit pas s'en priver ! Le maintien de la vie sociale s'avère souvent d'une grande aide psychologique. Cependant se posent alors les questions de la révélation de la maladie à son milieu professionnel. La plupart voudraient éviter les réactions d'effroi ou la curiosité malsaine des collègues. Certains, au contraire, sont heureux de rencontrer une solidarité inenvisageable auparavant. Cette révélation de son cancer nécessite beaucoup de discernement et parfois impose une discrétion difficilement tenable. Pour certains, jouer cartes sur table est préférable, les autres tenteront de rester évasifs sur les motifs de l'absence. Mais le risque de rumeur est alors à courir...

La révélation du cancer peut encore être problématique lorsqu'elle concerne les organismes sociaux, les établissements bancaires et les assurances. La loi du 31 janvier 2007 relative à l'accès au crédit des personnes présentant un risque aggravé de santé, permet aux individus traités pour une maladie grave (cancer mais aussi maladie cardio-vasculaire, diabète, hypertension) de bénéficier de tarifs aménagés, d'assurances de leurs prêts personnels, prêts au logement et professionnels (voir le site www.aeras-infos.fr). Jusqu'à présent en effet, les organismes financiers avaient tendance à tabler sur les projections thérapeutiques les plus pessimistes et à considérablement augmenter leurs tarifs au prétexte du risque encouru. La loi permet l'écrêtement des surprimes d'assurance, l'instruction plus rapide des demandes de prêt et l'obtention des motivations du refus.

11. Ne pas s'isoler, « socialiser » la maladie

Nous avons observé à plusieurs reprises que l'isolement est un risque majeur pour le patient atteint de cancer. Sur le plan psychologique, la participation à un groupe de parole de malades est un atout supplémentaire. Ces groupes ont fait leur preuve, malgré la difficulté à reproduire les résultats en termes d'amélioration de la survie, au minimum dans leur capacité à améliorer la qualité de vie des participants. Ils sont conseillés au premier plan par les cancérologues américains, comme facteur d'amélioration parallèle aux traitements anticancer.

D'autres types de groupe améliorent ces conditions, ce sont ceux qui préconisent des activités artistiques en groupe ou des ateliers d'écriture. Il semble que le facteur collectif soit le point commun de ces apports thérapeutiques. Aussi insistons-nous pour que les personnes atteintes de cancer ne se replient pas sur elles-mêmes, mais au contraire accordent un peu de temps aux soignants ou aux proches qui leur suggéreront de participer à quelques-unes de ces propositions. Quel que soit le type de groupe, il doit être animé par au moins un professionnel de santé spécialisé en psychopathologie (psychologue, psychiatre, médecin) et, pour les activités artistiques, par un musicothérapeute ou art-thérapeute ou professeur d'arts plastiques expérimentés.

Nous avons largement abordé les groupes de malades. Que ce soient des groupes de proches comme ceux de conjoints mais aussi de parents d'enfants malades, de fratries et d'enfants dont les parents sont malades, toutes ces combinaisons sont validées en France et actuellement en place dans la plupart des centres hospitalo-universitaires.

12. Donner du sens à l'épreuve de la maladie

Il nous a semblé intéressant d'ajouter cette fois, une idée qui circule dans la plupart des suivis psychothérapiques, des témoignages et des blogs de patients atteints de cancer. Dans notre culture française marquée par le déclin des religions, des rites sociaux et la perte des communautés de partage, la maladie grave est souvent interprétée par les malades comme une épreuve initiatique. À la faveur de la reconstruction de leur histoire, la plupart des patients en rémission de longue durée semblent ne pas regretter ce qu'ils ont vécu (malgré les très grandes difficultés), et tirer même une forme de *philosophie de leur vie* différente. Les Québecois parlent de croissance en francisant l'expression américaine *growth*, les Français feraient plutôt appel aux racines grecques de la maïeutique (« accouchement » d'une autre philosophie personnelle) en désignant l'avènement d'une nouvelle façon d'être face à la vie.

Le cancer, ce n'est pas « dans la tête », comme on l'entend souvent. Nous avons vu qu'au contraire, la carcinogenèse est multifactorielle. Elle découle fondamentalement d'une mutation biologique cellulaire dans laquelle le psychisme humain n'est pour rien. Nous avons simplement la possibilité ou non d'être attentif à notre corps et de transmettre nos inquiétudes à nos médecins. En revanche, lorsque la maladie est là, se produit une rupture non pas tant de la vie psychique (le traumatisme n'est pas toujours au rendez-vous), mais surtout de l'illusion d'une continuité qui est celle engendrée par la notion de progrès, de paix et de continuelle croissance. Jadis, la destinée totalement soumise, croyait-on, à une volonté extra-humaine divine produisait un fatalisme tranquille. Aujourd'hui, l'Occident a encore du mal à croire qu'il ne vaincra pas la mort. Les périodes de crise remettent fort heureusement ces croyances en cause. Et la crise du cancer est un de ces moments singuliers où le sujet peut choisir d'assumer un peu mieux ses responsabilités. La conscience de la mort rend différent. Elle entraîne une plus grande sensibilité aux autres parce que justement on a pu se penser « autre ».

13. L'épreuve du cancer : un accès à l'altérité

Une vision moderne de la maladie cancer serait de la considérer comme opportunité de construire, à la faveur d'un danger extrême, son identité d'homme, de femme ou d'enfant « spirituels ». Si les personnes qui acceptent la maladie la dépassent (même en ne guérissant pas), elles pourront alors s'inscrire dans une chronologie personnelle mais aussi générationnelle et historique.

La maladie grave, temps d'accès
à une nouvelle spiritualité ?

Il est frappant de voir combien le manque de phases de transition, dans des sociétés qui ont perdu leurs rites sociaux, conduit un certain nombre de personnes à interpréter le cancer et ses traitements comme une série d'initiations.

- La révélation de la maladie. Ce bouleversement peut être assimilé à la crise mystique qui précède tout changement radical de la personne. Cette crise mystique renvoie à l'impression d'un mystère qui dépasse l'individu. La maladie et la mort entraînent une impression vertigineuse attribuée par certains à une entité supérieure. La notion même d'« annonce », rejoint le mythe biblique de la venue du Messie parmi les humains ; accolée au terme de rémission, c'est tout un vocabulaire religieux qui accompagne le suivi du cancer.

- L'arrêt de toutes les activités antérieures. La personne réalise que son mode de vie prenait insuffisamment en compte ses besoins les plus élémentaires. Grâce à cette forme d'oubli de soi, elle préférait masquer ses désirs et se préoccuper d'autrui. La voilà amenée, depuis le cancer, à diversifier ces relations éloignées de l'essentiel, pour prendre en compte désormais la « vraie vie ».

- La dépossession des attributs de l'ancienne existence. L'impression de « nudité sociale », engendrée par la perte des repères matériels identitaires, les remaniements corporels comme la chute des cheveux ou l'amaigrissement, l'abandon de certains éléments de fierté narcissique renvoient à la démarche de purification de nombreuses religions. L'extraction d'une tumeur peut ainsi être vécue comme un exorcisme, la récupération après un traitement exténuant comme un voyage initiatique.

- Le changement radical de rythme : le temps accéléré et l'agitation vers le bien-être matériel sont remplacés par de nouveaux cycles temporels, ceux des traitements, puis ceux de la réadaptation. Ces moments ne sont pas perdus, ils permettent au malade de tolérer la transformation interne avec patience.

– L'exclusion du groupe des bien portants pour gagner un autre groupe : celui des malades, par l'intermédiaire d'un passeur. Médecins et soignants pourraient être investis de ce rôle symbolique. Le groupe de parole est constitué symboliquement de l'ensemble des témoins du passage. Ils témoigneraient alors du passage vers la guérison ou du passage vers l'absence de guérison. Que l'on survive ou que l'on meure, ils formeraient le groupe de référence sur lequel il serait possible de compter, quelle que soit l'issue de la maladie.

– La mise en danger, du fait des épreuves physiques. Transformations du corps, utilisation de drogues, font perdre les repères. La présence de stigmates reste la preuve corporelle du passage.

– La plongée dans un nouveau langage, de nouvelles manières, des rites inconnus. Parfois le monde médical et le monde hospitalier sont étrangers au malade et lui donnent le sentiment d'accéder à un autre univers culturel. Ce monde est symboliquement le monde de la maladie et de la mort. Images de la mort et discours sur la mort pourraient être dédramatisés par l'ouverture de l'hôpital à la vie spirituelle, aux associations et aux activités artistiques.

– Tout rite de passage est lié à la mort, il s'agit en général d'une mort au sens figuré, faite de pertes et de renoncements, à l'image de cette mort « sociale » qui empêche le malade de rester intégré à la société.

14. Le sens collectif de la maladie

Avec le cancer démarrent toute une série de nouvelles relations. Relations à soi-même, au corps soignant, à la société. La place des groupes de malades prend pourtant toute sa place dans cette anthropologie moderne de la maladie. Les groupes de malades n'ont pas qu'une fonction d'accompagnement social, ils ont une fonction symbolique plus puissante que le simple échange de paroles. Face à la perte de sens de la situation de maladie froidement répertoriée par les sociétés industrialisées comme une perte de productivité, la parole du groupe restitue une expression symbolique du type : « Exclus de la société, nous témoignons des efforts accomplis pour gagner un nouveau statut. » Le bien-être tiré de cette identification réciproque permet aux participants de se sentir moins isolés et de faire face aux changements avec plus de force.

Les groupes forment une sorte de résistance face à l'étape d'une vie qui, sans cela, pourrait n'être qu'un « accident biologique », auquel seraient appliquées des techniques de réhabilitation. En donnant un sens collectif à la maladie, les groupes mettent en évidence le rôle de l'individu, sa place. En acceptant les émotions et en les partageant, les groupes humanisent la maladie et lui attribuent une fonction symbolique, celle de l'épreuve qui amène à un autre niveau de spiritualité de la personne. Enfin, en revalorisant le malade, les groupes lui permettent de mieux se situer et de mieux se protéger.

L'interprétation humaniste de la maladie est fréquente chez les soignants et les psychistes, elle s'oppose à la vision quasi industrielle donnée parfois par le système sanitaire public. Cependant, elle ne peut pas conduire à un « forçage » des patients qui restent libres dans leur choix de participation.

Elle peut, en revanche, être assimilée au besoin de spiritualité laïque, souvent emprunté aux appartenances religieuses familiales ou sociales. En situation de crise, ne soyons pas surpris de ce retour à la spiritualité. Nous y voyons un accès non religieux, mais plus communautaire à la transformation existentielle qu'engendre la maladie grave.

Quand la mort se rapproche

Le cancer a une place complexe dans nos sociétés occidentales. Il est difficile de l'ignorer du fait de l'état de tension sociale qu'il déclenche. Entre l'augmentation du nombre de cas et les améliorations quotidiennes des traitements, l'impression de combat répercutée par les médias est d'autant plus intense, qu'à un niveau plus symbolique, il s'agit de la lutte contre le dernier bastion de l'impuissance humaine : la mort. Pourtant la mort est régulièrement chassée de nos pensées familières, mais elle y revient, par de subtiles translations.

La peur de la mort s'est déplacée vers la peur du cancer. La peur du cancer vers celle des métastases, mais au fond, il s'agit toujours de l'ancestrale peur de la mort.

Quel singulier animal, que l'animal humain ! Bien que doué d'un appareil cognitif supérieur lui permettant les plus hautes élaborations intellectuelles, il est le plus souvent dépendant toute sa vie de ses premiers objets d'attachement. Craint-il plus sa propre mort ou la mort de ses proches ? D'un côté, l'être humain ne cesse de tenter de comprendre ce qui le sépare de ses objets d'amour mais aussi de se défendre des pensées trop menaçantes quant à son devenir, sa fragilité, sa finitude.

L'inconfortable pensée de la mort

La mort reste souvent tapie derrière l'enchevêtrement de nos pensées. Latente, elle surgit à l'occasion d'une information, de la nouvelle d'un décès. Légère, elle effleure d'un soupçon de tristesse ou d'angoisse nos esprits, qui vite se réfugient derrière le quotidien. La mort est pourtant un phénomène biologique *a priori*. Le corps ne fonctionne plus, la conscience s'évapore. Mais de cette physiologie de la mort, on préfère ne pas entendre parler. Là encore des images percutent notre mémoire et celles-là sont chassées à grand renfort de divertissements : on préfère se « vider la tête », éviter les mauvaises pensées, se distraire à tout prix.

La mort est aussi un phénomène social. Sans le discours autour de la mort, sans les rites de deuil, nous ne « saurions » pas que la mort existe. Certes on se la ferait raconter, mais qui croire ? Le mouvement du groupe social autour du mort, les fêtes qui cultivent le souvenir, les questions qui se posent avec l'euthanasie ou le deuil, forment autant de motifs de culture et de civilisation. Sans la peur de la mort, qu'en eût-il été des arts, des transmissions de mythes et autres tentatives sublimes pour l'apprivoiser ?

Il existe aussi une psychologie de la mort. Mais cette discipline ne prétend pas étudier l'expérience de la mort, car celle-ci ne peut être ni décrite ni analysée, du moins de l'intérieur. Ce ne peut être une psychologie des mourants car elle s'appuierait sur peu de choses généralisables. La psychologie de la mort se fonderait sur les fantasmes individuels et l'imaginaire de la mort, sur l'écoute de l'autre mourant et sur toutes les difficultés psychiques de l'approche de la mort. Nous avons en effet cette expérience clinique intime, avec les patients et leurs proches, et collective avec les équipes soignantes.

La mort est-elle toujours négative ?

Question taboue semble-t-il aujourd'hui. Nous savons bien qu'elle fut jadis désirée par tous les malheureux et les souffrants. Les croyances puis les religions ont alors présenté la mort comme souhaitable, délectable, en comparaison avec une vie terrestre douloureuse et injuste. Pour certains, encore aujourd'hui, elle constitue une attente parce qu'ils souffrent dans leur corps et dans leur âme. Pour d'autres, la mort s'annonce comme un nouveau départ alors qu'ils en ont assez de la dépendance ou de l'incertitude. Enfin, la mort peut être un choix quand un idéal trop élevé ne permet pas de se satisfaire d'un mode de vie décevant. Le suicide est souvent présenté comme un choix. Mais c'est un « choix » par défaut. Le suicide des grands malades survient, dans la grande majorité des cas, à la suite d'une dépression grave. Nous verrons un peu plus loin qu'il ne faut pas confondre dépression pathologique (marquée par une culpabilité et une baisse de l'estime de soi disproportionnées) et tristesse normale liée à une perte ou à une déception. La demande d'assistance au suicide est un « choix » qui mérite une réflexion très approfondie car, au cas où des situations extrêmes d'impasse dans l'allégement de la douleur physique existeraient, elle relève parfois plus d'un désir de contrôler la fin de sa vie par crainte de la dévalorisation de subir sa mort. Ce choix crée un problème moral à une société qui serait incapable d'aider les patients à vivre, jusqu'au bout, leur fin de vie. Il s'agit certes d'un défi immense que d'accompagner ses patients jusqu'à la fin. Pourtant, les patients en phase terminale de leur maladie, lorsqu'ils sont à peu près soulagés de leurs douleurs, manifestent un désir de participer à la vie sociale, à leur mesure. Ils sont souvent très fatigués, mais souhaitent profiter de certains entretiens avec des proches ou des soignants pour évoquer leurs croyances, leurs espoirs, leur présence au monde…

➤ *Mort sociale, mort psychique*

La mort est une notion objective lorsqu'elle est constatée de l'extérieur. Elle ne peut pas être vécue de l'intérieur, sauf sous l'angle d'une représentation. Ainsi, on peut « ressentir » ce que l'on croit être la mort dans des conditions sensorielles spécifiques : « silence de mort », « paysage de mort », toutes ces expressions mettent en évidence l'inactivité, la vacuité, l'absence de lien. Nous avons élargi l'idée de mort à différents champs. La mort sociale s'applique à l'extrême solitude et au sentiment d'inutilité sociale découlant de l'absence de place dans la société. Elle est ressentie par les marginaux, ceux devant lesquels passent les « normaux » sans les voir. Elle est ressentie par les personnes démentes qui ne comprennent pas ce qui leur arrive, perçoivent une extrême dépendance en même temps qu'une absence d'intérêt d'autrui. Dans d'autres situations extrêmes, comme l'emprisonnement, la maladie ; l'impression de mort sociale est plus fugitive, elle surgit dans les grands moments d'isolement.

La mort psychique est un vécu plus intime encore, puisqu'elle ne s'appuie pas seulement sur un manque de l'autre, mais sur l'impression d'échapper à soi-même. Elle est ressentie lors de passages dépressifs profonds voire mélancoliques, et dans certains épisodes de dépersonnalisation. La mort psychique correspond au sentiment de s'être perdu soi-même, de ne plus avoir d'identité. Le vide est interne cette fois. Bien sûr, les autres peuvent renvoyer à l'absence de lien, mais c'est l'unité interne qui n'est plus perçue.

➤ *Le cancer ne devrait plus renvoyer
à la mort sociale…*

Mort sociale et mort psychique sont ressenties de façon épisodique dans le cancer. Au début de l'annonce de la maladie, lorsque cet état nouveau renvoie à une absence d'aide, d'écoute, d'identification. Nous avons sans cesse insisté pour que le patient s'autorise à demander le soutien, aussi bien de son médecin que de son équipe soignante, de ses proches comme de la société. Si le cancer s'aggrave et que le patient comprend progressivement qu'il s'approche de la fin de sa vie, il peut aussi percevoir une plus grande distance avec les médecins, une angoisse chez ses proches, une diminution des interactions sociales. Ces constats peuvent engendrer à nouveau le sentiment d'une mort sociale et, pire, d'une mort psychique.

Notre thèse est simple : si chaque cas est particulier, si personne ne peut se mettre à la place d'un malade qui sent sa mort proche, en revanche, la généralisation d'un débat sur la mort dans la société et, partant, la possibilité de parler de la mort dans les services médicaux et sociaux, permettra de limiter la solitude et les conséquences psychiques du refoulement généralisé de notre finitude. D'autre part, nous partageons l'idée que la mort et le deuil sont des questions sociales ou psychosociales, elles ne relèvent pas que du médical, tant s'en faut !

Puisque la mort survient dans plus de 70 % des cas en institutions sanitaires, nous pensons qu'il est possible de démédicaliser la situation de façon que les dimensions sociale, psychologique et spirituelle puissent avoir aussi leur place, à la demande du patient. Dans les cas de complications, de douleurs, de dépression, une approche singulière et approfondie peut largement limiter les excès vécus par certains patients et leur famille : demande d'euthanasie non débattue, souffrances du patient et de sa famille non écoutées, deuil anticipé, isolement de tous.

Si 20 % des morts sont liées au cancer, il semble fondamental que la mort ait droit de cité en cancérologie, comme dans les autres services hospitaliers, autant que les traitements et la guérison. Or, l'idéal médical et social contraint à la répression de cette idée. Nous souhaitons au contraire que la mort puisse être abordée, dans sa réalité potentielle, mais aussi dans son corpus de représentations. Rien de pire en effet que l'émergence brutale du fantasme cru du mourant hérissé de tubes, seul au milieu d'appareils de surveillance. Le dialogue avec l'équipe peut être maintenu, à la demande du patient. Encore faut-il accepter de parler de la mort…

➤ *La mort peut-elle avoir sa place à l'hôpital ?*

Oui, parler de la mort prend du temps et de l'énergie. Cela a pourtant toujours été inclus dans le travail du médecin depuis Hippocrate. Les interlocuteurs de la mort ne sont pas toujours les médecins. Nous avons tous connu des femmes de ménage, et surtout des aides-soignantes à qui les malades adressaient cette supplique : « Comment ça se passe la mort ? » Ils imaginaient sans doute (avec raison) que les aides-soignantes passaient plus de temps autour des mourants, du fait de leur travail d'une part, et d'autre part, ils pensaient aussi que la mort pouvait se parler avec des mots simples. Ces malades avaient raison, point n'est besoin d'une lourde formation intellectuelle pour parler de la mort. Mais parler de la mort ne suffit pas car, parfois, la prise de parole peut être nuisible lorsqu'elle découle d'une position soignante non analysée. Ainsi, la formation, si elle ne se situe pas seulement du côté des savoirs, peut installer une régularité de l'analyse des pratiques, des remises en questionnement de certaines décisions. Les groupes Balint, groupes qui portent sur l'écoute de tout le groupe soignant, évoquant, tour à tour, les aspects émotionnels de la relation avec les malades, sont d'excellents promoteurs de l'amélioration de l'éthique et des pratiques soignantes à l'hôpital et dans les réseaux de santé.

La première mission du soignant est d'écouter les questions, les réflexions du patient, ses peurs, ses désirs, ses projets. La présence, la régularité, le partage sont des valeurs qui doivent figurer dans la charte d'un service au même titre que ses fonctions médicales.

La deuxième mission, pour le médecin puis toute l'équipe, est plus difficile. Il s'agit d'annoncer, de manière indirecte le plus souvent, la mort à venir dans l'arrêt des traitements, le passage dans une unité de soins palliatifs ou le retour à la maison pour y terminer ses jours.

La mort doit-elle rester non dite si le patient n'en parle pas ?

De nombreuses recherches sur la question nous montrent que l'on peut parler de la mort avec des patients en phase terminale de leur vie, que cela n'est pas « stressant » et même que cela est aidant (Emanuel *et al.*, 2004).

Dans cette étude, environ mille patients et mille soignants, en six endroits des États-Unis, ont un entretien avec un soignant puis entre deux et six mois plus tard. Tous ont une maladie au stade terminal, qui leur laisse encore quelques mois d'espérance de vie. Ils le savent ainsi que leurs soignants. Dans l'entretien, ils parlent librement au sujet de leur mort et du deuil qui s'annonce. Si environ 10 % se déclarent stressés, 90 % disent que parler de la mort et du deuil ne les a pas angoissés. Environ 50 % reconnaissent que cela les a aidés. Les patients qui présentaient des douleurs, ceux qui avaient plus de mal à parler de leur mort, ceux qui lui donnaient un sens tout particulier, rapportaient plus de stress à parler de leur mort. Ceux qui provenaient d'une minorité ethnique (nous sommes aux États-Unis), qui étaient anxieux, plus en quête de spiritualité ou plus sereins, ont décrit l'entretien comme vraiment aidant. Au total, les patients en fin de vie apprécient de parler de la mort, du processus du mourir et du deuil avec leurs soignants. C'est au contraire l'isolement au prétexte qu'en fin de vie, la solitude serait souhaitable pour faire le point sur sa vie, qui semble néfaste autant pour les patients que pour leur famille.

On dira ici que la culture est le facteur le plus discriminant pour permettre de généraliser des études majoritairement anglo-saxonnes à notre société française. La notion de spiritualité a longtemps été confondue avec la religion en France, et, bien qu'elle soit facilement amenée à l'hôpital par les aumôniers de toutes les confessions, la spiritualité est aussi une dimension qui désigne la foi et la croyance, la construction d'un sens de la vie humaine, dans une transcendance de la vie humaine terrestre. La foi, la croyance en une entité supérieure est souvent projetée à l'extérieur de soi. La recherche d'un sens à la vie est, en revanche, orientée vers soi et surtout orientée sur la relation établie entre soi et le monde. Cette idée est d'obédience phénoménologique, basée sur l'expérience, elle concerne le « rapport au monde » que nous avons tissé pendant notre existence.

➤ *L'espoir qui transcende la mort*

La question du maintien de l'espoir semble surtout partagée par tous. Il est frappant de constater dans toutes les études, combien, malgré un pronostic de vie défavorable et à l'évidence limité, l'espoir ne disparaît pas des esprits. L'espoir dépasse largement la personne, mais s'applique à sa succession, ses amis, sa génération. Il relève bien sûr des expériences précédentes et de l'état psychique du malade. L'espoir est une forme de projection du passé dans le futur. Ce qui a pu être accompli dans le passé est transmis aux générations qui suivent et portera plus tard ses fruits. La personne a la conviction que, malgré sa mort, il restera quelque chose d'elle plus tard. La recherche d'espoir fait souvent l'objet de ce qu'en psychanalyse, on nomme une « identification projective ». Le corps médical, la famille, pense pour le malade et projette ses propres attentes. Ainsi, l'observation de malades en fin de vie a pu donner lieu à des excès comme la recherche acharnée de traitements du côté des médecins. Cet acharnement thérapeutique répondant à une demande spirituelle (des soignants ?) n'est pas étonnant à l'hôpital, dans les années 1970 en France. Aujourd'hui, les soignants et les médecins se gardent fort heureusement de donner une réponse trop médicale à une façon de prolonger la vie, aussi virtuelle soit-elle. La multiplication des « protocoles de la dernière chance » risque, en effet, de priver le malade de ses derniers instants. Ce type de course en avant devrait être largement discuté entre patient, équipe médicale et famille. Il est parfois nécessaire d'inviter dans la discussion des psycho-oncologues ou des éthiciens, lorsque aucun consensus ne peut être obtenu.

➤ *Les besoins spirituels sont intenses en fin de vie*

Des études de plus en plus nombreuses valident ce que l'on a constaté depuis les débuts de la réflexion médicale sur le cancer. La vie spirituelle et les croyances vers un futur meilleur influencent la manière de faire face au cancer, quel qu'en soit le stade. Elles facilitent le contrôle de la douleur, elles limitent l'aggravation d'une dépression. Les patients qui ont une foi importante ou connaissent le bien-être spirituel, tolèrent mieux la douleur, la fatigue et bien d'autres symptômes. Ils parviennent à maintenir plus longtemps une bonne qualité de vie (Nelson, 2002).

L'homme qui cherchait un sens à sa vie

Viktor Frankl est un psychiatre viennois né en 1905. Professeur de psychiatrie et de neurologie, il est responsable du pavillon des femmes suicidaires lorsque les nazis prennent le pouvoir. Il refuse l'ordre de faire euthanasier les malades mentaux et est déporté avec toute sa famille en 1942 dans les camps de la mort. Ses parents, son frère sont gazés, sa femme meurt d'épuisement. Il décrit dans ses livres, la manière dont il a continué de rechercher du sens à sa vie, alors qu'il se trouvait à Auschwitz. Responsable de l'infirmerie où il est censé « soigner » les malades du typhus (sans aucun moyen), il assiste impuissant à la mort de ses compagnons d'infortune. Frankl a bien connu Freud, Adler et Jung, mais il trouve que ces psychanalystes n'intègrent pas suffisamment la spiritualité à leur vision de l'humain. Ses trente-deux ouvrages auront un immense succès. En France, *Découvrir un sens à sa vie avec la logothérapie* permet d'adopter les moyens d'accomplir la recherche de sens nécessaire à une plus haute spiritualité.

La logothérapie permet à William Breitbart, psychiatre du Memorial Sloan-Kettering Cancer Center de New York, de proposer aux patients atteints de cancer de participer à des groupes thérapeutiques intitulés « Meaning Centered Groups », groupes centrés sur la recherche de sens dans l'histoire de la maladie. Les résultats montrent que ces patients sont moins déprimés, se sentent moins impuissants et recherchent moins à hâter leur fin dans une demande d'euthanasie.

Carole Kohler (1999) et Ingrid Bolmsjö (2000) ont repris les besoins spirituels de 27 patients en fin de vie pour les analyser en terme de « bilan de vie ». Cette notion paraît un peu barbare pour parler des besoins spirituels. L'idée d'un bilan à la manière des comptables semble un peu trop précise, lorsque l'on sait que les désirs d'un mourant sont souvent flous...

Cependant, pour certains malades, une forme d'urgence est palpable et conduit à une révision très pragmatique de leurs réalisations passées.

Les besoins identifiés comme primordiaux sont :
– être reconnu comme une personne à part entière et unique ;
– établir la continuité de sa vie en reliant les différents événements qui l'ont composée ;
– rechercher le sens de la vie ;
– se déculpabiliser et se réconcilier avec sa famille ;
– trouver une forme de transcendance à la vie humaine ;
– croire en la continuité de l'espèce humaine…

« La spiritualité est importante pour moi car elle répond à beaucoup de questions autour du sens de la vie » constituait le thème de discussion le plus fréquent avec le patient lors d'un entretien de quarante-cinq minutes en moyenne. Les résultats montrent que 60 % s'interrogent sur le sens de l'existence, 44 % sur le sens de la souffrance, 33 % sur le sens de la mort. Vingt-six pour cent ont des idées noires, 19 % ont besoin d'aide, 19 % sont anxieux, 11 % se sentent coupables, 11 % ont un sentiment d'injustice et 11 % se sentent déconnectés de la réalité. Ces pourcentages, faiblement représentatifs parce qu'ils ne portent que sur les aspects qualitatifs d'une conversation avec 27 patients, ont l'avantage de montrer la distinction entre les symptômes dépressifs et les questions d'ordre existentiel.

La qualité de vie en phase terminale peut être largement reliée à ces thématiques. Elle s'attache également plus à des dimensions physiques objectives comme le traitement adéquat des douleurs, le soulagement maximal de toutes les causes d'inconfort, l'importance de ne pas avoir le sentiment que la vie est prolongée de façon inappropriée, le fait de contrôler un minimum de choses de sa vie et enfin le resserrement des liens familiaux et amicaux.

> ## Cinq thèmes d'échange (et bien d'autres choses) avant de mourir
>
> Bolmsjö a des entretiens répétés avec 10 patients en phase terminale d'un cancer. Elle regroupe cinq catégories de points considérés comme fondamentaux par les patients :
> - le désir d'être traité avec dignité, comme une personne et pas seulement comme un malade à l'identité tronquée ;
> - la conservation d'une autonomie minimale, grâce à des gestes qui donnent du sens à la vie (un mot des petits-enfants, les choses simples faites ensemble, tous les petits projets) ;
> - le travail psychologique de la culpabilité qui engendre souvent des perturbations émotionnelles lorsqu'elle est déniée, en particulier le refus d'échanger ;
> - la résolution des conflits entre les membres de la famille, de l'équipe, avec la société ;
> - enfin, la communication avec les soignants est centrale, elle doit être souple, inlassablement privilégiée et utilisant des canaux diversifiés.

Si la qualité de vie en fin de vie est améliorée par la prise de conscience de tous les soignants de l'intrication entre bien-être et expression de la spiritualité, en revanche, le rôle joué par la dépression pathologique explique bien des difficultés dont, principalement, la demande d'en finir par des moyens actifs.

La dépression est hautement corrélée avec le désir de hâter la fin de vie chez les personnes qui investissent peu la recherche spirituelle. Cette conclusion publiée dans la prestigieuse revue médicale *Lancet* en 2003 (McClain *et al.*), est toujours d'actualité, à l'heure où l'on s'interroge de plus en plus sur les demandes d'euthanasie et la question de sa dépénalisation. On pourrait aussi traduire la formule précédente par : « Le bien-être spirituel protège du désespoir de la fin de la vie. » Pour ne pas être accusés d'angélisme, pondérons ce propos par le fait qu'il existe non seulement une grande variété de bien-être spirituels (sans doute autant que d'individus), mais aussi une grande variabilité au sein d'un même état de bien-être.

➤ *Peut-on se préparer à des souffrances psychiques à l'approche de la mort ?*

L'agonie renvoie à des images très dures. Elle implique une série de remaniements psychiques qui, parce qu'ils sont des changements majeurs et profonds, entraînent une souffrance globale et même « totale », au sens anthropologique du terme. Physiquement, mais surtout psychologiquement et moralement, ces souffrances sont rejetées par la plupart, dans une logique que nous partageons tous : le déni inconscient de notre mortalité. Pourtant, avec les médicaments antalgiques, le confort obtenu dans les services d'oncologie et les unités de soins palliatifs permet quasiment de survivre sans douleur corporelle. Persistent, seules, la fatigue et les souffrances morales et psychologiques. En effet, si l'approche de la mort est libérée des douleurs qui, autrefois, submergeaient le mourant et son entourage, les souffrances et les peurs psychologiques prennent la première place et mobilisent à leur tour les soignants, pour les combattre. Nous devons nous questionner sur l'énergie mobilisée pour ce dernier combat, alors qu'il s'agirait peut-être de laisser (et d'accompagner) le patient tenter d'intégrer et de dépasser ces souffrances. Or, parmi les souffrances morales et psychologiques figurent pêle-mêle, la peur de l'inconnu, de ce que l'on abandonne, la tristesse de quitter ses proches, la déception de ne pas avoir accompli ses objectifs... Colin Murray Parkes (1998), psychiatre de longue date du bien connu Saint Christopher's Hospice de Londres, a tenté d'analyser ces « peurs chez les patients atteints d'une maladie mortelle ». Il les énumère sous cette forme (traduction de M.-F. Bacqué) :

- peur de la séparation d'avec les êtres aimés, la maison, le travail, les investissements variés d'une vie ;
- peur de devenir un fardeau pour les autres ;
- peur de toutes les dépendances physiques ;
- peur de la douleur et des symptômes aggravants ;
- peur d'être incapable de finir les tâches ou les responsabilités que l'on s'est assignées,
- peur de mourir (le passage de l'agonie à la mort) ;
- peur d'être mort (du fait d'être mort et de tout l'imaginaire de la mort du corps sans la mort de l'esprit), cette peur engendre une angoisse de la finitude et des limites de toute vie ;
- peur des peurs renvoyées par les autres et donc désir de ne pas les faire souffrir.

C. M. Parkes justifie ces peurs par les pertes actuelles et futures ressenties par ces patients atteints d'une maladie mortelle :

- perte de la sécurité interne (confiance en soi, en son corps) ;
- perte des fonctions physiques ;
- perte de l'image du corps habituelle ;
- perte du pouvoir et de la force ;
- perte de l'indépendance ;
- perte de l'estime de soi ;
- perte du respect donné par les autres ;
- perte du futur, de l'espoir, de l'avenir de soi et de sa descendance ou de ses contemporains.

Cette liste, terrible sous sa forme quantitative, nous renvoie à la fois aux biens que l'on a pu accumuler pendant son existence, qu'à ce qui constitue l'être, l'identité, le pouvoir, l'image que l'on a de soi-même et qui est renvoyée par les autres…

À l'hôpital ou à la maison, un minimum de préparation psychologique permettra d'aborder progressivement la mort, à condition que celle-ci ait pu être envisagée avant. Hélas, dans nos sociétés, il est encore trop rare d'aborder sa propre mort sous des aspects spirituels. Dès l'enfance, un questionnement philosophique pourrait être progressivement mis en place (Bacqué, 2003) de façon non traumatisante. Mais souvent, alors que l'on chasse la mort de la réflexion des enfants, elle s'y réintroduit quotidiennement par l'intermédiaire des médias, sans aucun commentaire parental.

La question de l'acceptabilité de la mort est centrale aujourd'hui car si elle correspond, depuis la nuit des temps, au cri de révolte de l'humain devant la conscience de sa fin individuelle, elle explique aussi son utilisation constante comme solution radicale, au cours de l'histoire, de justifications religieuses (l'Inquisition), de rationalisations idéologiques (le génocide), de traitements scientifiques (la cryogénisation des personnes souhaitant attendre une éventuelle résurrection scientifique). On meurt aujourd'hui de polypathologies, plus jamais de vieillesse.

La mort est à la fois banalisée par les médias qui « brassent » les morts au quotidien, mais elle est aussi dramatisée. Pour les médias, la mort est catastrophique, violente, scandaleuse alors que la plupart des Occidentaux meurent âgés, tranquillement. Cependant la majorité meurent seuls.

➤ *Faut-il aider les mourants*
à faire le deuil d'eux-mêmes ?

Michel de M'Uzan, psychanalyste qui a accompagné un certain nombre de patients mourants, dit préférer les aider à vivre jusqu'au bout…

De notre point de vue (Bacqué, 2001), le « travail de trépas » précède une période au cours de laquelle le sujet va se dégager progressivement du désir ultime d'installer des relations avec autrui, pour le sublimer parfois, dans l'approche d'une mort jamais représentable, mais toujours imaginée. La demande relationnelle, rarement présentée au psychanalyste (rares sont les malades qui peuvent poursuivre leur analyse jusqu'à la fin ; certains, en revanche, viennent en analyse pour cet ultime accompagnement), est malheureusement souvent inadaptée dans le monde hospitalier où, ne l'oublions pas, se produit la majorité des décès. Enfin, la tentative du patient d'établir des relations vraies, authentiques, avec l'entourage, est parfois une défense contre l'angoisse de mort et surtout contre le fait de véhiculer la peur de la mort aux autres qui « savent ». Le secret, largement éventé, du passage prochain de vie à trépas d'un proche, reste souvent la charnière de toutes les projections : celui qui va mourir est encore aimé et aime encore, ceux qui « savent » s'expriment enfin librement car l'issue se profile, mais ne peuvent le faire que dans les limites d'une faible durée. Lorsque l'agonie se prolonge, la charge psychique se fait parfois fardeau, l'investissement massif se démet soudain et c'est le deuil anticipé. La famille, les amis espacent leurs visites, les conjoints s'essoufflent, le malade meurt seul…

Ainsi le travail de trépas ferait partie du processus de deuil de soi qu'effectue le patient, mais cette forme de détachement des investissements affectifs les plus courants de l'existence, mène plus à un recentrage sur des relations affectives puissantes, qu'à un abandon de tout lien, dans ce repli sur soi qui correspond alors au deuil anticipé de sa personne.

➤ *Comment la détresse existentielle interfère-t-elle avec le deuil de soi ?*

Abordons maintenant les manifestations psychologiques (sémiologie psychopathologique) de la fin de vie. M. de M'Uzan a observé un désir profond de rester en relation et même de développer de nouvelles relations, alors que la fin de la vie pointait. Notre pratique clinique ne dément pas cette approche et l'accompagnement que nous avons pu prodiguer s'est souvent révélé d'une grande richesse humaine réciproque. Pourtant, de l'expansion relationnelle à l'abattement consécutif au constat de l'éternelle solitude, le patient oscille entre demande affective et dépression. L'ambivalence est le lot de tous ceux qui ressentent la peur de cet événement qu'ils vont pourtant partager avec l'ensemble des êtres conscients et l'idée plus ou moins repoussée, mais parfois aussi fascinante, d'un rendez-vous avec l'essentiel. Même les individus qui ont vécu trop longtemps à la surface d'eux-mêmes, plongent dans une profondeur qui atteint une dimension métaphysique.

Les affects tristes présentés par celui qui va mourir sont normaux, bien entendu. Et, dans le souci d'éliminer la souffrance à tout prix, le médecin et l'équipe soignante doivent se garder de ranger toute expression de tristesse parmi les symptômes à éradiquer. Le « diagnostic » de dépression pathologique en fin de vie est difficile. Il devrait toujours être construit à partir de la discussion entre les médecins et psychologues du service et un psychiatre. Il entraîne la distinction entre :
  – une humeur dysphorique (sombre et hostile), un pessimisme, une culpabilité et une dévalorisation de soi

> excessifs (autoaccusations parfois délirantes) par rapport à l'événement majeur de la fin de l'existence ;
> – et une tristesse justifiée par la mort qui approche, un constat pondéré des réalisations et des échecs de la vie, une appréhension de sa disparition allégée par la relativisation des conflits et la diminution de l'ambivalence face aux personnes aimées.

Si la dépression constitue le facteur prédictif majeur du désir de mourir, des différences notables existent entre la dépression structurelle de certaines personnalités (inhérente à ces personnalités, elle fait partie de la structure psychique des états limites et narcissiques) et les affects dépressifs habituellement ressentis lors des pertes liées à l'approche de la mort. Une confusion entre les affects dépressifs dus à la prise de conscience des changements qui précèdent la mort (« deuil de soi ») et la détresse existentielle (atteinte du narcissisme) qui préside parfois à une demande d'euthanasie, peut conduire à des jugements hâtifs en faveur de cette dernière.

La détresse existentielle, comme son nom l'indique, est un ensemble d'émotions catastrophique et douloureux. Elle est composée de désespoir, d'un sentiment d'inutilité, d'insignifiance (futilité) de sa vie, de déception, de remords et de perturbations de l'identité. L'humeur dépressive est certes attendue chez celui qui va mourir, cependant, la culpabilité n'est pas obligatoire (lorsque faute et autodévalorisation portent sur toute la vie passée, il s'agit d'une dépression pathologique).

Les facteurs qui augmentent la vulnérabilité au suicide en fin de vie (c'est à ce moment que les patients atteints de cancer tentent le plus de mettre fin à leurs jours), comprennent la maladie au pronostic sombre et proche, la dépression et la perte d'espoir, la douleur, les idées délirantes, la perte de contrôle et l'absence d'aide, une pathologie psychiatrique préexistante, une histoire personnelle ou familiale de suicide et enfin la profonde fatigue.

➤ *Peut-on donner des antidépresseurs en fin de vie ?*

Susan D. Block (2000) insiste sur le traitement de la dépression chez les patients en fin de vie. La dépression diminue les capacités intellectuelles du patient, elle amplifie ses douleurs physiques, elle réduit ses capacités à effectuer un « travail de séparation » et enfin augmente le risque majeur de suicide ou de demande d'euthanasie. La possibilité de conserver la perception du plaisir, la discontinuité des affects dépressifs (qui se présentent en vagues successives), la passivité des souhaits de mort et le maintien d'une possibilité de se projeter dans le futur sont des caractéristiques propres au « chagrin adapté à la fin de vie » (deuil de soi ou « dépression normale de la fin de vie »). En revanche, la détresse généralisée, la constance de la dépression, les idées suicidaires actives, la culpabilité, l'impuissance, l'autodévalorisation, sont des critères de la dépression pathologique et entraînent la prescription d'un traitement à base de psychotropes.

Ces facteurs devraient être connus de tous les soignants qui sont confrontés à des demandes de suicide assisté ou d'euthanasie et qui se laissent gagner par les arguments dépressifs développés par le patient qui est à bout. Une évaluation des dimensions « deuil de soi » et « détresse existentielle » permet parfois de proposer un accompagnement plus proche, d'élargir le réseau des accompagnants, enfin de prescrire des médications à visée sédative transitoire, ou si cela est encore possible, des antidépresseurs. Les antidépresseurs ne sont hélas pas toujours efficaces, d'abord à cause de leur délai d'action (deux à trois semaines), ensuite, du fait que certaines personnes n'y « répondent » pas, enfin parce qu'ils nécessitent une bonne connaissance du médicament face à un patient amaigri, fatigué avec parfois d'autres médications. Des entretiens psychologiques, doivent, tant que faire se peut, accompagner ces prescriptions. Ils ne seront acceptés que si toute l'équipe soignante est bien consensuelle à ce sujet.

« Êtes-vous déprimé ? »

Chochinov et ses collaborateurs ont cherché un instrument de dépistage de la dépression en fin de vie (1997). Ils ont validé un dépistage à un seul item : « Are you depressed ? », que nous traduirions ici par : « Êtes-vous déprimé ? » en le comparant à l'inventaire de dépression réduit de Beck et une échelle analogique visuelle. Cent quatre-vingt-dix-sept patients (94 hommes et 103 femmes) qui présentaient un cancer en phase terminale traité en unité de soins palliatifs ont participé à cette étude. Chaque fois qu'un patient reconnaissait sa dépression en répondant « oui » à la question, la probabilité d'avoir deux ou plus de deux symptômes dépressifs était de 100 %. Poser deux questions (portant sur la dépression et la perte d'intérêt pour la vie) ne dépistait pas plus de patients. Au total, cette recherche montre qu'une question qualitative, lors d'un entretien avec un patient, est tout à fait efficace pour dépister la dépression. D'autre part, cette simple question peut être employée par des soignants non-médecins, qui, parce qu'ils ont été « choisis » par le patient pour les accompagner, peuvent, dans le cadre de leurs entretiens, poser cette question aussi fondamentale qu'intéressante à discuter. Elle s'inscrit simplement dans la sollicitude du soignant et dans une interaction directe mais respectueuse du patient.

> ➤ *Place de la dépression en fin de vie*

Sur un plan épidémiologique, la prévalence de la dépression dans les stades terminaux, toutes maladies confondues, est évaluée autour de 77 %, pourcentage dans lequel la douleur est un facteur de risque majeur, notamment chez les patients atteints de cancer. La dépression est aussi la cause d'une grande proportion de demandes d'euthanasie ou de suicide assisté. La demande d'en finir semble alors provenir d'une perte de l'estime de soi, d'une culpabilité et d'une impossibilité à rassembler sa propre histoire de vie.

La dépression ignorée, ou considérée à tort comme intrinsèque et inamendable à la fin de vie, est liée à des difficultés d'appréciation des soignants et de reconnaissance de la douleur, mais elle relève aussi des antécédents personnels du patient, de la prise de conscience fluctuante de sa mort prochaine et de l'absence de soutien et de compréhension familiale. **La dépression pathologique n'est pas une réaction normale face à la mort.** En revanche, le chagrin dû aux multiples pertes qu'affronte le sujet, est fréquent. Il est souvent associé à des sentiments aléatoires de révolte ou de tristesse. Il ne conduit pas généralement à une détresse délétère et nocive. Il peut s'alléger ou être mieux accepté grâce à un soutien psychologique ou spirituel et, le plus souvent, par une acceptation familiale de la fin de la vie.

➤ *Ceux qui partent, ceux qui restent :*
la question du choix de mourir

S'occuper du malade en fin de vie, c'est s'occuper des proches. Ces derniers, s'ils ne sont pas informés, rencontrés régulièrement, sombrent parfois dans une angoisse telle qu'ils peuvent formuler une demande d'en « finir ».

Nous avons largement abordé la question de la dépénalisation de l'euthanasie. Les Pays-Bas, la Belgique et le Luxembourg ont déjà mis en place, avec des procédures très restrictives, cette dépénalisation. En France, des raisons très complexes font qu'aujourd'hui, des changements sont entérinés grâce à la loi Léonetti. Mais, de notre point de vue, la question fondamentale d'installer un véritable débat en France, n'est encore que trop faiblement retenue, alors que ce débat dédramatiserait les cas extrêmes, tout en limitant les interventions d'euthanasie au maximum.

Il existe toute une série de moyens médicaux et psychologiques pour accompagner la fin de vie.

La question des douleurs insupportables doit être réglée au cas par cas, avec différents niveaux de solution médicale : antalgiques à haute dose, sédation temporaire, psychotropes, autres techniques. Mais la question majeure qui nous fait repousser l'euthanasie, est celle des souffrances morales qui devraient mener à un meurtre. Nous ne partageons pas l'idée que le refus de la fin de vie, que la recherche d'une « belle mort » soient des critères qui mènent des médecins ou des soignants à mener un acte médical donnant la mort.

Il manque un débat de fond aux Français qui, de plus, ont beaucoup de difficultés à aborder individuellement la mort. L'un d'entre nous (Bacqué, 2008) a été auditionné à l'Assemblée nationale par le député Jean Léonetti dans le cadre de la mission d'évaluation de la loi du 22 avril 2005. Cette mission augurait justement bien du débat qui pourrait par la suite s'installer dans le pays. Parfois, l'éloignement de la mort est tel que seuls les dogmatismes de certains interlocuteurs qui prétendent représenter la voix populaire se font entendre. La faiblesse de la formation en philosophie, le manque d'expérience dans le domaine de la mort, le manque d'arguments font aussi en général cruellement défaut. Lors du débat organisé par l'Assemblée nationale, nous avons rapporté une étude qui nous a semblé édifiante et très stimulante pour justifier de l'intérêt d'un débat sur la question de l'euthanasie.

La comparaison des conséquences sur le deuil des familles, de la fin de vie d'un patient, a été étudiée au moyen d'entretiens et de questionnaires d'évaluation de la symptomatologie

La loi néerlandaise sur l'euthanasie

Le débat néerlandais sur la mort est lancé depuis trente ans. Il se développe dans une culture, très différente de la française, où le protestantisme engendre une demande d'autonomie et de responsabilisation qui s'oppose à des décisions purement médicales. D'autre part, les réseaux de soins médicaux sont très bien organisés dans ce petit pays, peu peuplé (17 millions d'habitants environ) et, si 40 % des personnes meurent chez elles, 50 % des patients atteints de cancer restent à leur domicile jusqu'à la fin. La France n'est pas aussi bien préparée ; alors que les pratiques religieuses sont en chute libre comme partout ailleurs en Europe (environ 10 % de pratiquants), les Français sont encore profondément immergés dans le système de représentations catholique, dont l'autorité est souvent reportée sur le médecin. Le prêtre comme le médecin sont considérés comme titulaires d'un pouvoir important. Le corps médical est lui-même fortement imprégné des valeurs morales catholiques et a du mal, selon la sociologue Danielle Hervieu-Léger (2003), à se départir de convictions spirituelles et morales. La position du Comité consultatif national d'éthique (CCNE) qui avait statué sur l'« exception d'euthanasie » avait été largement incomprise en 2001, tandis que la loi Léonetti, en 2005, a été insuffisamment appliquée dans un premier temps par certains membres du corps médical, du fait de l'absence de discussion avec la population, chaque corps constitué restant sur ses positions, le CCNE du côté de l'humanisme chrétien, les Français cherchant à rejeter les excès d'autoritarisme du centralisme catholique.

psychiatrique. Les auteurs (Nikkie B. Swarte *et al.*, 2003) ont observé des différences importantes entre les 189 familles qui avaient perdu un malade euthanasié dans les suites d'un cancer et celles (316 familles) qui avaient perdu un proche de mort naturelle après un cancer. Les résultats montraient que les familles qui avaient accompagné leur malade jusqu'à l'euthanasie, présentaient moins de complications du deuil que celles dont le malade était mort de son cancer, dans l'échec des thérapeutiques.

Au regard de ces résultats, une conclusion hâtive consiste-rait à dire : « Vous voyez que l'euthanasie facilite le deuil… » Notre conclusion est évidemment tout autre. En effet, ce qui est tout à fait différent pour ces familles est que, dans le cadre d'une euthanasie désirée par le patient et acceptée par sa famille, le protocole néerlandais propose toute une série de discussions entre malade, médecin et famille. Discussions réi-térées et accompagnées d'un soutien.

Dans l'autre groupe, le patient atteint de cancer et sa famille, continuent de lutter contre la mort et ne bénéficient pas d'un accompagnement spécifique de la fin de vie puisqu'ils la refusent ! D'autre part, on observe des différences entre les deux groupes : les familles partisanes de l'euthanasie sont moins religieuses et leur niveau d'éducation est plus élevé. La parenté est plus éloignée, tandis qu'elle est compo-sée principalement de fratries et d'enfants dans le groupe qui continue à lutter contre la mort.

Les questions qui ont été approuvées par les familles comme les aidant à accepter la perte de leur proche ont été : « Pensez-vous avoir été capable de dire au revoir à votre pro-che ? » et : « Avez-vous reçu suffisamment de soutien après sa mort ? »

Le fait de dire au revoir au patient figure parmi les critères les plus importants de l'aptitude à débuter le travail du deuil. C'est lui qui discrimine les symptômes présentés par les endeuillés. Le déni du pronostic mortel est, en revanche, un important pourvoyeur de détresse psychique chez les familles du proche mort des suites du cancer.

Nous savions déjà que la façon dont la mort se produit est un critère déterminant de la nature du deuil de ceux qui restent. Ainsi, les morts accidentelles ou les longues maladies ponctuées de rémissions puis de rechutes provoquent de grandes difficultés chez les endeuillés (dépression chronique, pathologies psychiatriques, mortalité et morbidité supérieures).

Cette étude nous montre que la facilitation du deuil n'est pas tant liée à la façon dont la mort s'est produite, mais surtout à la façon dont la mort a été discutée en famille, de façon progressive et accompagnée.

En 2003, 3 200 patients ont demandé une euthanasie aux Pays-Bas, parmi eux, 80 % avaient un cancer. Nous aimerions connaître, dans ces décisions, la part médicale liée au cancer, mais aussi les parts sociale et psychologique qui interviennent dans sa réalisation, elles sont certainement intriquées. Si un vaste débat est entamé sur l'euthanasie et si les représentations du cancer sont moins subordonnées à la peur et à l'angoisse d'une mort traumatisante, alors, nous sommes persuadés que ce pourcentage faiblira. L'euthanasie ne devrait survenir qu'en cas d'incapacité absolue à juguler les douleurs physiques. Tous les autres cas peuvent être accompagnés et mener à une mort adoucie par des relations de soutien psychique et spirituel. Nous connaissons maintenant mieux l'ensemble composite de maladies que forment les cancers. Nous savons quelles représentations sociales et psychiques sont encore véhiculées par eux. Le travail à accomplir ne concerne pas que les malades, il touche aussi leurs proches et leurs soignants. C'est un travail fluctuant, en fonction des cultures et de l'histoire des nations. Il devrait, avec la démocratisation de l'éducation et une sensibilisation précoce à l'éthique, déboucher sur des possibilités d'action plus précises et moins dramatisées.

➤ *Partager l'accompagnement*

Nous prônons la complémentarité des approches médicale, psychologique et phénoménologique (intégrer sa place et les éléments de son histoire) dans la fin de vie. Il existe cependant une chronologie évidente qui conduit d'abord à soulager un être vivant de ses douleurs pour ensuite approcher, s'il le souhaite, les souffrances morales, psychologiques et spirituelles de la fin de vie. L'accompagnement par toute une équipe soignante, un réseau de santé, un médecin généraliste, une infirmière libérale, un psychologue ou un analyste est le moyen, difficile certes, mais le plus humain aujourd'hui de favoriser une fin de vie juste et apaisée dans l'endroit que le malade a choisi. Ses proches doivent alors aussi être accompagnés. C'est principalement ce qu'apporte la loi Léonetti, possiblement doublée d'un congé d'accompagnement enfin reconnu et rémunéré. La formation à l'accompagnement peut, dans les conditions de cette loi, encore s'améliorer et être généralisée à d'autres problématiques hospitalières.

D'un point de vue plus pragmatique, éprouver une peine profonde à quitter la vie, devrait maintenant tout à fait entrer dans le cadre de la normale, pour tous les soignants. En revanche, la détresse existentielle qui amène un patient à s'autodévaloriser, à se culpabiliser d'être une charge pour la société, ne peut que péjorer son état et nécessite un traitement par psychotropes prescrit par le médecin approprié. L'accompagnement de patients en fin de vie peut alors se poursuivre, soit en aidant le patient à procéder, s'il le désire, de manière informelle, à un « bilan de vie », soit, de façon indirecte à continuer de développer des conditions favorables au passage ultime avec respect, préservation maximale de l'autonomie, échanges authentiques et vérité à la demande.

Face au cancer, la force du lien...

De la psychologie, tout le monde en a. Apparemment cela va de soi, mais dans le domaine du cancer, subitement on se sent bien seul...

Nous venons de voyager au pays du cancer, pays de la « longue et douloureuse maladie » et pourtant, contrairement à cette formule consacrée, nous avons trouvé des malades en train de peindre ou de discuter, des médecins tout émus qui participaient à un jeu de rôles dans lequel un malade recevait son diagnostic, des infirmières en groupes de parole, des psychologues et des patients pris d'un fou rire, des enfants qui essayaient des perruques...

Cette diversité, ces bouleversements de l'hôpital, cette animation créative nous ont montré qu'il était désormais possible d'avoir un cancer et de rester une femme, un enfant, un homme debout. Si la mort est encore une des issues de la maladie, car les cancers sont maintenant la première cause de mortalité en France, nous n'avons voulu ni banaliser la maladie, ni la dramatiser.

Le cheminement que nous avons accompli, à l'écoute de chaque histoire, en observant les comportements, en remettant en cause nos propres habitudes, en nous adressant aux dirigeants de nos démocraties, nous a permis d'extraire, sur le plan pratique, trois idées-forces.

La première idée-force : d'abord se parler

Et se parler vraiment, c'est à la fois écouter et parler. Cela concerne tous les acteurs. Les soignants, qui donnent les informations sur la maladie et le traitement ; le médecin, et en particulier le cancérologue qui doit s'adapter à son malade (Que sait-il ? Que souhaite-t-il ? Qu'a-t-il entendu ? Qu'a-t-il compris ?). Mais également tous les membres de l'équipe soignante. L'arrivée à l'hôpital ne peut plus être un choc. Elle doit être préparée par une communication élaborée : directe mais aussi par Internet (site de chaque service médical avec photos des personnels, plaquettes de présentation, DVD à emporter chez soi pour revoir les effets secondaires des traitements, carnets d'adresses).

La parole et la relation forment l'outil principal du médecin et de son équipe.

Elles constituent la protection essentielle du patient.

Le patient aussi doit parler aux médecins et aux équipes soignantes. Nous sommes bien conscients du paradoxe qui consiste à dire : « Vous pouvez interroger, échanger, insister sur vos sentiments, parler doit rester simple et naturel… Mais nous vous conseillons de préparer vos questions par écrit, de constituer votre dossier, de mettre au point votre équipe… » Il y a ceux qui n'osent pas… En effet, si tous les aspects techniques sont maintenant abordés, les aspects psychologiques sont loin d'être acceptés comme faisant partie de la prise en charge globale hospitalière. La prise en considération de la personne globale est encore un apprentissage pour certains, une impossibilité pour certains médecins qui ont tendance à la séparer et à la confier à d'autres professionnels comme les psychologues et les psychiatres. Ces derniers font partie de l'équipe soignante, les cancérologues devraient eux-mêmes se départir de certains préjugés ou ambiguïtés, qui consistent à transmettre plus de malentendus que de facilitations. Mais parfois, c'est la bonne surprise du cancérologue, qui suggère la rencontre avec le psychologue de l'équipe : « On a l'habitude de notre psychologue, vous verrez, vous avez tout à gagner ! »

Grâce à la narration de son histoire, le patient inscrit le cancer dans sa vie. Il ne cherche plus à l'exorciser comme jadis on chassait l'intrus, il tente de se l'approprier comme pour mieux l'intégrer. Et s'il doit vivre avec, ce sera avec la meilleure qualité possible.

Beaucoup de patients trouvent que la présence du cancer en eux-mêmes, déplace l'intérêt de leurs interlocuteurs. Le cancer devient le sujet principal de leur vie, ils sont expulsés de leur propre corps, voire de leur âme. Il y a encore trop de surimpressions… trop de représentations archaïques, trop de tabous. Quant aux thérapeutiques… elles sont aussi empreintes de préjugés…

Les effets des traitements constitueraient une seconde maladie et les proches… un second malade. Cette pesanteur est particulièrement pénible, d'autant que l'hospitalisation actuelle, à la manière des grandes industries, a tendance à condenser les actes, qui se traduisent par une chaîne dans laquelle le patient tangue comme un bouchon sur une mer déchaînée.

Entre syndrome de Damoclès et syndrome de Lazare, on oscille entre deux dimensions mythiques du cancer : la mort résiste dans le premier cas, car l'annonce de la maladie a littéralement creusé un abîme entre la vie d'avant et celle qui suit la révélation. L'ombre de la Faucheuse plane désormais sur tous les moments de la vie… Dans le syndrome de Lazare, le patient a été donné pour mort, mais il revient à la vie ! Sa famille ne parvient pas à le réinvestir affectivement, le voilà désormais fragilisé, mis de côté, dans une vie factice, usurpée... Est-il possible de retrouver la légèreté, l'insouciance, l'illusion d'immortalité qui permettent les projets les plus fous, quand on a été malade du cancer ?

Tous les échanges, les témoignages, les blogs, montrent qu'après le cancer, la personne est différente. Beaucoup disent : « Grâce à mon cancer, j'ai changé ma façon d'être. » La maladie a été apprivoisée. Elle a produit des effets psychiques, dont on ne négligera pas les aspects difficiles, parfois douloureux. Mais surtout, elle a constitué la base d'une connaissance de soi, que nous n'avons pas hésité à rapprocher d'une « expérience initiatique ». Cette conclusion a pu en étonner plus d'un. Comme si nous avions réintroduit une dimension métaphysique à cette épreuve du cancer. Ainsi, les religions ne font qu'entériner des mythes et des pratiques individuelles et collectives existant depuis des millénaires dans toutes les sociétés humaines. Le cancer serait, pour certains, une forme du malheur moderne, les soignants les passeurs du sens de la vie...

Ces pratiques et même ces rituels ont toujours eu pour fonction d'accompagner et de témoigner des passages d'une étape à une autre, d'un groupe à un autre... Alors, les personnes qui ont eu un cancer passent-elles du groupe des vivants au groupe des survivants ? Aux États-Unis, les ex-patients du cancer sont fiers de leur statut de *survivor*... En France, rien n'est moins sûr. Cependant, on peut trouver une nouvelle solidarité, virtuelle encore sur les blogs ou beaucoup plus concrète dans les associations qui, aujourd'hui, proposent de l'information, des groupes de malades, mais aussi des actions collectives festives ou beaucoup plus militantes politiquement.

Nous pouvons dire aujourd'hui, que le décalage remarqué par Georges Canguilhem entre la maladie du malade (ressentie par ce dernier comme telle) et la maladie du médecin (désignée par la science), mettait en évidence le rôle de la subjectivité non prise en compte par un hôpital jadis centré sur les biopouvoirs et maintenant tenu en étau par l'économie. Désormais, nous constatons que la guérison du malade ne correspond pas toujours à la guérison déclarée par le médecin. Déclaré guéri, ou en rémission de longue durée, un patient peut se sentir toujours en prise avec la maladie et incapable de reprendre des activités. Cet état relève à la fois du vécu personnel, mais aussi de l'impossibilité de faire suivre d'effets immédiats une injonction de normalisation médicale ou sociale. Il faut du temps avec le cancer. Un temps qui s'écoule autrement et qui entraîne un remaniement complet des habitudes, une relativisation de tous les événements et parfois un isolement. Comme le guerrier fatigué et métamorphosé au retour des combats, le malade du cancer n'est plus au diapason de la vie « normale ». Cette normalité, il l'a longtemps revendiquée en regrettant de ne pas en avoir suffisamment eu conscience auparavant. De l'intérieur, il reconnaît cependant sa dissidence. Cette distinction peut signer l'enrichissement de la personne et de son entourage.

La deuxième idée-force :
ne pas s'isoler

C'est notre pratique qui parle ici. Les malades se sentent parfois exclus, bien qu'au centre du système. Quant aux proches, ils sont les ressources fondamentales, hélas ils sont bien souvent très seuls également. Nous souhaitons rétablir le dialogue avec eux. La loi y pourvoit par l'intermédiaire de la désignation de la personne de confiance, par la facilitation des horaires de visite, par les résidences proches des hôpitaux, les groupes de parole.

Nous avons partagé, depuis les années 1980, les apports de la psychanalyse et les mouvements théorico-cliniques engendrés par la psychanalyse puis par la psychanalyse de groupe. L'animation de groupes de soignants grâce à Michael Balint, parvenu en Angleterre à mettre au point une méthode inspirée du *case-work* (analyse des pratiques) des travailleurs sociaux, nous a permis de prendre en compte la souffrance des soignants dans les vicissitudes de leur relation avec les malades. Cette méthode a fait ses preuves depuis au moins trente ans, pour limiter l'épuisement professionnel et donc améliorer les liens médecins-soignants-malades.

Du côté des patients, l'animation de groupes doit beaucoup en France aux psychanalystes Didier Anzieu et René Kaës. Les psychologues qui animent des groupes de soutien et des groupes thérapeutiques constatent leur intérêt : moindre solitude, identifications facilitées, assouplissement des défenses, diminution de la souffrance. Les groupes de malades, largement reconnus dans les pays anglo-saxons restaurent, au minimum, la qualité de vie. Dans certaines études, ils amélioreraient même, dans certaines conditions, la survie (mais il faut reproduire ces résultats). Ce travail collectif, entamé en général pendant un an, a fait ses preuves. Il a aussi été généralisé à d'autres personnes touchées indirectement par le cancer. Les familles, les conjoints ont plus de risques de dépression et doivent le savoir lorsqu'ils décident de prendre en charge leur proche à la maison. Un groupe de soutien leur est particulièrement conseillé alors.

Les fratries de petits malades trouvent aussi leur place dans des groupes qui y sont adaptés. C'est dur d'être le frère ou la sœur de celui qui a les plus beaux cadeaux à Noël, « parce qu'il est malade, lui ! », ça rend jaloux ou agressif. « Mais on n'a pas le droit de le dire car alors, les parents seraient encore plus tristes. » Il existe des livres pour parler du cancer aux enfants et des ateliers pour jouer et discuter. Les psychologues français ne sont pas en reste sur leurs collègues belges, suisses ou anglais. Tapez les mots clés sur Internet, vous serez surpris de tout ce qui se fait !

La troisième idée-force : arriver à grandir dans l'épreuve

C'est s'humaniser, retrouver son identité malgré le cancer. C'est aussi donner un peu de spiritualité à une situation qui, sinon, s'apparenterait à un combat et à une épuisante tentative d'adaptation... La personne gagne une meilleure appréciation de sa vie, de ses relations, de ses investissements. Elle s'attache aux choses vraiment importantes, mieux qu'elle ne le faisait avant. Elle relativise les petits tracas qui étaient psychologiquement si gênants autrefois. Sa vision est plus globale, plus modeste aussi. Cette amélioration de soi, ce progrès en humanité sont une revanche sur la maladie. Elle est loin d'être exceptionnelle. Cette évolution bénéfique est favorisée par la présence d'un environnement humain riche d'échanges et de compréhension. Elle est aussi le cadeau, lorsqu'elle est reconnue, que les malades peuvent tendre aux équipes soignantes et aux médecins.

Nous voyons aujourd'hui que le cancer n'est plus une affaire individuelle et que la solitude doit être choisie plus que subie comme dette issue d'une faute imaginaire dont il serait la traduction. La collectivité soignante est non seulement présente d'un bout à l'autre de la chaîne, mais son évolution est maintenant rapide. Nous ne voudrions oublier personne, mais de la prévention au suivi des patients guéris, des réseaux de santé aux unités de soins palliatifs, des médecins généralistes aux infirmières libérales, des psycho-oncologues aux psychanalystes, chacun ajoute sa pierre au mur construit face au cancer. Les politiques ont aussi leur part dans la création des structures, il ne faudrait toutefois pas qu'ils attendent trop longtemps des preuves pour faire jouer le principe de précaution dans les questions maintenant bien cernées de l'environnement cancérogène. Ceci doit faire l'objet de constantes discussions et ici aussi remercions Internet pour la circulation facilitée des idées et des pétitions...

Parmi nos références, vous trouverez bien sûr tous les travaux cités dans les différents chapitres. Mais vous trouverez aussi les sites des associations, des livres de témoignage, des adresses de blogs. Il y a également des ouvrages pour parler avec les enfants, et des films pour réfléchir encore et se sentir aidé. Les galeries de photos, les œuvres d'art montrent également que la plupart ne se laissent pas abattre, bien au contraire ! En se saisissant de tout ce qui peut stimuler l'inspiration, les auteures (nombreuses) et les auteurs montrent leur blessure autant que leurs moyens de les transcender.

La diversité, l'étonnante créativité de tous ces témoignages confirment le désir de vivre et de partager. Cette solidarité nous a touchés, elle montre que le cancer est bien plus qu'un événement médical. C'est un phénomène troublant, une tempête parfois, mais qui peut mener à plus de connaissance de soi et des autres, puis, à travers la force de ces liens, à plus d'humanité.

Annexes

Les 41 questions les plus courantes
sur les traitements du cancer

Nous avons rassemblé ici les questions sur les aspects techniques des traitements qui nous sont posées lors des consultations. Nous y répondons le plus précisément possible, sachant que chaque patient est différent et singulier, et bénéficie d'un traitement qui lui est adapté. Cette précision peut parfois nous amener à délivrer ici des données assez techniques. Chaque personne pourra choisir de lire uniquement les réponses qui correspondent à sa situation.

➤ *La chirurgie, premier traitement du cancer*

La chirurgie est historiquement le premier traitement curatif du cancer. Elle est statistiquement responsable de la plus grande partie des guérisons (environ 50 %). Elle était autrefois exclusivement mutilante (ablation du larynx, du sein, du rectum : laryngectomie totale, mastectomie radicale, amputation rectale avec dérivation des matières, cystectomie totale, etc.). Elle est devenue maintenant de plus en plus conservatrice et réparatrice.

1. Pourquoi parle-t-on maintenant de chirurgie conservatrice ?

Les chirurgies conservatrices sont plus nombreuses parce qu'on détecte plus souvent les cancers à un stade précoce. Le cancer du sein en est un bon exemple. Mais aussi parce que la technique chirurgicale a fait des progrès importants. Pour les cancers ORL par exemple, se sont développées les chirurgies partielles du larynx, les interventions sur l'oropharynx sans interruption du maxillaire inférieur. Ces chirurgies conservatrices sont aussi réalisables grâce à l'efficacité des traitements complémentaires. La chirurgie partielle conservatrice de la forme de l'organe dans le cancer du sein (tumorectomie, segmentectomie, quadrantectomie...) n'est entreprise que parce qu'elle est suivie d'une radiothérapie systématique du sein qui réduit de façon très importante le risque de récidive locale.

2. Quels sont les avantages de la chirurgie réparatrice ?

La chirurgie réparatrice permet de combler les pertes de substance réalisées pour assurer l'exérèse de tumeurs importantes. On utilise des ensembles musculo-cutanés pris ailleurs dans le corps en conservant les vaisseaux d'origine (lambeaux pédiculés) ou en les greffant en suturant les vaisseaux d'origine aux vaisseaux locaux (lambeaux libres). Cette chirurgie comprend également les reconstructions, en particulier la reconstruction mammaire après une mastectomie. Les tissus utilisés pour reconstituer un sein (pour l'apparence seulement) sont pris au niveau de l'abdomen ou au niveau de la région dorsale. Un autre exemple de la chirurgie réparatrice est la création d'une néovessie avec de l'intestin après cystectomie, c'est-à-dire après ablation de la vessie. La chirurgie réparatrice concerne également la chirurgie orthopédique : les clous, vis et ciments sont utilisés pour renforcer la solidité d'os porteurs envahis par du tissu tumoral. Ces interventions peuvent être réalisées à l'occasion de fractures ou à titre préventif si l'on constate un très haut risque de fracture.

3. À quel moment passe-t-on en chirurgie palliative ?

La chirurgie palliative n'est pas entreprise pour guérir mais pour soulager le malade, améliorer sa qualité de vie. C'est le cas pour la majorité des chirurgies orthopédiques. C'est le cas des chirurgies de dérivation pour permettre au système digestif de fonctionner, avec selon le siège de l'obstacle la gastrostomie, la colostomie, l'iléostomie. Dans ces cas, la dérivation se fait à l'extérieur : ouverture de l'estomac à la peau pour la gastrostomie, du côlon pour la colostomie, de l'intestin grêle pour l'iléostomie. Ce sont des dérivations externes. Parfois on peut contourner l'obstacle inextirpable et libérer le circuit alimentaire à l'intérieur du malade : c'est la dérivation interne. Les autres dérivations concernent les voies biliaires qui sont en général internes, les voies urinaires avec les urétérostomies (dérivations d'uretères à la peau) et les néphrostomies (ouverture des cavités urinaires rénales à la peau). Au niveau des voies aériennes supérieures, la dérivation est représentée par la trachéotomie.

4. Comment estime-t-on le rapport bénéfice/risque pour chaque patient ?

La chirurgie a une place très importante dans le traitement du cancer, mais pour chaque cas, il y a estimation du rapport bénéfice/risque avant de décider l'intervention. Avec l'expérience acquise, les progrès de l'anesthésie et des soins de suite, le risque de mortalité opératoire ou postopératoire est devenu très faible. Ce risque dépend du terrain : la personne aux antécédents médicaux chargés, très âgée, gravement dénutrie, est à risque de mourir des suites de l'intervention. Même certaines interventions palliatives sont à risque lorsque le malade est en très mauvais état, en fin de vie par exemple. Le risque dépend aussi de l'importance de l'intervention. On voit que malgré les progrès de la médecine, des traitements qui seraient « cancérologiquement » utiles ne sont pas réalisables à cause de l'état de la personne. Dans l'estimation du rapport bénéfice/risque, on tient compte également des éventuelles séquelles, surtout si une alternative thérapeutique est possible.

5. En chirurgie, quelle est la place de la décision du patient ?

Toutes les interventions sont *in fine* entreprises, ou non, en fonction de la décision propre du malade. C'est la raison pour laquelle il doit bénéficier d'une explication claire de la situation avec une estimation loyale du rapport coût/bénéfice. Cette explication ne doit pas cependant être froide et objective, mais chaleureuse et réaliste. Le malade doit bien sentir que réellement le médecin est à ses côtés et qu'il tient compte de ses préoccupations. Le plus souvent il n'y a pas d'alternative à des interventions avec séquelles inévitables comme la colostomie définitive ou la trachéostomie définitive. Le patient doit donc le savoir. S'il a de la peine à l'admettre, il faut qu'il demande un deuxième voire un troisième avis, mais sans trop retarder le traitement afin que la situation ne s'aggrave pas entre-temps.

6. Que faire en cas d'avis médicaux contradictoires ?

Cette éventualité, rare mais non exceptionnelle, révèle qu'il y a une alternative avec ses propres avantages et ses inconvénients. Il faut donc les analyser à leur tour et finalement le malade doit décider en fonction de la crédibilité des propos qu'on lui aura tenus et de l'importance relative qu'il donnera aux différents avantages et inconvénients. À titre d'exemple, les cancers du sein de plus de 3 cm ne sont plus accessibles à une chirurgie conservatrice d'emblée. Pendant longtemps, beaucoup en concluaient, sans présenter d'autre alternative, qu'il fallait faire à la place de la chirurgie conservatrice une mastectomie dont les conséquences seraient atténuées par une reconstruction mammaire, alors qu'il y avait et qu'il y a toujours une alternative qui consiste à commencer par une chimiothérapie ou une radiothérapie, ou les deux, et à adapter le traitement local final en fonction du résultat obtenu : par exemple faire une chirurgie conservatrice si la tumeur devient inférieure à 3 cm, une radiothérapie exclusive si elle a disparu, une mastectomie (le sein est enlevé) si elle est restée supérieure à 3 cm.

7. La chirurgie est-elle toujours indispensable pour le diagnostic ?

Pour certaines tumeurs profondes, la certitude anatomopathologique du diagnostic ne peut être obtenue que par l'intervention. L'analyse microscopique se fait pendant l'intervention : c'est l'examen anatomopathologique extemporané (étude des tissus et cellules prélevés lors d'une biopsie pour connaître leur nature et leurs fonctions) qui est confirmé et précisé, après l'intervention. Ces examens extemporanés sont plus rarement réalisés qu'autrefois. Ils ne permettent habituellement que de donner le diagnostic de cancer sans pouvoir en préciser la variété. Pour établir le diagnostic dans tous ces cas, on réalise un prélèvement pour examen microscopique par voie endoscopique ou chirurgicale, ou par ponction-biopsie ou ponction cytologique si cela est possible. Le tout est réalisé sous contrôle radiologique pour les tumeurs inaccessibles à la palpation, en particulier les ponctions sous scanner pour les tumeurs profondes, ce qui permet, de même que les biopsies sous endoscopie, de faire le diagnostic de cancer et de variété avant l'intervention. Les appareils d'endoscopie sont beaucoup plus performants qu'autrefois et permettent de faire des prélèvements très souvent là où autrefois cela était impossible. Les organes creux sont aussi tous devenus largement accessibles aux endoscopies : colorectoscopie, œsopho-gastroscopie, bronchoscopie, cystoscopie, hypopharyngo-laryngoscopie, etc.

8. Pourquoi parle-t-on de diagnostic d'extension ?

En cours d'intervention, il y a un temps d'exploration qui permet de voir et palper jusqu'où vont les lésions et de mettre en évidence d'éventuels foyers à distance de la tumeur principale. Les découvertes macroscopiques par le chirurgien sont moins importantes maintenant à cause des progrès de l'imagerie. En effet, la TDM (tomodensitométrie ou scanner qui permet de visualiser des coupes très fines d'un organe), l'IRM (imagerie par résonance magnétique : technique radiologique permettant la visualisation en relief d'un organe ou d'une tumeur) et maintenant, en plus, le TEP (tomographie par émission de positons) permettent de bien connaître l'extension en profondeur. Cela a réduit les interventions inutiles où la découverte d'une extension insoupçonnée rendait impossible l'intervention curative prévue. Malgré cela, il existe encore des découvertes inattendues en per-opératoire (pendant l'intervention). Dans certains cas enfin, le temps d'exploration opératoire reste tout à fait indispensable comme dans le cancer de l'ovaire sans extension visible à l'imagerie dans l'abdomen.

9. Comment sait-on si l'extraction de la tumeur est complète ?

L'analyse histologique des prélèvements opératoires permet de répondre à une question essentielle : l'exérèse tumorale (extraction de la tumeur) est-elle complète ? Y a-t-il encore des cellules malignes jusqu'aux limites de la masse de tissus que le bistouri a pu ôter ? On sait de la sorte s'il reste sûrement de la tumeur ou non. Mais l'analyse permet également de mesurer le degré d'invasion des tissus sains dans la pièce opératoire, ce qui est important pour l'indication des éventuels traitements complémentaires. L'analyse porte aussi sur les prélèvements réalisés à distance de la tumeur primitive, soit parce qu'il existe d'autres foyers macroscopiquement évidents ou suspects, soit par principe dans des zones où il existe fréquemment un envahissement microscopique comme dans les ganglions satellites d'une zone où se trouvait un épithélioma (ganglions de drainage lymphatique de la zone) ou dans le péritoine abdominal, dans un cancer de l'ovaire apparemment limité macroscopiquement au petit bassin. Pour ces raisons, l'analyse histologique (microscopique) des pièces opératoires est un temps capital pour définir la suite du traitement. Il est donc indispensable d'attendre que l'anatomopathologiste ait écrit son compte rendu. Ce qu'a vu et fait le chirurgien ne suffit pas pour définir la suite, ce qui étonne parfois malades et familles qui peuvent croire à tort qu'on leur cache quelque chose ou qu'on hésite, ne sachant pas trop quoi faire…

10. L'extraction de la tumeur peut-elle suffire à guérir ?

La réponse est oui à la condition qu'il n'y ait pas de cellules malignes résiduelles dans la région, ce qu'on appelle la « maladie résiduelle », et qu'il n'y ait pas non plus de cellules malignes à distance ayant créé des foyers secondaires, détectables ou non, ce qu'on appelle la « maladie métastatique ». Les tumeurs de petite taille, d'une variété anatomopathologique bien différenciée, avec une exérèse complète, et sans envahissement ganglionnaire peuvent tout à fait guérir par chirurgie seule, de sorte qu'habituellement, on ne fait pas de traitement complémentaire dans ces cas. Malheureusement, le plus souvent, tous ces bons critères ne sont pas réunis de sorte que le risque de récidive locale, régionale et métastatique est réel, plus ou moins important selon la taille de la tumeur, le degré de différenciation, la qualité de l'exérèse, le nombre et le siège des ganglions envahis. Dans ces cas, on complète le geste chirurgical, habituellement par une radiothérapie régionale, et souvent par un traitement médical antitumoral.

11. Quels sont les différents types d'interventions chirurgicales ?

Les traitements locaux par voie endoscopique sont assimilables à des gestes chirurgicaux, bien que certains ne soient pas réalisés par des chirurgiens : résections de tumeurs superficielles, réductions par laser de tumeurs inextirpables, installation de prothèses dans l'œsophage, le cholédoque, mise en place de sondes dans les uretères, etc.

La chirurgie sous vidéoscopie est à part. En cancérologie, cette méthode est encore peu développée. À noter qu'elle peut être associée à l'emploi d'un robot chirurgical qui permet d'opérer avec une petite incision, mais ces appareils sont encore peu nombreux.

12. Est-on toujours certain d'avoir le bon traitement ?

Les adverbes « habituellement » « souvent » utilisés ici révèlent que les principes généraux de la cancérologie sont en pratique mis à l'épreuve de la réalité clinique et que c'est l'expérience qui confirme que telle attitude thérapeutique est effectivement bonne ou non. On essaie de procéder avec le plus de logique possible, puis on s'adapte en fonction des résultats. Beaucoup de malades tentent de s'appuyer sur l'expérience d'anciens malades pour essayer de comprendre ce qui leur arrive et n'y parviennent souvent pas de cette façon. « Apparemment il a eu la même chose que moi, il a eu de la chimiothérapie et pas de radiothérapie, et moi, de la radiothérapie et pas de chimiothérapie. Pourquoi ? » Et ce qui est pensé mais non dit : « Ai-je le bon traitement ? » Le patient dans cette situation doit bénéficier d'explications claires donnant les principes généraux du traitement et indiquant pourquoi dans son cas particulier on fait ceci et non pas cela, et pourquoi, si le cas avait été un peu différent, on aurait fait autrement. Il a besoin de comprendre, il a une intelligence pour cela. Même s'il est subjectivement atteint par la maladie, donc souvent trop perturbé pour poser à temps les bonnes questions, il ne faut pas qu'il reste dans le doute et l'incompréhension : il doit donc pouvoir poser les bonnes questions et avoir les bonnes réponses – qu'avec un peu d'expérience le médecin peut donner avant d'avoir eu les questions, du moins pour la plus grande partie d'entre elles.

13. Quels sont les risques de séquelles après l'intervention chirurgicale ?

La question des séquelles chirurgicales se pose en particulier dans deux cas : la colostomie définitive et la laryngectomie totale. Ces interventions donnent un handicap important pour la vie courante. Il s'agit aussi d'une atteinte de l'image de soi, en particulier à partir de ce qu'on imagine que les autres vont en penser. L'expérience prouve qu'une bonne présentation par les professionnels de la gestion du handicap permet de mieux l'accepter avant et après l'opération. L'appel aux associations (des colostomisés et des laryngectomisés) le plus tôt possible, quant à lui, permet de surmonter plus vite le handicap psychologiquement et techniquement. L'expérience des autres, leur réussite sont d'un grand secours pratique et moral.

> ➤ *La radiothérapie,*
> *le deuxième traitement du cancer*

La radiothérapie est historiquement le deuxième traitement curatif du cancer. Elle a été utilisée dès le début du XIXe siècle presque immédiatement après la découverte des rayons X par Roentgen et celle de la radioactivité par Becquerel, et elle n'a cessé de progresser depuis en précision et en efficacité. Elle est, après la chirurgie, la deuxième méthode permettant des guérisons (environ 25 % des guérisons). Si la chirurgie enlève la tumeur, la radiothérapie, elle, la stérilise. Elle fait disparaître les cellules malignes sans qu'on ait besoin de les enlever. Elle permet de traiter de plus grands volumes que la chirurgie. Son action paraît parfois mystérieuse aux yeux des malades. Certains seraient plus soulagés par une exérèse large retirant « radicalement et définitivement le cancer ». Là aussi, des explications sont nécessaires.

L'action sélective de la radiothérapie sur les cellules malignes n'est cependant que relative. En pratique, dans la zone traitée, toutes les cellules, malignes ou non, reçoivent la même dose et ce sont les cellules qui se multiplient qui sont les plus atteintes. Les dégâts provoqués par les rayons dans les cellules se manifestent au moment de l'acte physiologique cellulaire le plus complexe, à savoir la mitose ou division cellulaire. Ainsi la principale mort cellulaire provoquée par la radiothérapie est la mort mitotique. Les cellules saines des muqueuses font partie des cellules en renouvellement continuel. Pour cette raison, les cellules des muqueuses situées dans le volume traité sont également détruites lors des traitements, d'où les réactions habituelles qui accompagnent les radiothérapies : les radiomucites qui se manifestent comme un « coup de soleil » sur les muqueuses qui rougissent puis deviennent blanchâtres. Ces réactions s'accompagnent de troubles fonctionnels qui, selon la région traitée, seront des douleurs abdominales et de la diarrhée (intestin), des faux besoins et des glaires (rectum), une dysphagie, c'est-à-dire une gêne pour avaler (muqueuse ORL, œsophage), une dysphonie, c'est-à-dire une gêne pour parler (larynx), etc. Ces troubles, plus ou moins inévitables et heureusement passagers, sont annoncés au malade au début du traitement pour qu'il ne s'en inquiète pas outre mesure. Il bénéficiera au besoin de traitements adaptés. Le même phénomène est observé avec les cellules hématopoïétiques, celles qui deviennent les cellules sanguines. Cependant il n'y a baisse des globules sanguins que si la quantité de moelle osseuse dans le volume traité est importante, ce qui n'est habituellement pas le cas.

14. Quel est le principe de fonctionnement de la radiothérapie ?

La radiothérapie utilise des photons (rayons X ou gamma), des électrons et parfois des protons, des neutrons ou expérimentalement d'autres particules telles que les ions carbone : on parle d'hadronthérapie pour ces diverses particules. La radiothérapie courante utilise des rayons X générés par des accélérateurs linéaires. Ces rayons sont produits par des électrons accélérés qui heurtent une cible de tungstène, l'énergie du rayonnement étant définie par la différence de potentiel dans la section accélératrice d'électrons. Des photons de 1MV signifient qu'ils sont produits par une différence de potentiel de 1 million d'électrons-volts.

En radiothérapie externe, c'est-à-dire avec un rayonnement produit par un appareil situé à distance du malade, d'où le nom parfois utilisé de téléradiothérapie, on emploie habituellement des rayons X de 5 à 20 MV (millions d'électrons-volts). On utilise également des électrons en radiothérapie externe avec les mêmes machines : dans ce cas, les électrons produits par la section accélératrice sont directement utilisés. On emploie alors des faisceaux d'électrons de 5 à 20 MeV (le e signifie qu'il s'agit d'un faisceau d'électrons).

La radiothérapie externe a existé en France, et existe encore dans d'autres pays, des télé-cobalts au nom inquiétant autrefois utilisé de bombe au cobalt. Ces appareils donnent des rayons gamma produits par une source radioactive de cobalt 60. Ces appareils, très robustes puisque la source fonctionne toute seule, sont dépassés maintenant pour de nombreuses indications car leurs performances sont insuffisantes. Ils soulèvent d'autre part des problèmes de radioprotection car la source est en permanence très active.

Il existe enfin des appareils de protonthérapie (forme spécifique de radiothérapie utilisant les protons des atomes) encore peu nombreux dans le monde, pour traiter des tumeurs très proches de structures à préserver grâce au trajet très particulier de ce rayonnement dans l'organisme.

Les appareils d'hadronthérapie permettent une radiothérapie avec les avantages balistiques des protons et une efficacité biologique plus grande. Ces appareils, très coûteux, sont actuellement très rares (en 2007, il en existe 4 aux États-Unis, 2 au Japon, 2 en Chine, 1 en Corée du Sud, 1 en Allemagne et 1 projet en France). Ces appareils annoncent une nouvelle ère pour la radiothérapie.

15. Entre cellules saines et cellules malignes, quelles sont les plus fragiles ?

Il faut savoir que les cellules saines se réparent mieux et plus que les cellules malignes. Ces dernières présentent des anomalies de fonctionnement, des incapacités d'adaptation, de réparation des radiolésions, etc. Pour cette raison, elles meurent plus que les cellules saines et il n'y a pas d'augmentation importante de la multiplication des cellules pour compenser les pertes comme cela se passe, par exemple, pour les cellules muqueuses. C'est pour favoriser les capacités de réparation des tissus sains qui se renouvellent moins rapidement, au détriment des cellules malignes, que l'on fractionne la radiothérapie en séances quotidiennes. En pratique, à chaque séance, les cellules saines à renouvellement rapide compensent à peu près les pertes, alors que les cellules malignes compensent insuffisamment. À partir d'un certain nombre de séances, dans les bons cas, il n'y a plus de cellules malignes dans le volume traité.

16. Comment se déroule une curiethérapie ?

La radiothérapie se réalise en curiethérapie, de façon interne, à partir de sources radioactives implantées dans la zone à traiter (cancer du col de l'utérus, de la prostate). Ces sources sont scellées : elles restent là où on les a posées sans aucune diffusion dans l'organisme. Elles utilisent l'iridium 192 ou le césium 137. Du matériel vecteur, des guides, sont placés sous anesthésie générale dans la région à traiter et secondairement des sources radioactives sont placées dans les guides. Le traitement, d'une durée de deux à cinq jours selon la dose à donner, se fait dans une chambre avec une radioprotection spéciale.

17. Dans quels cas la curiethérapie est-elle prescrite ?

Cette curiethérapie classique se fait soit seule, soit en complément d'une radiothérapie externe, et en association ou non avec une chirurgie. Elle est utilisée pour les cancers gynécologiques, certains cancers ORL et certains cancers du sein. Elle existe aussi sous forme de curiethérapie à haut débit. Dans ce cas, le traitement se fait avec des séances comme avec la radiothérapie externe (mais elles sont moins nombreuses), à l'aide de sources très radioactives, alors qu'en curiethérapie classique les sources sont peu radioactives. Des curiethérapies peuvent aussi être réalisées avec de petites sources radioactives scellées (des « grains ») qu'on laisse à demeure, la radioactivité décroissant rapidement. Un exemple de cette technique est la curiethérapie pour cancer de la prostate par grains d'iodine 125.

La curiethérapie peut aussi être réalisée sous formes de liquides à injecter. Il n'y a, en pratique, que la radiothérapie métabolique par l'iode 131 pour les cancers thyroïdiens (« métabolique » parce que l'iode 131 se fixe sélectivement dans les cellules thyroïdiennes) et la radiothérapie par strontium pour certaines métastases osseuses.

18. Comment mesure-t-on les doses d'irradiation ?

La dose de radiations ionisantes commande les effets biologiques. Pour obtenir la stérilisation locale de la tumeur sans complication, il faut donner la « bonne dose ». Cette dose utile est une dose biologique qui dépend de la dose physique en gray (Gy) et du facteur temps (nombre de séances, durée totale du traitement). En radiothérapie externe, ce facteur est défini par le nombre de séances et la durée totale du traitement. Le fractionnement classique, toujours très utilisé, est de 5 fois 2 Gray par semaine et la dose totale varie selon le caractère microscopique ou macroscopique de la tumeur (il en faut plus quand il y en a plus à traiter), de sa nature, du but recherché curatif ou palliatif, du type de fractionnement choisi, et du siège de la tumeur posant des problèmes de tolérance ou non. D'autres fractionnements que le fractionnement classique sont possibles, soit avec moins de séances (hypofractionnement), soit avec plus de séances (hyperfractionne-ment). Les radiothérapies avec 2 séances par jour sont plus efficaces pour certaines localisations. Dans ces conditions, il n'est pas étonnant que le malade éprouve quelques difficultés lorsqu'il compare les doses qu'il va avoir, ou celles qu'il a eues, à celles reçues par d'autres malades. Pour tout ce qui concerne l'aspect clinique de la radiothérapie, le patient ou ses proches doivent donc obtenir les explications auprès du cancérologue radiothérapeute. Le traitement n'est pas « auto-matique », il est adapté à chaque patient.

19. Comment fait-on pour appliquer la dose nécessaire là où il faut ?

Après vérification du bien-fondé de l'indication, le plan de traitement est toujours adapté au cas particulier du malade. Pour cela, on a besoin d'informations récentes, cliniques et d'imagerie habituellement de moins d'un mois. Puis, pour le traitement proprement dit, il faut un repérage de la zone à traiter, chez le malade en position de traitement, avec un simulateur, lequel est un appareil de radiodiagnostic qui simule un appareil de radiothérapie externe. Il permet de faire des radiographies de la zone à traiter avec les limites des fais-ceaux. La plupart des appareils de traitement sont munis de collimateurs multilames avec lesquels les zones à protéger peuvent l'être automatiquement par l'appareil de traitement lui-même. La qualité des faisceaux ainsi définie est vérifiée ensuite avec l'appareil de radiothérapie externe lui-même qui permet de faire des contrôles radiographiques communément appelés gammagraphies (car ces contrôles ont commencé à être faits avec les photons gamma du télé-cobalt et le nom est resté). Au besoin, une ou plusieurs corrections sont faites. C'est un peu comme chez le tailleur : il y a la prise des mesu-res puis l'essayage avec des retouches éventuelles.

20. En quoi consiste
une radiothérapie conformationnelle ?

Beaucoup de radiothérapies sont faites maintenant de façon « conformationnelle », c'est-à-dire avec des faisceaux très strictement adaptés à la forme de la tumeur, ce qui permet de mieux préserver les tissus sains alentour et souvent d'augmenter la dose par rapport à une radiothérapie classique. Pour ces radiothérapies, on utilise les collimateurs multilames qui, de plus, peuvent être utilisés en « modulation d'intensité ». Certaines des lames du collimateur multilames sont introduites à l'intérieur du faisceau d'irradiation pour modifier la répartition de la dose. De cette façon, on peut augmenter la précision des traitements. Dans tous ces cas, des moyens de qualité sont utilisés pour maintenir le patient en bonne position de façon reproductible (masques pour la tête, moules de contention pour le tronc et les membres) afin de réaliser un repérage en trois dimensions des anomalies et des organes à protéger à l'aide de scanners (TDM), d'IRM voire de TEP-scanner, avec fusion des différentes images. Des faisceaux très précis sont définis à partir de ces images. Les mêmes moyens sont utilisés pour les séances de traitement afin de garantir la précision.

21. En radiothérapie, qu'est-ce que le cadrage
et le repérage ?

Le patient est souvent étonné par tous ces examens et repérages à faire avant de commencer le traitement proprement dit qu'il croyait d'une mise en œuvre rapide. Les raisons pour lesquelles toutes ces démarches préalables au traitement sont entreprises doivent être expliquées au malade car, si tout cela est évident pour l'équipe soignante, c'est par contre, pour lui, une découverte vraiment inquiétante en l'absence d'explications. Ce déploiement technologique peut parfois lui donner l'impression de devenir un objet. L'humanisation des séances de centrage passe par la constance des manipulateurs radio qui permettent l'établissement d'une vraie relation, leur communication constante avec la personne et la dédramatisation grâce à la diffusion de musique.

22. Qu'est-ce que la radiothérapie stéréotaxique en séance unique ?

Cette technique qui consiste à irradier en une seule séance à doses élevées un foyer tumoral de petite taille, a d'abord été utilisée pour des tumeurs cérébrales en utilisant un moyen de contention d'une extrême précision : un cadre de stéréotaxie. Ce cadre métallique prend appui sur la voûte crânienne de sorte qu'il n'y a pratiquement pas le moindre petit déplacement possible entre le repérage et le traitement qui se font dans la même journée. Cette technique permet d'utiliser de très nombreux faisceaux convergents de sorte que la dose élevée ne concerne que le foyer tumoral. La destruction du foyer est quasi chirurgicale, d'où le nom de radiochirurgie le plus souvent utilisé. Cette technique commence maintenant à être utilisée en dehors du crâne lorsque le siège de la tumeur, son volume et la technique de contention le permettent. Au besoin, la radiochirurgie peut être fractionnée, réalisée en plusieurs séances.

23. Comment se déroulent les irradiations corporelles totales ?

Elles se font avec des doses plus faibles soit en 1 séance, soit en quelques séances à la suite (5 par exemple). Ces irradiations détruisent les cellules souches de la moelle osseuse, celles qui sont à l'origine des différentes cellules sanguines. Elles sont suivies pour cette raison de greffe de moelle osseuse du malade lui-même dans certains cas (homogreffe ou autogreffe) ou d'un donneur immunologiquement compatible (allogreffe), d'un frère ou d'une sœur par exemple. C'est un élément du traitement de certaines leucémies aiguës.

Parmi les progrès récents en matière de radiothérapie, il faut citer la radiothérapie asservie à la respiration pour les tumeurs qui bougent avec la respiration, qui permet des traitements plus efficaces. Les appareils de radiothérapie avec imagerie embarquée qui permettent, sur le malade en position de traitement, un contrôle du positionnement des faisceaux avant traitement, avec si nécessaire des modifications adaptées. Il faut citer également les appareils de tomothérapie qui permettent une radiothérapie circulaire autour du malade, c'est-à-dire avec l'équivalent d'un très grand nombre de faisceaux. Il y a enfin le *cyberknife* qui est un petit accélérateur monté sur un robot qui lui permet de réaliser des faisceaux pratiquement dans toutes les directions de façon reproductible. Ces types d'appareils sont encore peu nombreux en France mais plusieurs sont en cours d'installation.

24. La radiothérapie peut-elle suffire à guérir le malade ?

Oui, si la tumeur est suffisamment radiosensible, d'un volume pas trop grand et s'il n'y a pas de foyers métastatiques à distance. On voit que si une tumeur radiorésistante n'est pas radiocurable, une tumeur radiosensible n'est pas nécessairement radiocurable. Comme la chirurgie, la radiothérapie est un traitement local ou locorégional. Elle ne traite pas les foyers à distance. Cependant, même en cas de métastases connues, la radiothérapie peut être très utile, non pas pour guérir le malade, mais pour obtenir un effet palliatif : empêcher une obstruction, soulager des douleurs, faire régresser une tumeur visible…

25. Peut-on prévoir, à l'avance, la radiosensibilité d'une tumeur ?

En partie oui. Non pas à partir de tests biologiques qui n'existent pas en la matière (il y en a à l'étude qui ne sont pas encore suffisamment fiables), mais à partir de l'expérience acquise. Telle variété histologique au niveau de tel organe avec telle extension locorégionale est d'une radiosensibilité prévisible forte, moyenne ou faible. Selon que la radiosensibilité prévisible est faible ou forte, la chirurgie ou la radiothérapie seront choisies. Compte tenu qu'une radiosensibilité prévisible moyenne est fréquente, subsiste une part d'inconnu dans beaucoup de radiothérapies de tumeurs en place. C'est alors la réponse en cours de traitement qui révèle le degré de radiosensibilité de la tumeur.

Si la tumeur irradiée est réduite à l'état de maladie résiduelle infraclinique (sans signes cliniques) locorégionale après chirurgie, les différences de radiosensibilité dues à la nature histologique des tumeurs jouent beaucoup moins. Des doses plus faibles suffisent. Pour les tumeurs très radiosensibles comme les lymphomes et les séminomes, les doses pour la maladie infraclinique sont encore plus faibles.

26. Pourquoi la radiothérapie s'organise-t-elle en deux temps ?

Pour la majorité des cancers, la maladie infraclinique existe autour de la tumeur macroscopique. Pour cette raison, l'exérèse chirurgicale, lorsqu'elle est pratiquée, dépasse toujours plus ou moins largement la tumeur macroscopique. Même ainsi la maladie résiduelle est fréquente de sorte qu'une radiothérapie régionale complémentaire est souvent utile à dose prophylactique des récidives locales. Si une radiothérapie seule est utilisée, elle est réalisée en deux temps. Le premier temps consiste à irradier largement à dose prophylactique la tumeur macroscopique et la région où se trouve la maladie infraclinique, et le deuxième temps à limiter l'irradiation à la tumeur macroscopique, laquelle demande toujours des doses plus importantes, doses qui ne sont tolérées que parce que le volume est plus petit.

Lorsque la chirurgie a été « limite » ou incomplète à l'examen histologique de la pièce opératoire, on réalise également une radiothérapie en deux temps avec cependant une dose totale moindre au deuxième temps que pour une tumeur en place, c'est-à-dire non opérée (il faut moins de dose parce qu'il y a moins de tumeur après une exérèse macroscopiquement complète).

27. Pourquoi une radiothérapie nécessite-t-elle un deuxième centrage et un deuxième repérage ?

Ces radiothérapies en deux temps obligent à faire deux centrages, le deuxième étant réalisé en cours de radiothérapie. Le patient peut ressentir une certaine inquiétude s'il n'a pas eu à temps les bonnes explications. Il peut se poser des questions de ce type : « Que se passe-t-il ? Il faut recommencer ? Il y avait quelque chose qui ne convenait pas lors des repérages du début ? » Comme par ailleurs à la date du deuxième centrage, les réactions liées au traitement sont présentes et qu'elles n'ont pas forcément été suffisamment bien annoncées ou comprises, ou traitées, une vraie crise psychologique peut survenir chez le malade. Pour cette raison, si les explications données paraissent insuffisantes, **il faut poser toutes les questions qui préoccupent**. Même si tous les membres de l'équipe soignante paraissent bien occupés, ce qui est presque toujours le cas, ils répondront. Souvent en effet, ils pensent que si le malade ne pose pas de questions, « c'est que ça va ». Ils pensent souvent également que d'autres auparavant ont donné les

bonnes explications et que le malade a donc bien compris…
Si l'on a des inquiétudes, il faut donc les exprimer !

28. Quand a-t-on recours
à la radio-chimiothérapie ?

Pour renforcer l'action de la radiothérapie on utilise souvent, outre l'hyperfractionnement pour certains cas, une combinaison avec de la chimiothérapie faite simultanément : c'est la *radio-chimiothérapie.* Les produits les plus utilisés, comme les dérivés du platine, augmentent un peu les réactions en cours de traitement, très peu les séquelles à long terme et surtout augmentent les taux de réponses complètes, c'est-à-dire les taux de disparition tumorale, et les survies à un moindre degré. D'autres produits que les dérivés du platine peuvent aussi être utilisés faisant partie des chimiothérapies classiques ou des nouveaux produits anticancéreux dits « ciblés ». Ces associations sont employées dans les cancers ORL, les cancers du col de l'utérus, de la vessie et souvent dans les cancers bronchiques. Les doses de la chimiothérapie radiosensibilisantes sont plus faibles que lorsque la chimiothérapie est utilisée seule.

29. Quels sont les effets de la radiothérapie ?

Ils surprennent souvent et inquiètent, même lorsqu'ils ont été annoncés. Une réaction inflammatoire au niveau des muqueuses et de la peau apparaît à partir de 20 à 30 Gy avec une rougeur et une sensation de brûlure au niveau de la peau, une gêne pour avaler au niveau des muqueuses ORL ou œsophagiennes, une dysphonie au niveau du pharyngo-larynx, une cystite au niveau de la vessie avec besoins fréquents d'uriner et brûlures à la miction, une diarrhée avec des douleurs abdominales au niveau du grêle, des faux besoins, l'émission de glaires, des douleurs en allant à la selle au niveau anorectal, etc. Ces troubles peuvent devenir très pénibles et retentir sur l'état général. Il s'agit alors d'une « seconde maladie » qui s'ajoute à la première. Dans ces cas, des traitements sont nécessaires avec le plus souvent une interruption provisoire de la radiothérapie, et, au besoin, une hospitalisation. Venu pour être amélioré le malade voit ainsi son état s'aggraver. Des doutes peuvent apparaître : « Est-ce vraiment le bon traitement ? N'y a-t-il pas une erreur dans le traitement lui-même ? Mon médecin ne m'a pas bien expliqué tous ces problèmes. Je suis vraiment inquiet. Jusqu'où cela va-t-il aller ? » Évidemment, les troubles ressentis doivent à la fois être reconnus, traités, et d'une certaine façon banalisés. Il faut être rassuré sur l'avenir. Des propos clairs et compréhensifs sont nécessaires pour retirer l'inquiétude et le doute qui peuvent s'installer.

La surveillance médicale en cours de traitement est indispensable pour contrôler les réactions, faire face aux complications éventuelles.

30. Peut-il y avoir des complications tardives en radiothérapie ?

La plus fréquente est la diminution de la sécrétion salivaire après radiothérapie des tumeurs ORL à cause de l'irradiation fréquente des glandes salivaires.

Les doses décidées et les volumes traités sont choisis pour que le risque de complication soit le plus faible possible. Malgré cela, le risque n'est malheureusement pas égal à zéro. Le malade doit donc être informé sans que ces complications prennent une trop grande importance dans son esprit. Un risque très faible, quand c'est pour soi, n'est pas vraiment un risque négligeable. Une inquiétude supplémentaire peut naître chez le malade. En particulier si d'autres lui tiennent des propos inquiétants sur la radiothérapie qui « brûle » les tissus. Outre que cela perturbe sa qualité de vie, l'inquiétude est parfois telle que le malade interrompt le traitement (événement très rare). Contre cela les propos sont clairs : le risque est vraiment petit, d'une certaine façon, il y en a beaucoup d'autres comme cela dans la vie... Toutes les précautions sont prises pour le réduire au minimum. Et le risque de ne pas avoir le traitement est beaucoup plus grave, sans commune mesure avec celui des complications.

➤ *Les traitements médicaux des cancers*

Ils comprennent les traitements médicaux spécifiques du cancer comme la chimiothérapie, l'hormonothérapie, les traitements biologiques ou traitements « ciblés » du cancer et, par ailleurs, les traitements médicaux symptomatiques et de soutien.

31. Quels sont les produits utilisés en chimiothérapie ?

La chimiothérapie, encore appelée chimiothérapie anti-mitotique, utilise de nombreux produits, les uns d'origine naturelle, les autres d'origine synthétique. Ils sont produits actuellement par synthèse chimique ou génétique. Ces molécules perturbent la physiologie des cellules qui se développent et provoquent surtout des morts mitotiques comme la radiothérapie. Comme elles se répandent dans l'ensemble de l'organisme (moins cependant, à l'intérieur des méninges au niveau du système nerveux central), elles s'attaquent à toutes les cellules en renouvellement rapide, c'est-à-dire à la tumeur et à ses prolongements éventuels régionaux et à distance, mais également aux tissus sains qui se renouvellent constamment, à savoir, et avant tout, aux cellules médullaires qui produisent les cellules sanguines : globules blancs (leucocytes), plaquettes et globules rouges. La diminution des globules blancs, et particulièrement des polynucléaires neutrophiles qui ont un rôle important pour la défense de l'organisme contre les infections, ainsi que la baisse des plaquettes qui expose à un risque hémorragique, sont les facteurs limitants principaux des chimiothérapies antimitotiques. Mais ces produits agissent aussi, et pour les mêmes raisons, sur les cellules qui fabriquent les cheveux et les poils, d'où le risque d'alopécie (chute des cheveux), et sur les cellules des muqueuses provoquant des « chimio-mucites » comme les « radiomucites » sauf qu'ici c'est l'ensemble des muqueuses qui est concerné.

32. Pourquoi une chimiothérapie est-elle organisée en cycles multiples ?

Les doses par séance de chimiothérapie sont donc volontairement limitées pour éviter les complications hématologiques. Et les chimiothérapies sont renouvelées à un rythme permettant la réparation médullaire, habituellement toutes les trois semaines. Pendant ce long délai, il peut y avoir un développement de la tumeur non négligeable ce qui, souvent, empêche la destruction totale de la tumeur même si on multiplie le nombre des chimiothérapies. Comme pour la radiothérapie, moins il y a de tumeur et plus la chimiothérapie a des chances d'être efficace. Lorsqu'il ne reste qu'une éventuelle maladie infraclinique (sans symptômes visibles ou palpables) à distance après traitement locorégional efficace de la tumeur primitive, la chimiothérapie est souvent indiquée pour supprimer ces éventuels foyers métastatiques. Dans ce domaine des chimiothérapies dites « adjuvantes », des progrès importants ont été obtenus. À défaut d'éradiquer définitivement la tumeur et ses prolongements, la chimiothérapie peut l'empêcher de se développer pendant une longue période. Mais au bout d'un temps plus ou moins long, on se heurte à la toxicité cumulative du produit au niveau de divers organes.

En matière de chimiothérapie, tolérance et efficacité sont liées et il n'est pas facile d'obtenir les deux.

33. Quels problèmes de tolérance la chimiothérapie pose-t-elle ?

En dehors des principales toxicités que nous avons indiquées, chaque produit a des toxicités qui lui sont propres comme les complications rénales, auditives et neurologiques du dérivé du platine, cardiaques des anthracyclines, cutanées du docetaxel, cardiaques et cutanées du fluoro-uracyl, etc. Des conduites à tenir particulières existent face à ces complications allant de la contre-indication à l'emploi du produit d'emblée ou secondairement, à la prévention par divers moyens appropriés tels que perfusions pour le cisplatine, dexrazoxane pour les anthracyclines, etc.

On ne peut faire ici l'inventaire de tous les problèmes de tolérance de la chimiothérapie. Il faut cependant se souvenir qu'en thérapeutique, rares sont les médicaments efficaces dénués de toute toxicité. En pratique l'efficacité et la tolérance ne sont pas identiques pour chaque malade, d'où ces traitements par tâtonnements où le cancérologue « navigue entre les écueils » et où le malade peut être un bon collaborateur en notant bien tout ce qui se passe. Une relation de confiance réciproque est ici utile avec un médecin qui informe et qui explique, et un malade qui n'hésite pas à poser les questions pour avoir les réponses qui lui permettront d'y voir plus clair et de s'adapter au mieux.

34. Qu'est-ce qui est entrepris pour réduire la toxicité des chimiothérapies ?

La très grande majorité des chimiothérapies est faite sous forme de *polychimiothérapie*. En effet, l'association de plusieurs produits permet de réduire la toxicité propre de chaque produit car ils sont donnés avec des doses inférieures à ce qu'elles auraient été si chaque produit avait été utilisé seul. De plus, on espère avoir plus de réponse au niveau tumoral en additionnant des produits ayant des mécanismes d'action intimes différents dans la cellule maligne. On espère aussi retarder de cette façon la sélection des cellules résistantes à l'origine des échappements secondaires en prenant modèle sur les antibiotiques. Le choix des différents produits associés dépend de la nature histologique du cancer et de son siège.

35. Dans quels cas a-t-on recours aux chimiothérapies à haute dose ?

Elles sont parfois utilisées pour obtenir le maximum d'effet antitumoral en contrant les complications soit par un antidote donné secondairement (methotrexate puis folinate de calcium par exemple), soit en faisant une greffe de moelle osseuse si la toxicité n'est qu'hématologique, à partir de cellules souches médullaires du malade prélevées auparavant ou de cellules souches d'un donneur compatible. Les indications de ces chimiothérapies à haute dose sont peu nombreuses (sauf pour les leucémies aiguës) car, malheureusement, quand des cellules malignes sont chimio-résistantes, elles le sont souvent même pour des doses élevées.

36. Qu'est-ce qu'une chimiothérapie à visée curative ?

Une chimiothérapie à visée curative s'attaque à des cellules malignes toutes chimio-sensibles entraînant leur mort mitotique, comme dans les leucoses aiguës. Le résultat s'explique par le fait qu'il n'y a pas de cellules malignes au repos. Elles sont toutes dans le cycle cellulaire débouchant sur la mitose, donc toutes touchées par le traitement. Des échecs sont cependant possibles, liés à la présence de cellules malignes dans des « sanctuaires », c'est-à-dire dans des zones où la chimiothérapie pénètre mal. C'est le cas en particulier du système nerveux central d'où des injections de chimiothérapie dans le liquide céphalorachidien et éventuellement des irradiations cérébrales complémentaires au moment où l'on pense qu'il y a le minimum de cellules malignes résiduelles viables dans le système nerveux central. Une autre solution est de faire, lorsqu'il n'existe plus que quelques cellules malignes viables, une greffe de moelle précédée d'une chimiothérapie finale à haute dose, ou une irradiation corporelle totale, ou les deux, pour détruire toutes les cellules souches sanguines, y compris les éventuelles cellules pathologiques résiduelles (les lymphoblastes, les myéloblastes), et greffer ensuite une moelle immunologiquement compatible d'un donneur. N'étant jamais tout à fait identique, celle-ci produit des réactions immunologiques contre son hôte qui a l'avantage de détruire les quelques cellules malignes qui existeraient encore, mais l'inconvénient est de créer éventuellement une seconde maladie, la GVH (Graft Versus Host : greffon contre l'hôte), qui doit être traitée par des immunosuppresseurs.

37. Existe-t-il des cas particuliers pour lesquels la chimiothérapie curative est moins indiquée ?

Pour les lymphomes malins, les chances de stérilisations de la tumeur par chimiothérapie sont plus faibles là où la maladie est la plus importante, c'est-à-dire au niveau des foyers cliniques. La radiothérapie est alors particulièrement utile pour traiter ces foyers

Pour les cancers testiculaires non séminomateux, la chimiothérapie peut tout à fait stériliser à elle seule des foyers métastatiques cliniques, c'est-à-dire macroscopiques, la tumeur primitive ayant été traitée chirurgicalement par ablation du testicule dans un but diagnostique et thérapeutique.

Pour certains épithéliomas, la chimiothérapie est utilisée à titre adjuvant du traitement locorégional. C'est le cas d'un cancer fréquent, le cancer du sein. La chimiothérapie dans ces cas est incapable de stériliser à elle seule, même rarement, la tumeur primitive. C'est la chirurgie et la radiothérapie qui s'en chargent. Pour les éventuels foyers à distance, à l'origine d'une évolution métastatique secondaire qui sauf exception, tôt ou tard, entraînera le décès de la malade, une chimiothérapie adjuvante est utilisée pour les stériliser autant que possible et, à défaut, pour retarder leur développement sous forme de métastases cliniquement manifestes. Ces chimiothérapies adjuvantes sont utilisées dans le traitement de beaucoup de localisations tumorales où elles permettent d'améliorer la survie.

38. Qu'est-ce qu'une chimiothérapie palliative ?

Elle a pour but de ralentir la marche de la maladie et d'agir sur les symptômes en les faisant régresser. Cette situation est très fréquente et il s'agit d'une certaine façon, sur le plan de la thérapeutique, d'un combat d'arrière-garde. Après un délai plus ou moins long, la maladie évolue à nouveau et les nouvelles chimiothérapies seront de moins en moins efficaces et de plus en plus mal tolérées. Ces malades, à la fois fatigués par leur maladie et les traitements soulèvent, de façon aiguë, le problème de leur qualité de vie. À un certain moment, il faut savoir arrêter ces traitements spécifiques et s'appuyer uniquement sur les traitements symptomatiques. Le soutien psychologique de ces malades, surtout lorsque la situation s'aggrave, est indispensable, difficile, éprouvant pour les soignants et l'entourage. Et il n'y a pas en ce domaine de solution toute faite. Certains malades risquent de vivre l'arrêt de la chimiothérapie comme un abandon. De toute façon, l'entrée du malade, à cette occasion, dans le domaine des soins palliatifs uniquement symptomatiques pose des problèmes psychologiques à tous. Il faut, pour ceux qui accompagnent le patient dans ces circonstances, une réelle disponibilité physique et psychologique, pour être attentifs et rassurants autant que possible.

Un cas particulier est représenté par *la chimiothérapie néoadjuvante ou chimiothérapie première (en première intention)*. Elle peut être indiquée pour faciliter le traitement locorégional, rendre opérable une tumeur inopérable ou permettre un traitement conservateur, le tout en ayant une action générale sur le risque métastatique. Cette chimiothérapie est parfois associée à une radiothérapie simultanée en préopératoire pour avoir un effet local plus important.

39. Quand intervient l'hormonothérapie ?

L'hormonothérapie fait partie des traitements médicaux du cancer mais ne concerne que les cancers hormonosensibles, essentiellement ceux du sein et de la prostate. Les médicaments utilisés n'ont aucune toxicité hématologique et sont bien supportés. Ils agissent en se fixant sur les récepteurs hormonaux des cellules malignes. De cette façon, les hormones correspondantes n'ont plus d'action sur ces cellules, lesquelles, à cause de cela, n'ont plus tendance à se développer. À noter que ces traitements ont peu ou pas d'action si la tumeur est peu différenciée avec peu ou pas de récepteurs hormonaux. Comme la chimiothérapie, l'hormonothérapie peut être employée dans un but curatif, en adjuvant ou en néoadjuvant, en association avec un traitement locorégional ou en palliatif. Elle peut être associée à une chimiothérapie sans poser de problèmes de tolérance.

40. Existe-t-il d'autres traitements ciblés ?

Outre la chimiothérapie et l'hormonothérapie, il y a maintenant une nouvelle catégorie de traitements en plein développement : ce sont les traitements dits « ciblés ». On les a également appelés parfois « traitements intelligents », car ils visent à bloquer précisément un maillon dans la chaîne des événements physiologiques de la maladie cancer.

Dans cette catégorie se trouve, par exemple, l'Imatinib (nom commercial : le Glivec®). Il bloque une anomalie métabolique précise d'origine chromosomique dans la leucémie myéloïde chronique. Ce médicament a transformé *à lui seul* le pronostic de cette grave affection maligne. Beaucoup d'autres produits sont des anticorps d'origine animale humanisés, pour être tolérés sur le plan immunologique (les injections peuvent être répétées), et qui rendent non fonctionnels des récepteurs à des cytokines favorisant le développement de certains cancers, tels le Trastuzumab (Herceptin®) pour les cancers du sein de type HER2, le Rituximab (Mabthera®) pour les lymphomes malins de type CD20, le Becacizumab (Avastin®) pour les nombreux cancers surexprimant les récepteurs au VEGF (il y a inhibition de la néoangiogenèse, ce qui empêche le développement de la tumeur par vascularisation insuffisante). Selon le même principe, toutes sortes de cibles servent aux études actuelles pour les traitements futurs.

41. Utilise-t-on encore d'autres types de médicaments durant le traitement du cancer ?

Les traitements médicaux comprennent des médicaments permettant à l'os de résister au développement des métastases : les diphosphonates. D'autres qui permettent d'augmenter les défenses immunitaires : les interférons. Certains médicaments n'ont pour but que de contrer les effets toxiques des traitements spécifiques : les nausées et les vomissements, les chutes de globules blancs ou rouges, les complications salivaires de la radiothérapie, etc.

Il y a, d'autre part, tous les médicaments non spécifiques du cancer dont on peut avoir besoin au cours de l'évolution de la maladie : en particulier les antalgiques, les antibiotiques, les produits diététiques, etc.

En pratique, tous ces traitements, chimio, radio, immuno, thérapies ciblées, etc., sont plus ou moins associés selon le type de cancer, son extension et l'état du malade. Pour mener à bien tous ces traitements des concertations multidisciplinaires sont indispensables. Le médecin est confronté à une information sans cesse en mouvement. Les effets des traitements sont en effet constamment soumis à de nouvelles validations. Leurs résultats sont interprétés différemment en fonction de nouvelles populations testées. Les connaissances des médecins doivent donc être constamment mises à jour d'un point de vue intellectuel, mais ils doivent, pour chaque patient, les adapter. Ce qui donne l'impression d'une incroyable alchimie ou, plus prosaïquement, d'un constant bricolage des produits entre eux, résulte en fait de cet équilibre délicat entre évaluation clinique statistique et tolérance du patient.

Les essais cliniques tentent d'apporter des connaissances collectives sur des organismes particuliers. Organismes pas seulement constitués de chair et d'os, mais aussi de pensées, de représentations et d'expériences…

Index des mots clés
en cancérologie

Avis médicaux : 348

Cadrage : 360
Cellule cancéreuse : 37, 74
Cellules malignes : 356
Cellules saines : 356
Centrage : 364
Chimiothérapie
 – à haute dose : 370
 – à visée curative : 370-371
 – cycles : 368
 – produits : 367
 – tolérance : 369
 – toxicité : 369
Chimiothérapie palliative : 372
Chirurgie conservatrice : 346
Chirurgie palliative : 347
Chirurgie réparatrice : 346
Curiethérapie : 357

Décision du patient : 348
Diagnostic : 349
Diagnostic d'extension : 350
Diphosphonates : 374
Dose d'irradiation : 359

Endoscopie : 46
Examen anatomopathologique extemporané : 349
Exérèse d'une tumeur : 351
Extraction de la tumeur : 351

Hadronthérapie : 355
Histologie : 42
Hormonothérapie : 373

Interférons : 374
IRM : 350
Irradiation : 358, 361

Mitose : 39, 354

Ponction-biopsie ou ponction cytologique : 349
Protonthérapie : 356

Radio-chimiothérapie : 365
Radiothérapie : 354-355, 360, 362-366
Radiothérapie conformationnelle : 360
Radiothérapie stéréotaxique : 361
Rapport bénéfice/risque : 347
Repérage : 360, 364

Séquelles chirurgicales : 353

TDM (tomodensitométrie ou scanner) : 350
TEP (tomographie par émission de positons) : 350
Traitement par médicaments : 374
Traitements ciblés : 373

Bibliographie

ADAM P., HERZLICH C. (1994), *Sociologie de la maladie et de la médecine*, Paris, Nathan.

ALBY N. (1990), « Problèmes psychologiques et psychiatriques posés par la greffe de moelle osseuse », *Annales médico-psychologiques*, 148, 1, p. 78-81.

AMEISEN J.-C. (1999), *La Sculpture du vivant*, Paris, Seuil.

ANZIEU D. (1984), *Le Groupe et l'inconscient*, Paris, Dunod.

ASCHER J., JOUET J.-P. (2004), *La Greffe entre biologie et psychanalyse*, Paris, PUF.

BACQUÉ M.-F. (1997), *Deuil et santé,* Paris, Odile Jacob.

BACQUÉ M.-F. (2001), « La médicalisation des rituels de fin de vie », *in* D. Jacquemin (sous la dir. de), *Manuel des soins palliatifs*, 2ᵉ édition, Paris, Dunod, p. 591-600.

BACQUÉ M.-F. (2001), « Les deuils après euthanasie. Des deuils à "haut risque" pour les familles, les soignants et la société », *Études sur la mort*, 120, p. 113-127.

BACQUÉ M.-F. (2003), *Apprivoiser la mort*, Paris, Odile Jacob.

BACQUÉ M.-F. (sous la dir. de) (2006), *Cancer et traitement. Domicile ou hôpital : le choix du patient*, Paris, Springer.

BACQUÉ M.-F. (2006), « Analysis of cancer patients auto-biographies. An attempt to cope with cancer and transcend destiny », *Psycho-oncology*, 15 (2), S1-S478.

BACQUÉ M.-F. (sous la dir. de) (2007), *Les Vérités du cancer. Partager l'information, installer la relation*, Paris, Springer.

BACQUÉ M.-F. (2008), « Audition lors de la mission d'évaluation de la loi du 22 avril 2005 à l'Assemblée nationale », Rapport d'information n° 1287, tome 2, p. 49-57.

BACQUÉ M.-F., GSELL-HEROLD G. (2008), « The blogs of cancer patients : Self-reorganization through writing activity », *Psycho-oncology*, 17, S1-S348 : S102.

BALINT M. (1960), *Le Médecin, son malade et la maladie*, Paris, Payot.

BARBIER G., FARRACHI A. (2007), *La Société cancérigène*, Paris, La Martinière.

BASS H.-P., TROCMÉ N., LEVERGER G. (2005), « Réflexions concernant un groupe de fratries d'enfants malades dans un service d'oncologie pédiatrique », *Revue francophone de psycho-oncologie*, 2, p. 90-95.

BELPOMME D. (2007), *Avant qu'il ne soit trop tard*, Paris, Fayard.

BELPOMME D. (2005), *Guérir du cancer ou s'en protéger*, Paris, Fayard.

BLOCK S. D. (2000), « Assessing and managing depression in the terminally ill patient », *Annals of Internal Medicine*, 132 (3), p. 209-218.

BOURSTYN E. (2006), « La chirurgie prophylactique du sein : réflexion critique », *Revue francophone de psycho-oncologie*, 5 (1), p. 3-6.

BROMBERGER C. (2005), « Trichologiques : les langages de la pilosité », *in* Bromberger C., Duret P., Kaufmann J.-C. (sous la dir. de) (2005), *Un corps pour soi*, Paris, PUF, p. 11-40.

BUCKMAN R. (1992), *How to Break Bad News*, tr. fr. (1994), *S'asseoir pour parler*, Paris, Interéditions.

BURY J. (2003), « Éducation thérapeutique et démocratie sanitaire : du quotidien au politique », *Revue francophone de psycho-oncologie* 2 (4), p. 113-119.

BUTOW P. N., COATES A., DUNN S. (1999), « Psychosocial predictors of survival in metastatic melanoma », *J. Clin. Assoc.*, 17, p. 2256-2263.

CABANNE F., GÉRARD-MARCHANT R., DESTAING F. (1990), « Histoire du cancer », *in* Poulet J., Sournia J.-C., Martiny M. (sous la dir. de), *Histoire de la médecine*, Paris, Albin Michel-Robert Laffont-Tchou.

CARDINAL M. (1981), *Les Mots pour le dire*, Paris, Le livre de poche.

CHOCHINOV H. M., WILSON K. G., ENNS M., LANDER S. (1997), « "Are you depressed ?" Screening for depression in the terminally ill », *American Journal of Psychiatry*, 154, p. 674-676.

CLASSEN C., KRAEMER H. C., SPIEGEL D. *et al.* (2008), « Supportive-expressive group therapy for primary breast cancer patients : A randomized prospective multicenter trial », *Psycho-Oncology*, 17, p. 438-447.

CLAVREUL J. (1978), *L'Ordre médical*, Paris, Seuil.

COUPIER I., FLAHAULT C., DOLBEAULT S., BRÉDART A., STOPPA-LYONNET D. (2006), « De l'intérêt de la collaboration entre généticiens et psychooncologues pour mieux appréhender la démarche en oncogénétique », *Revue francophone de psycho-oncologie*, 5 (1), p. 46-50.

DARMON P. (1993), *Les Cellules folles*, Paris, Plon.

DARMON P. (2000), « La représentation du cancer de l'Antiquité jusqu'à nos jours », Actes de la 2ᵉ journée haut-rhinoise de psycho-oncologie, Colmar.

DEBRU A. (1986), *Hippocrate. La consultation*, textes choisis et présentés par Armelle Debru, Paris, Hermann.

DELAIGUE-COSSET M.-F., LANDRY-DATTÉE N. (2005), *Ces enfants qui vivent le cancer d'un parent*, Paris, Vuibert.

DEROGATIS L. R., MARROW G. R., FETTING J. *et al.* (1983), « The prevalence of psychiatric disorders among cancer patients », *JAMA*, 249, p. 751-757.

DERZELLE M. (2008), « Vérités et cancer », *in* Bacqué M.-F. (sous la dir. de), *Les Vérités du cancer. Partager l'information, installer la relation*, Paris, Springer.

DESPROGES P. (1983), *Vivons heureux en attendant la mort*, Paris, Seuil.

DIONIS P. (1693), *Cours d'opérations de chirurgie démontrées au Palais Royal*, Paris.

DOLBEAULT S., CAYROU S., VIALA A.-L. (2003), « Les groupes psycho-éducationnels : un modèle éducatif pour les patients atteints de cancer », *Revue francophone de psycho-oncologie*, 4, p. 155-160.

DOLBEAULT S., DAUCHY S., BRÉDART A., CONSOLI S. M. (sous la dir. de) (2008), *La Psycho-Oncologie*, Paris, John Libbey Eurotext.

DUDOIT É. (2007), *Au cœur du cancer, le spirituel*, Paris, Glyphe.

EMANUEL L. L., DANIS M., PEARLMAN R. A., SINGER P. A. (1995), « Advanced care planning as a process : Structuring the discussions in practice », *JAGS*, 43, p. 440-446.

EMANUEL E. J., EMANUEL L. L. (2004), « Talking with terminally ill patients and their caregivers. About death, dying and bereavement », *Arch. Intern. Med.*, 164, p. 1999-2004.

EPAC, Ensemble parlons autrement des cancers (2002), *Observatoire de la communication et du langage*, D. Serin (sous la dir. de), Paris, Aventis-Ligue contre le cancer.

FAGOT-LARGEAULT A. (1991), « Réflexions sur la notion de qualité de vie », *Archives de philosophie du droit*, 36, p. 135-153.

FAINZANG S. (2006), *La Relation médecins-malades : information et mensonge*, Paris, PUF.

FAINZANG S. (2001), *Médicaments et société*, Paris, PUF.

FOGARTY L. A., CRBOW B. A., WINGARD J. R., MC DONNELL K., SOMERFIELD M. R. (1999), « Can 40 seconds of compassion reduce patient anxiety ? », *Journal of Clinical Oncology*, 17, p. 371-379.

FOUCAULT M. (1963), *Naissance de la clinique*, Paris, PUF.

GERIN P., DAZORD A., CIALDELLA P. *et al.* (1991), « Le questionnaire. Profil de la qualité de vie subjective (PQVS) », *Thérapie*, 46, p. 131-138.

GORI R., DEL VOLGO M.-J. (2005), *La Santé totalitaire. Essai sur la médicalisation de l'existence*, Paris, Denoël.

GRODDECK G. (1934), « Von der Psychischen Bedingheit der Krebserkrankung », *Psychoanalytische Schriften zur Psychosomatic*, p. 36-43.

GROS D. (2009), *Cancer du sein. Entre raison et sentiments*, Paris, Springer.

GROS D. (2004), « Art et cancer. Des mondes étrangers l'un à l'autre ? », *Revue francophone de psycho-oncologie*, 1, p. 5-14.

GROS D. (2005), « Comment aimer avec un sein en moins et un cancer en plus ? », *Revue francophone de psycho-oncologie*, 3, p. 145-150.

GUIRAND F., SCHMIDT J. (1996), *Mythes et mythologie*, Paris, Larousse-Bordas.

HEM E., LOGE J. H. *et al.* (2004), « Suicide risk in cancer patients from 1960 to 1999 », *Journal of Clinical Oncology*, 22 (20), p. 4209-4216.

HERVIEU-LÉGER D. (2003), *Catholicisme, la fin d'un monde*, Paris, Bayard.

HERZLICH C. (1983), « Médecine moderne en quête de sens », *in* Augé M., Herzlich C. (sous la dir. de), *Le Sens du mal : anthropologie, histoire, sociologie de la maladie*, Paris, Éditions des archives contemporaines.

HEUSCH L. DE (1974), « L'unicité anthroposociologique », *in* Morin E., Piatelli-Palmarini, *L'Unité de l'homme. Pour une anthropologie fondamentale*, Paris, Seuil.

HOERNI B. (2008), *La Relation médecin-malade. L'évolution des échanges patient-soignant*, Paris, Imothep.

HOLLAND J. C. (2002), « History of psycho-oncology : Overcoming attitudinal and conceptual barriers », *Psychosomatic Medicine*, 64, p. 206-221.

HOLZENSPIES C., TAAL J. (2003), *Kanker in Beeld*, Amsterdam, Els Mer Editor.

HOUPPEVILLE G. DE (1693), *La Guérison du cancer du sein*, Rouen, Guillaume Behourt fils.

INSERM (2008), *Cancers-environnement*, Paris, Éditions Inserm.

JAMART C. (2008), « Le corps malade à l'épreuve du miroir », *Psycho-Oncologie*, 1, p. 7-12.

JULIAN-REYNIER C., PERRET J., EISINGER F. *et al.* (2005), *Prédisposition génétique aux cancers : questions psychologiques et débats de société*, Paris, John Libbey Eurotext.

KAËS R. (1976, 2000), *L'Appareil psychique groupal*, Paris, Dunod.

KATZ J. (1984), *The Silent World of Doctor and Patient*, New York, Free Press.

KAYE P. (1995), *Breaking Bad News. A Ten Steps Approach*, Londres, Kingsley Press.

KHAYAT D. (2003), *Les Chemins de l'espoir,* Paris, Odile Jacob.

KISSANE D. W., GRABSCH B., CLARKE D. M. *et al.* (2007), « Supportive-expressive group therapy for women with metastatic breast cancer : Survival and psychosocial outcome from a randomized controlled trial », *Psycho-Oncology*, 16, p. 277-286.

LAPLANTINE F. (1986), *Anthropologie de la maladie*, Paris, Payot.

MAAOUI M. (2009), « Les cancers entre hier et aujourd'hui : de la colonisation à la régression. Le point en Algérie », *Psycho-Oncologie,* 3 (1), p. 19-23.

MACHAVOINE J.-L., PRÉVEL M.-C., ANDRÉ M., LABBÉ E., JAMARD A. (2006), « Support group for women with breast or gynecologic cancer : Psychosocial and psychodynamic analysis », Communication au 8th World Congress of Psycho-Oncology (IPOS), Venise, 18-21 octobre 2006, *Psycho-Oncology*, 15 (S2).

MAGUIRE P. (1999), « Improving communication with cancer patients », *European Journal of Cancer,* 35, p. 1415-1422.

MAYER C., MERCKAERT I., RAZAVI D. (2003), « La communication non verbale des médecins face à un patient », *Revue francophone de psycho-oncologie*, 3, p. 57-63.

McCLAIN C. S., ROSENFELD B., BREITBART W. (2003), « Effects of spiritual well-being on end-of-life in terminally-ill cancer patients », *Lancet,* 361 (9369), p. 1603-1607.

MÉNORET M. (1999), *Les Temps du cancer*, Paris, CNRS éditions.

MEYER P., TRIADOU P. (1996), *Leçons d'histoire de la pensée médicale*, Paris, Odile Jacob.

MORIN E. (1976), *L'Homme devant la mort*, Paris, Seuil.

MURRAY E. (2008), « Providing information for patients is insufficient on its own to improve clinical outcomes », *BMJ*, 9 (337), p. 305-306.

M'UZAN M. DE (1996), « La mort n'avoue jamais », *Revue française de psychanalyse*, 1, p. 33-47.

NELSON C., ROSENFELD B., BREITBART W., GALIETTA M. (2002), « Spirituality, depression and religion in the terminally ill », *Psychosomatic*, 43, p. 213-220.

OPPENHEIM D. (1996), *L'Enfant et le Cancer. La traversée d'un exil*, Paris, Bayard.

PARKES C. M. (1998), « The dying adult », *British Medical Journal*, 316, p. 1313-1316.

PENNINX B. W. *et al.* (1998), « Chronically depressed mood and cancer risk in older persons », *J. Nat. Cancer. Inst.*, 90 (24), p. 1888-1893.

PEREZ S. (2007), *La Santé de Louis XIV. Une biohistoire du Roi-Soleil,* Seyssel, Champvallon.

PINELL P. (1992), *Naissance d'un fléau. Histoire de la lutte contre le cancer en France (1880-1940)*, Paris, Métailié.

PUCHEU S. (2004), « La guérison psychique du cancer ou le retour à l'harmonie du moi », *Revue francophone de psycho-oncologie*, 2, p. 61-64.

RAIMBAULT G. (2005), *L'Enfant et la Mort*, Paris, Dunod.

RAZAVI D., DELVAUX N. (1998), *La Prise en charge médico-psychologique du patient cancéreux*, Paris, Masson.

RAZAVI D., DELVAUX N. (sous la dir. de) (2008), *Précis de psycho-oncologie*, Issy-les-Moulineaux, Elsevier-Masson.

RICŒUR P. (1983), *Temps et Récit*, Paris, Seuil.

RUFFIÉ J. (1993), *Naissance de la médecine prédictive*, Paris, Odile Jacob.

SCHLEIFER S. J., KELLER S. E. *et al.* (1983), « Suppression of lymphocyte stimulation following bereavement », *JAMA*, 250, p. 374-377.

SPIEGEL D., BLOOM J. R., KRAEMER H. C., GOTTHEIL E. (1989), « Effect of psychosocial treatment on survival of patients with metastatic bresat cancer », *Lancet*, 2 (8668), p. 888-891.

SPIEGEL D. (1996), « Cancer and depression », *British Journal of Psychiatry*, suppl, 30, p. 109-116.

SPIEGEL D., BUTLER L. D., GIESE-DAVIS J. *et al.* (2007), « Effects of supportive-expressive group therapy on survival of patients with metastatic breast cancer : A randomized prospective trial », *Cancer*, 110, p. 1130-1138.

STILGOE J., FAROOK F. (2007), *The Talking Care*, Londres, Demos.

SWARTE N. B. *et al.* (2003), « Effects of euthanasia on the bereaved family and friends : a cross sectionnal study », *BMJ*, 327 (7408), p. 189.

VELIKOVA G., BOOTH L., SMITH A. B. *et al.* (2004), « Measuring quality of life in routine oncology practice improves communication and patient well-being : A randomized controlled trial », *Journal of Clinical Oncology*, 22, p. 714-724.

VELLUET L. (2005), *Le Médecin, un psy qui s'ignore*, Paris, L'Harmattan.

VILLAUME A. (1837), *Recherches biographiques, historiques et médicales sur Ambroise Paré*, Épernay, imprimerie Warin-Thierry.

WORLD CANCER RESEARCH FUND (2007), *Food, Nutrition, Physical Activity and the Prevention of Cancer : A Global Perspective*.

ZORN F. (1979), *Mars*, Paris, Gallimard.

➤ *Guide pour en savoir plus*

SOR Savoirs patients (2007), *Vivre pendant et après un cancer*, InCa-FNCLCC.

➤ *Des livres pour parler du cancer, de la maladie et de la mort avec les enfants*

Parler de la maladie…

Histoire de Blondine, de Bonne Biche et de Beau Minon suivie de *Le Bon Petit Henri*, Sophie Rostopchine (comtesse de Ségur), 1896, Devaux, 1953.

Livret pour les enfants dont un proche a une maladie grave, tr. fr. par M.-F. Bacqué, autorisation et original de Saint Christopher's Hospice, Association Vivre son deuil, 7, rue Taylor, 75010 Paris.

Anatole l'a dit ! Une histoire pour expliquer une maladie, K. Leverve, N. Landry-Dattée, M.-F. Delaigue-Cosset (2004), Le Kremlin-Bicêtre, Éditions K'Noê.

Le Voyage de Luna, D. Barbara, F. Mansot (2002), Arles, Actes Sud Junior.

Histoire de Josée. Livre pour expliquer à un enfant qui va perdre un parent, Plante A., Gouin M. (1992), Montréal, Éditions Paulines.

Le Livre de la vie, JALMALV (2004), Strasbourg, Éditions du Signe.

Véra veut la vérité, de L. et N. Huston, Glasauer W. (1992), Paris, L'École des loisirs.

Parler du cancer…

Maman a une maladie grave, H. Juvigny, B. Labbé, O. Latyk (2007), Toulouse, Milan Jeunesse.

Un kilo d'oranges, R. Moral (1989), Paris, Livre de Poche Jeunesse.

Parler de la mort…

Dis maîtresse, c'est quoi la mort ?, sous la dir. de J. Deunff, préface de M.-F. Bacqué (2000), Paris, L'Harmattan.

Et puis après, on sera mort, É. Brami, T. Schamp (2000), Paris, Seuil Jeunesse.

Moi et Rien, K. Crowther (2000), Paris, L'École des loisirs.

Voir l'Amérique, P. Besson (2004), Paris, Gallimard Jeunesse.

➤ *Un jeu pour mettre en échec le cancer*

Oncogo de Christian Egéa-Kuehne, prix Michel Colonna d'Istria. www.geste.fr

➤ *Témoignages, vidéos et films*

Témoignages et expériences de patients atteints de cancer

ASCHER F. (2007), *Examen clinique. Journal d'un hypermoderne*, La Tour d'Aignes, Éditions de l'Aube.

BOREL V. (1998), *Vie et mort d'un crabe*, Arles, Actes Sud.

COLSENET D. (2004), « 45 ans, fille unique, sans maman depuis trente-six ans », *Revue francophone de psycho-oncologie*, 3 (3), p. 124-126.

FROUCHT-HIRSCH S. (2005), *Le Temps d'un cancer. Chroniques d'un médecin malade*, Paris, Vuibert.

HEYMANN V. (2008), *L'Homme miroir, cancer du sein, la place de l'homme ?*, Paris, Éditions Module étrange.

JUTANT A. (2008), *La Force de l'Espérance*, Paris, L'Harmattan.

MANGELLE C. (2009), *Tellement peur !*, Paris, Oh Éditions.

LANCTÔT D. (sous la dir. de) (2006), *Tu n'es pas seule. L'expérience du cancer : paroles de femmes*, Montréal, Québec, Les Éditions de l'Homme.

Ligue contre le cancer (1999), *Les Malades prennent la parole. Le livre blanc des 1ers états généraux des malades du cancer*, Paris, Ramsay.

LE MINTIER A. (2004), *Mieux vivre une chimiothérapie*, Paris, Flammarion.

LUCCHI-ANGELLIER É., MATALON A. (2006), *Apprivoiser le crabe. Un médecin et une malade face au cancer*, Paris, Phébus.

NANCY J.-L. (2000), *L'Intrus*, Paris, Galilée.

NEHR T. (2008), *Vaincre le cancer du sein. Mon combat de femme*, Toulouse, Privat.

PHILIPPOT-MATHIEU A. (2004), *Sans fard ni honte*, Paris, e-edite.

POEYDOMENGE M.-L. (2005), « Cancers à la chaîne », *Revue francophone de psycho-oncologie*, 1re partie, n° 2, p. 124-132 et 2e partie, n° 3, p. 220-231.

RICADAT E., TAÏEB L. (2008), *Après le cancer du sein*, Paris, Albin Michel.

SINGLETARY S. E., JUDKINS A. F., MASTURZO H. L. (sous la dir. de) (2002), *What we Have, What we Share* (12 témoignages), Houston, The University of Texas Health Science Center at Houston Printing Services.

STANTON F. (2006), *in Tu n'es pas seule. L'expérience du cancer : paroles de femmes*, Collectif, Québec, Les Éditions de l'Homme.

VAILLANT M. (2008), *Une année singulière avec mon cancer du sein*, Paris, Albin Michel.

ZIGHELBOIM J. (2007), *To Health ! The new Humanistic Oncology*, www.booksurge.com

Des vidéos sur le cancer

Il faut parler, savoir..., de N. Landry-Dattée et A. Gauvain-Picard, disponible à l'association Sparadrap, www.sparadrap.org.

Banal ou les mécanismes de défense psychologiques en cancérologie ; *Le Syndrome de Lazare* ; *Le VEL ou l'impossible choix ou Comment ne pas annoncer une mauvaise nouvelle* ; *Le Grand Tourment ou Moi, je le comprends comme ça*, second prix international de l'Humanisme médical au 7ᵉ Festival international du film médical d'Amiens, 2000 ; *Vita Nova* : tous ces films ont été conçus et réalisés par Alain Salimpour et sont disponibles au comité départemental des Alpes-Maritimes de la Ligue nationale de lutte contre le cancer à Nice.

Mes noces de cristal. Du cancer à la vie, de A. Allard et F. Del Rio.

Le Mandala. Paroles de frères et sœurs endeuillés, de M. et B. Dal Molin, grand prix du Festival international du film de santé, www.locomotive.asso.fr

La Mort et l'enfant, M.-F. Bacqué, www.anthea.fr

Des films au sujet du cancer

Caro Diario, de Nanni Moretti.

Cléo de 5 à 7, d'Agnès Varda.

Les Corps impatients, de Xavier Giannoli.

Les Invasions barbares, de Denys Arcand.

Le Temps qui reste, de François Ozon.

Vivre, d'Akira Kurosawa.

Adresses utiles

➤ *Associations de soutien et d'information
aux patients atteints de cancer*

Choisir l'Espoir
Association d'aide aux enfants atteints de cancer et à leur famille :
1, square de l'Atlantique, 92160 Antony.

Choisir l'espoir-Nord-Pas-de-Calais
73, rue Gaston-Baratte, 59493 Villeneuve-d'Ascq.

Fédération des stomisés de France
76-78, rue Balard, 75015 Paris.

Jeunes Solidarité Cancer
14, rue Corvisart, 75013 Paris, www.jcsforum.net

Vivre comme avant
14, rue Corvisart, 75013 Paris, tél. : 0153552526.

HNPCC France
Personnes atteintes du syndrome de Lynch ou Hereditary Non Polyposis Colorectal Cancer : 56, avenue Bosquet, 75007 Paris, http://hnpcc.France.free.fr

Ensemble contre le Gist
Association des patients atteints de tumeurs stromales gastro-intestinales (AFPG), Association française des patients du GIST : 4, avenue des Acquêts, 35650 Le Rheu, www.ensemblecontrelegist.org

Union des Associations françaises des laryngectomisés et mutilés de la voix
25, rue Coquillère, 75001 Paris, www.mutiles-voix.com

European Cancer Patient Coalition
www.ecpc-online.org

Ligue contre le cancer
14, rue Corvisart, 75013 Paris, www.ligue-cancer.net
Cancer Info Service
tél. : 0810 810 821
Europa Donna Forum France
14, rue Corvisart, 75013 Paris, www.europadonna.fr
Agences cancer de la Ville de Paris
Trois agences dans Paris ouvertes de 9 h à 18 h. Accompagnement social et psychologique gratuit.
S'assurer et emprunter avec un risque aggravé de santé
www.aeras-infos.fr

➤ *Chute des cheveux*

Calvifemmes
Un site pour témoigner sur www.multimania.com/calvitie/

➤ *Alimentation*

Des grands chefs proposent des menus pour ceux dont le goût a été fragilisé : www.bioalliancepharma.com

Le Réseau national alimentation cancer recherche met à la disposition de tous les résultats de l'analyse de l'ensemble des études sur les liens entre alimentation et cancer, sur le site de l'INCa : www.rapportalimentationetcancer.fr

➤ *Art et cancers*

Galeries de peintures et virtuelles tirées de l'article de Gros D. (2004), « Art et cancer. Des mondes étrangers l'un à l'autre ? », *Revue francophone de psycho-oncologie*, 1, p. 5-14.

Art et outrage
www.art.rage.com
Breast Cancer Answers Art Gallery
www.canceranswers.org/gallery/index.htm
Fondation Cancer et créativité
www.kankerinbeeld.nl
Matuschka Early 21st Century Art
wwwmatuschka.net/matuschka.html

➤ *Sociétés scientifiques*

International Agency for Research. IARC
 www.iarc.fr/
Société française de psycho-oncologie
 www.sfpo.fr
INCa (Institut national du cancer)
 www.e-cancer.fr/
La Haute Autorité de santé a répertorié 552 sites consacrés à la santé
 www.has-sante.fr
Agence nationale d'accréditation et d'évaluation en santé
 www.anaes.fr

➤ *Et, plus largement...*

Annuaire des associations de santé
 www.annuaire-aas.com
Centre de ressources François-Xavier Bagnoud spécialisé sur la maladie
 grave, les soins palliatifs, la mort et le deuil
 www.fxb.org/palliative/cdi/
Orphanet, pour s'informer sur les maladies rares
 www.orpha.net
Centre de documentation spécialisé pour l'enfant et l'hôpital, SPARA-
 DRAP
 www.sparadrap.org
Très nombreux documents (petits livrets, fiches techniques) pour aider
 l'enfant malade, ses parents et ses soignants, dont
 – *Votre enfant est gravement malade. Pour en parler avec lui... Un livret
 illustré à lire avec votre enfant* ;
 – *J'ai des soucis dans la tête... Et si on en parlait ensemble ?*, un livret
 pour illustrer la consultation avec un psychologue ou un psychiatre.
M.-F. Bacqué a analysé et commenté les livrets pour les enfants et leurs
 parents de l'association Sparadrap dans la *Revue francophone de psycho-
 oncologie* (maintenant *Psycho-Oncologie*), disponible sur : springer-
 link.com

Table

Introduction

L'alliance des psychologues
et des cancérologues pour les malades 8

Les images ambiguës du cancer 9

La nécessaire cohérence des comportements individuels
et collectifs contre le cancer 10

Psychisme et cancer : des croyances qui ont la vie dure . 10

Comment limiter le traumatisme de l'annonce ? 12

Des médecins et des malades qui se tendent la main 12

Groupes de malades, dialogues sur Internet 13

La force du lien 14

CHAPITRE PREMIER
Pourquoi moi, pourquoi lui ?

À la recherche de la cause des maladies 15

Les premières traces de cancers 16

Des interprétations diverses des causes des maladies 22

CHAPITRE 2

Qu'est-ce que le cancer ?

Quelques notions pour comprendre
le mécanisme du cancer 37

Quelles sont les causes du cancer ? 41

Quels sont les signes du cancer ? 45

Les comportements à risque à l'origine du cancer 49

CHAPITRE 3

Du traitement des cancers
à leur prévention

États des lieux : où en sommes-nous de la lutte
contre les cancers ? 68

Les questions autour de la prévention 90

La prévention pratique au niveau individuel 99

Le dépistage des lésions cancéreuses 103

Évolution de la prévention en France et dans le monde . 108

CHAPITRE 4

L'annonce du diagnostic de cancer

L'annonce : forcément un traumatisme ? 112

Du côté du patient : la méthode
pour installer une relation avec son médecin 119

Du côté du médecin : la méthode
pour installer une bonne relation avec son patient 121

CHAPITRE 5

Le corps et la tête
face aux effets du cancer

Les premiers signes 153

La force du déni 159

Les signes objectifs 164
Le corps et la tête face aux effets des traitements 172
Les progrès thérapeutiques 209

CHAPITRE 6
Vivre au jour le jour

Comment faire face au cancer 217
Les retentissements psychologiques des cancers 244

CHAPITRE 7
Le rôle des proches

Des proches enfin pris en considération… 269
Les enfants dont un parent est malade 281
La vérité « aménagée » à l'enfant malade 289

CHAPITRE 8
Mettre toutes les chances de son côté

Les 14 ressorts du maintien de l'énergie psychique 296

CHAPITRE 9
Quand la mort se rapproche

L'inconfortable pensée de la mort 312

CONCLUSION
Face au cancer, la force du lien...

La première idée-force : d'abord se parler 338
La deuxième idée-force : ne pas s'isoler 341
La troisième idée-force : arriver à grandir dans l'épreuve 343

Annexes

Les 41 questions les plus courantes sur les traitements du cancer 345

Index des mots clés en **cancérologie** 377

Bibliographie 379

Adresses utiles 389

DU MÊME AUTEUR
CHEZ ODILE JACOB

Marie-Frédérique Bacqué, *Le Deuil à vivre*, 1992 ; « Poches Odile Jacob », 2000.

Marie-Frédérique Bacqué, *Mourir aujourd'hui. Les nouveaux rites funéraires*, 1995.

Marie-Frédérique Bacqué, *Deuil et santé*, 1997.

Marie-Frédérique Bacqué, *Apprivoiser la mort*, 2003.

Cet ouvrage a été transcodé et mis en pages
chez NORD COMPO (Villeneuve-d'Ascq)

N° d'impression :
N° d'édition : 7381-2258-X
Dépôt légal : septembre 2009

Imprimé en France